Kohlhammer

Ludger Tebartz van Elst
Evgeniy Perlov

Epilepsie und Psyche

Psychische Störungen bei Epilepsie –
epileptische Phänomene in der Psychiatrie

Verlag W. Kohlhammer

Gewidmet Michael R. Trimble

Vieles spricht dafür, dass Vincent van Gogh sein Ohr im Kontext einer epilepsieassoziierten psychischen Störung abschnitt (vgl. Kapitel 4.7.1, Kasten 1, S. 84)

1. Auflage 2013

Umschlag: Gestaltungskonzept Peter Horlacher
Umschlagabbildung: © akg-images (Vincent van Gogh »Selbstbildnis mit Pelzmütze, verbundenem Ohr und Tabakpfeife«, 1889)
Gesamtherstellung:
W. Kohlhammer Druckerei GmbH + Co. KG, Stuttgart
Printed in Germany

ISBN 978-3-17-021688-4

Geleitwort

Psychische Störungen im Kontext epileptischer Erkrankungen gehören zu den klassischen Themen der modernen Psychiatrie und Neuropsychiatrie. So standen epileptoforme Krankheitskonzepte etwa für bekannte Vertreter des Faches aus dem 19. Jahrhundert, wie Wilhelm Griesinger (1817–868) oder Benedict Augustin Morel (1809–1873), ganz im Zentrum ihres Denkens über psychische Störungen. Aber auch für Emil Kraepelin (1856–1926) repräsentierten psychische Störungen bei Epilepsie noch einen Kernbereich der Psychiatrie, mit denen er sich in seinen berühmten Lehrbüchern intensiv und ausführlich auseinandersetzt. So kann Kraepelin etwa als Erstbeschreiber der seit etwa zwei Dekaden wiederentdeckten dysphorischen Störung bei Epilepsie gelten.

Im Laufe des letzten Jahrhunderts geriet das Thema der psychischen Störungen bei Epilepsie zusehends ins Niemandsland zwischen den großen klinisch-neurowissenschaflichen Fächern der Neurologie auf der einen und Psychiatrie und Psychotherapie auf der anderen Seite. Auch war im Kontext der Epileptologie lange eine Tendenz erkennbar, das Krankheitskonzept der Epilepsie vom Themenbereich psychischer Erkrankungen abzugrenzen, in einem nachvollziehbaren Versuch, der Stigmatisierung der Epilepsie als Geisteskrankheit entgegenzuwirken.

Erst gegen Ende des letzten Jahrtausends geriet das klinisch sehr wichtige Thema der psychischen Gesundheit bei Epilepsie wieder mehr in den Fokus des wissenschaftlichen Interesses. Diese Bewegung nahm dabei am ehesten im Kontext der Epileptologie ihren Ursprung. Aber auch innerhalb der Psychiatrie und Psychotherapie ist eine Renaissance des Themas in Ansätzen zu erkennen, u. a. ein Zusammenhang mit dem wachsenden Wissen über die Bedeutung entzündlicher Hirnerkrankungen, die oft mit Epilepsien und neuronalen Netzwerkinstabilitäten einhergehen.

Dazu beigetragen haben sicher auch die neuen wissenschaftlichen Forschungsmethoden, wie insbesondere die quantitative, funktionelle und strukturelle Hirnbildgebung, aber auch Weiterentwicklungen neurophysiologischer Diagnostikverfahren, wie etwa hochauflösender EEG-Untersuchungen, magnetencephalagraphischer Untersuchungen oder aber auch der Hirnstimulationsverfahren.

Während insbesondere im wissenschaftlichen Bereich nicht zuletzt methodenbedingt sich die verschiedenen klinisch-neurowissenschaftlichen Disziplinen durchaus wieder aufeinander zu bewegen, ist die klinische Versorgung von Menschen mit psychischen Störungen bei Epilepsie im alltäglichen ärztlichen Handeln noch unklar verortet. So haben etwa behandelnde Psychiater und Psychotherapeuten meist nur wenige Erfahrungen mit den Epilepsien im Rahmen ihrer Ausbildung sammeln können. Gleiches trifft auf behandelnde Neurologen und Epileptologen in Hinblick auf die psychischen Störungen zu.

Im Fachgebiet der Psychiatrie und Psychotherapie ist darüber hinaus die Bedeutung der hohen Prävalenz von oft unspezifischen EEG-Auffälligkeiten bei den verschiedensten psychischen Störungsbildern nach wie vor unklar. Etwa die Frage, ob klare EEG-Auffälligkeiten im Kontext einer schizophrenen Erkrankung einen Behandlungs- oder Augmentationsversuch mit einer antikonvulsiven Substanz, wie Valproat rechtfertigen sollte, kann nach aktuellem Stand des Wissens empirisch nicht abschließend beantwortet werden.

Zu diesem Grenzgebiet neuropsychiatrischer Forschung legen die Autoren nun eine umfassende Buchpublikation vor. Dabei wird einleitend ein Überblick über die verschiedensten Anfallserkrankungen und insbesondere die Epilepsien vermittelt, um so eine Grundlage zu schaffen für die darauf aufbauende Frage nach dem Zusammenhang zwischen Epilepsie und psychischer Gesundheit.

In einem zweiten Hauptteil der Arbeit werden dann die klassischen psychischen Störungen im Kontext der verschiedenen Epilepsien ausführlich beschrieben und teilweise auch kasuistisch illustriert.

In einem weiteren Schwerpunktbereich wird der Frage nachgegangen, welche spezifischen Zusammenhänge zwischen EEG-Auffälligkeiten und verschiedenen psychiatrischen Störungsbildern, wie etwa Schizophrenien, den Depressionen, den autistischen Erkrankungen, der ADHS und der Borderline-Persönlichkeitsstörung zu erkennen sind. Darauf aufbauend werden theoretische Modelle vorgestellt, die die Bedeutung von neuronalen Netzwerkinstabilitäten für die verschiedenen psychischen Störungsbilder erklären könnten.

Die abschließenden Kapitel widmen sich der Therapie. Dabei werden zum einen differenzierte therapeutische Empfehlungen in Hinblick auf spezifische psychische Störungen bei Epilepsie vorgestellt. Darüber hinaus wird aber auch die Frage thematisiert, inwieweit die verschiedensten antikonvulsiven Substanzen in der Psychiatrie und Psychotherapie auch unabhängig von diagnostizierten Epilepsien etwa beim Vorliegen klarer, aber nicht epileptischer EEG-Auffälligkeiten sinnvoll eingesetzt werden könnten.

Zusammenfassend legen die Autoren ein wichtiges Buch zu einem in den letzten Dekaden ein wenig in Vergessenheit geratenen klassischen Thema der Psychiatrie vor. Es vermittelt eine umfassende Darstellung des aktuellen Wissens zum Themengebiet *Epilepsie und Psyche*. Es behandelt dabei nicht nur die psychischen Störungen bei diagnostizierten Epilepsien, sondern auch mögliche epileptische Pathomechaniken in Psychiatrie und Psychotherapie. Damit schließt das Buch eine Lücke im thematischen Grenzgebiet der klinisch-neurowissenschaftlichen Fächer.

München, den 22. August 2012

Prof. Dr. P. Falkai
Präsident der Deutschen Gesellschaft für Psychiatrie, Psychotherapie, Psychosomatik und Nervenheilkunde DGPPN

Geleitwort

Mit dem vorgelegten Band zu Epilepsie und Psyche behandelt der Autor ein wichtiges Thema, das in den letzten Jahren wieder vermehrt das gemeinsame Interesse von Psychiatrie und Neurologie findet. Nachdem jahrzehntelang die stigmatisierende Zuschreibung einer spezifischen »enechetischen« Wesensänderung im Mittelpunkt stand und sich insbesondere die Neurologie ganz auf die organischen, medikamentösen und chirurgischen Behandlungsverfahren konzentriert hat, ist in den letzten Jahren aufgrund neuerer wissenschaftlicher Ergebnisse das Grenzgebiet zwischen Neurologie und Psychiatrie gerade im Bereich der Epileptologie wieder vermehrt in den Fokus gerückt.

Eine Vielzahl von Befunden spricht dafür, dass psychiatrische Expertise und psychiatrische Therapie, psychotherapeutische Therapie und sozialtherapeutische Therapie einschließlich der Epilepsieberatung eine hohe Bedeutung für diese Patienten haben.

So bilden depressive Störungen insbesondere bei Patienten mit Temporallappenepilepsie eine wichtige und häufige Komorbidität. Auch Angststörungen, Psychosen (vor allem postiktale aber auch interiktale und iktale) stellen einen wichtigen Aspekt in der Diagnose und Therapie bei Patienten mit Epilepsie dar.

Es liegt mittlerweile ausreichende Evidenz vor, die zeigt, dass bei Patienten, die nicht anfallsfrei sind, nicht die Anfallsfrequenz, sondern Depressivität und Nebenwirkungslast die Lebensqualität maßgeblich beeinflussen.

Schon die frühe epileptologische Forschung, z.B. von Wilder Penfield, hat maßgeblich zu unserem Verständnis der funktionellen Anatomie beigetragen. Die Hinwendung der psychiatrischen Forschung zu bildgebenden Verfahren macht deutlich, dass einige der bei Epilepsien häufig betroffenen oder mit einbezogenen Hirnareale und Netzwerke auch für die Emotionsverarbeitung und psychische Prozesse insgesamt von großer Bedeutung sind.

Darüber hinaus hat die neueste genetische Forschung gezeigt, dass sich auch diesbezüglich erhebliche Überschneidungen ergeben. So finden sich z.B. Mikrodeletionen auf Chromosom 15q13.3 bei ca. 1 % der Patienten mit idiopathisch generalisierter Epilepsie, aber eben auch überzufällig häufig bei Patienten mit autistischen Störungen und Schizophrenie. In der Summe wächst die Evidenz, dass es in der Neurobiologie der Epilepsie und der Neurobiologie psychischer Erkrankungen gemeinsame Determinanten gibt und dass für beide Krankheitsgruppen ähnliche Hirnstruktur- bzw. Netzwerkstörungen zugrunde liegen können. Neben diesen gemeinsamen neurobiologischen Faktoren spielt aber auch, und vor allem in der Behandlung der Betroffenen, die Kenntnis psychischer Störungen und deren Epidemiologie bei Epilepsiepatienten eine große Rolle. Teile der antiepileptischen

Medikation haben negativ psychotrope Nebenwirkungen, die gerade in Kenntnis der häufigen psychischen Komorbidität beachtet werden müssen. Neben einer rein medikamentös organischen Therapie spielen zunehmend auch psychotherapeutische und sozialberatende Aspekte in einer ganzheitlichen Therapie eine Rolle.

Aus Sicht der Neurologie ist es sehr begrüßenswert, dass die beiden Fachgebiete Neurologie und Psychiatrie sich gemeinsam wieder vermehrt der Erforschung der Epilepsie zuwenden. Gewonnene Erkenntnisse helfen bei dem Verständnis von Hirnfunktionen und deren Grundlagen, können zu einer Verbesserung der Patientenversorgung führen und erschließen einen wichtigen gemeinsamen Interessenbereich beider Fächer, der exemplarisch für eine fruchtbare Zusammenarbeit stehen kann und wird.

Mit dem vorgelegten Buch »Epilepsie und Psyche« legen Herr Professor Dr. Tebartz van Elst und Dr. Perlov eine Zusammenfassung der bisherigen Erkenntnisse und eine Kartographie dieses Grenzgebietes der beiden Fächer vor. Er fasst die Vielzahl von Befunden zusammen, die eine Notwendigkeit einer engen Kooperation in der Erforschung der Epilepsie klar darlegen. Das vorgelegte Buch ist ausgesprochen lesenswert, fasst den aktuellen Wissenstand zusammen und regt weitere Forschung in diesem Gebiet an.

Prof. Dr. med. Dr. h.c. W.H. Oertel
Direktor Klinik für Neurologie, Präsident der Deutschen Gesellschaft für Neurologie (DGN)

Prof. Dr. med. F. Rosenow
Leitender Oberarzt Klinik für Neurologie

Geleitwort

Epilepsie ist keine Erkrankung im eigentlichen Sinne. Trotz der Tatsache, dass eine Vielzahl von Veränderungen des zentralen Nervensystems mit epileptischen Anfällen einhergeht, wird der Begriff »Epilepsie« häufig als Krankheitsbegriff benutzt, obwohl gravierende Unterschiede zwischen den einzelnen Epilepsieformen bestehen. Bedingt durch die Tatsache, dass epileptische Anfälle auch sehr spektakulär sein können, wird die Krankheitsgruppe »Epilepsien« häufig gleichgesetzt mit dem Vorhandensein von epileptischen Anfällen. Diese sind ähnlich wie bei Schmerzen lediglich ein Symptom einer häufig nicht weiter abgeklärten Ursache und als befriedigendes Therapieziel wird oft genug angesehen, dass der Patient frei von epileptischen Anfällen ist. Dies gelingt in der Regel bei zwei Drittel aller Epilepsiepatienten. Die Tatsache, dass Funktionsstörungen des Zentralnervensystems natürlich auch eine Reihe zusätzlicher Symptome generieren können, war früh bekannt und wurde häufig als Gegensatz angesehen, insbesondere dann, wenn schizophreniforme Psychosen – alternativ zu sehen von epileptischen Anfällen – auftraten und mit einer Normalisierung des EEGs einhergingen (forcierte Normalisierung). Die Interaktion zwischen epileptischen Anfällen und Psyche führte im Endeffekt auch dazu, dass eine Elektrokrampftherapie eingeführt wurde, die heute erhebliche Erfolge bei depressiven Patienten aufweisen kann.

Dass Epilepsie eng mit psychischen Störungen vergesellschaftet ist, stellte sich eigentlich erst in den letzten Jahren heraus. Wenn Charcot noch zu Beginn des letzten Jahrhunderts bei seinen Patienten die sogenannte Hysteroepilepsie diagnostizierte, wird heute deutlich, dass die sogenannten Hysteroepilepsie-Patienten oft gar keine psychogenen nicht-epileptischen Anfälle hatten, sondern Frontallappenanfälle. Bei einer Frontallappenepilepsie konnte damit die bei den Patienten diagnostizierte psychiatrische Störung nicht als neurotischer Symptomenkomplex diagnostiziert werden, sondem stellte ein organisches Psychosyndrom dar. Heute ist bekannt, dass Frontallappenepilepsie bei Patienten mit eindeutig dissozialem Verhalten einhergehen kann und im Falle einer erfolgreichen operativen Behandlung der Epilepsie diese auch ihr dissoziales Verhalten verliert. In die gleiche Richtung gehen die bereits in den 1960iger Jahren gemachten Beobachtungen von Janz, damals Heidelberg, der vor allen Dingen bei ideopathisch-generalisierten Epilepsien psychiatrische Auffälligkeiten zeigte.

Dies ist nicht verwunderlich. Die Epilepsien, vor allen die fokalen Epilepsien, zeigen an, dass eine bestimmte Hirnregion dysfunktional arbeitet. Störungen dort führen daher häufig auch zu psychiatrischen Auffälligkeiten. So sind vor allem die Temporallappen-Epilepsien vergesellschaftet mit Depression und Angsterkrankungen. In der modernen Zeit geht dies sogar soweit, dass wir bei den spät im

Lebensalter auftretendçn Temporallappen-Epilepsien, Krankheitssymptome wie Depression und Gedächtnisstörungen weit vor dem Auftreten der ersten komplex-partiellen Anfälle des Schläfenlappens haben. Dass Variationen der Psyche und Epilepsie gleichwertig betrachtet werden müssen, und dass das Zeitalter der reinen Anfallsbehandlung bei Epilepsiepatienten vorbei ist, wird leider noch von wenigen geteilt. Dies ist daran abzulesen, dass vor allem die Depressionen bei Epilepsiepatienten in der Regel nicht behandelt werden. Die Konsequenz ist eine relativ hohe Suizidrate bei Anfallspatienten. Komplizierend kommt hinzu, dass die Medikamente, die Anfälle und die sogenannte interiktuale Aktivität im EEG mit allem interagieren. Das Resultat sind neue Psychosyndrome und neue psychologische Defizite bei Patienten unter Medikation, die aufgrund der genauen Betrachtungsweise heute auch viel häufiger diagnostiziert werden. So zeigt sich, dass die klassischen Medikamente wie Carbamazepin und Valproinsäure, vor allem bei vorgeschädigten Hirnen, negative Einflüsse auf die Kognition haben. Ein Medikament wie Levetiracetam führt bei über 10 % der Patienten zu einer Verhaltensvariante, die in einer leichten Steigerung der Aggression bestehen kann, aber auch in etwa 2 % der Fälle sich in einer handfesten Psychose äußert, die völlig reversibel ist, wenn Levetiracetam abgesetzt wird. Insgesamt ist die Epilepsie eine äußerst komplexe Gruppe von Erkrankungen, die sehr differenziert betrachtet werden muss. Die der Epilepsie zugrunde liegende Hirnfunktionsstörung führt bei einer Vielzahl von Patienten auch zu psychiatrischen Auffälligkeiten, die viel zu wenig beachtet werden.

Ich hoffe, dass dieses Buch dazu beiträgt, den Patient als Patient im Ganzen zu betrachten und alle Störungen gleichwertig, auch unter Therapieaspekten, anzugehen.

Prof. Dr. C. E. Elger, FRCP
Direktor der Klinik für Epileptologie, Universität Bonn

Inhaltsübersicht

Abkürzungsverzeichnis

ACC	anteriorer cingulärer Cortex
ACTH	Adrenocorticotropin, auch Adrenocorticotropes Hormon
ADHS	Aufmerksamkeitsdefizit-Hyperaktivitäts-Störung
AED	antiepileptic drugs (Antiepileptika)
BPS	Borderline-Persönlichkeitsstörungen
CBZ	Carbamazepin
CGRP	Calcitonin-gene related peptide
CK	Kreatinkinase
CSWS	Continous Spike and Wave during slow Sleep
CT	Computertomographie
DLPFC	dorsolateraler Präfrontalkorex
DMKG	Deutsche Migräne- und Kopfschmerzgesellschaft
DNT	dysontogenetisch neuroepitelialer Tumor
DRESS	Drug Rash with Eosinophilia and Systemic Symptoms (Arzneimittelinduzierter Hautausschlag mit Eosinophilie und systemischen Symptomen)
DTI (Bildgebung)	Diffusion tensor imaging
EEG	Elektroenzephalographie
ESES	electrical status epilepticus in sleep
ETP	Epilepsietypische Potentiale
FCD	focal cortical dysplasia (fokale kortiale Dysplasie)
fMRI-BOLD (-Signal)	fMRI: functional magnetic resonance imaging; BOLD: blood oxygen level dependant-Signal
GABA	Gammaaminobuttersäure
GBP	Gabapentin
HWZ	Halbwertzeit
IED	intermittent explosive disorder (auch: episodic dyscontrol)
ILAE	Internationalen Liga gegen Epilepsie
IRDA	intermittierende rhythmische Delta Aktivität
IRTA	intermittierende rhythmische Theta Aktivität
KI	Kontraindikation
KVT	Kognitive Verhaltenstherapie
LANI	Local Area Network Inhibition
LEV	Levetiracetam
LKS	Landau-Kleffner-Syndrom
LMG	Lamotrigin

MRT	Magnetresonanztomographie
MS	Multiple Sklerose
MST	multiple subpiale Transsektion
NW	Nebenwirkung
OXC	Oxcarbazepin
PB	Phenobarbital
PET (Untersuchung)	Positronen-Emissionstomographie
PGL	Pregabalin
PHT	Phenytoin
PND	paraepileptische Netzwerkdyskonnektion
PS	Persönlichkeit
PTBS	posttraumatische Belastungsstörung
REM-Schlaf	rapid eye movement-Schlaf
SPECT (Untersuchung)	Single photon emission computer tomography
SSRI	Selektive Serotonin-Wiederaufnahmehemmer
SSS	small sharp spikes
SUDEP	sudden unexplained death in epilepsy
SWC	Spike-Wave-Komplexe
TAK	trigeminoautonomes Kopfschmerz-Syndrom
TGA	transiente globale Amnesie
TGB	Tiagabin
TIA	Transiente ischämische Attacke
TPM	Topiramat
VPA	Valproat
ZNS	Zentrales Nervensystem
ZNS	Zonisamid

Vorwort

In diesem Buchprojekt sollen drei Patientengruppen im Grenzgebiet der großen klinischen Neurowissenschaften Neurologie, Epileptologie und Psychiatrie und Psychotherapie im Zentrum des Interesses stehen. Sie befinden sich allesamt im diagnostischen und therapeutischen Niemandsland zwischen diesen Disziplinen, obwohl es sich dabei zahlenmäßig nicht um Randgruppen, sondern um große Patientengruppen handelt.

Dies sind zum einen Menschen mit Epilepsie und psychischen Störungen. Psychische Störungen bei Epilepsie sind häufig und weisen einige diagnostische und therapeutische Besonderheiten auf. In dem nachvollziehbaren Versuch, die Stigmatisierung der Epilepsie zu vermindern, wurden psychiatrische Themen in der Epileptologie lange Zeit gemieden. Dies hat sich in den letzten beiden Dekaden jedoch drastisch geändert. Aktuell hat die Epileptologie in den Augen der Autoren fast schon Vorbildcharakter für die anderen großen neuropsychiatrischen Störungsbilder in Hinblick auf die Integration und Thematisierung psychiatrischer Fragen. Die entsprechenden Entwicklungen und Erkenntnisgewinne sollen in diesem Buch zusammenfassend dargestellt werden.

Die zweite Patientengruppe im Fokus dieses Buches sind Patienten[1] mit nicht-epileptischen Anfallserkrankungen. Hierbei handelt es sich ebenfalls um eine große Patientenuntergruppe. Etwa ein Viertel der Patienten, die sich in spezialisierten Zentren zur Epilepsiediagnostik vorstellen, leiden an nicht-epiletpischen Anfällen. Die Diagnosestellung, der Umgang mit diesen besonderen Anfällen, das Krankheitsverständnis und -modell und die Therapie bereiten allen Beteiligten besondere Probleme und werden hier breit thematisiert.

Die dritte Gruppe von Patienten sind solche, die sich mit klassisch psychiatrischen Syndromen wie Depressionen, psychotischen Erkrankungen, Autismus, dissoziativen Zuständen oder Borderline-Persönlichkeitsstörungen primär in der Psychiatrie und Psychotherapie vorstellen, aber ähnlich wie die Menschen mit nicht-epileptischen Anfällen, häufig klare EEG-Auffälligkeiten oder sonstige Befunde in der neurologischen Diagnostik aufweisen. Auch hier bereitet die diagnostische Zuordnung oft Probleme. Das kann zu Meinungsverschiedenheiten zwischen den unterschiedlichen Spezialistengruppen und zu Verunsicherungen der Betroffenen führen.

1 Wenn hier und im Folgenden von Patienten oder auch Ärzten gesprochen wird, sind damit immer männliche und weibliche Patienten und Patientinnen, Ärzte und Ärztinnen gemeint. Um den Lesefluss des Textes aber nicht zu unterbrechen, soll der Einfachheit halber immer nur der Begriff Patienten oder Ärzte gewählt werden.

Das Ziel dieses Buches ist es, das noch wenig bearbeitete neuropsychiatrische Niemandsland zwischen den großen klinischen Neurowissenschaften zu erkunden und vielleicht den ein oder anderen Pfad zu finden, der hüben und drüben miteinander verbindet.

Dazu werden die Besonderheiten unterschiedlichster Anfallserkrankungen beschrieben und Krankheitsmodelle vorgeschlagen, die neurologische, epileptologische und psychiatrisch-psychotherapeutische Blickwinkel in Hinblick auf die drei genannten Patientengruppen vereinen könnten.

Freiburg, im Dezember 2012 — Ludger Tebartz van Elst

1 Einleitung

Die Frage nach einem möglichen Zusammenhang zwischen epileptischen Anfallserkrankungen und psychischen Besonderheiten ist fast so alt wie die Medizingeschichte. Schon in der Schule von Hippokrates von Kos wurde diese Thematik intensiv diskutiert. Klinisch war Hippokrates der Meinung, dass epileptische Anfallserkrankungen mit depressiv-melancholischen Zuständen vergesellschaftet sind. Beide Auffälligkeiten wurden auf ein Ungleichgewicht der vier Körpersäfte (schwarze Galle, gelbe Galle, Blut und Schleim) zurückgeführt, wobei die melancholisch-depressive Seinsweise und die Anfälligkeit für epileptische Anfallserkrankungen mit einer unguten Dominanz der schwarzen Galle erklärt wurde.

Auch wenn die sogenannte 4-Säfte-Lehre oder Humuralpathologie im ursächlichen Denken der Moderne und Post-Moderne keine Rolle mehr spielt, so ist aus heutiger Perspektive doch interessant, dass es sich bei diesem Verständnis von psychischen Funktionen um ein ausgesprochen organisches Erklärungsmodell handelte. Die Humuralpathologie hat über Jahrhunderte bis ins Mittelalter und die frühe Neuzeit hinein das medizinische Denken der Menschen geprägt. Eine wesentliche Modifikation erfuhr dieses Modell durch die dualistische Theorie Descartes. Dieser unterschied aus ontologischer Sicht eine physikalisch-dingliche Welt (res extensa) von einer nicht-materiellen und weniger physikalisch gedachten, geistigen Welt (res cogitans).

Der phänomenologische Bereich des Psychischen wurde in diesem Denken der nicht-materiellen Welt, der res cogitans, zugeschrieben. Descartes glaubte, dass über die Zirbeldrüse die geistige Sphäre Einfluss auf die materielle Welt des physikalischen Körpers nehmen würde.

Das cartesianische, dualistische Denken war in der Folgezeit vor allem im Alltagsdenken der Menschen sehr einflussreich. Noch heute reden und denken viele Menschen so, als sei die psychische Sphäre eine von den physiologischen Funktionen des Körpers weitgehend unabhängige Dimension. Dazu mag auch die Psychoanalyse beigetragen haben. Diese behauptet zwar im Kern vor allem die erlebnisreaktive Genese von psychischen Symptomen und macht damit logisch analysiert nicht unbedingt Aussagen darüber, ob diese körperlich verfasst sind oder nicht (da Erlebnisreaktivität ja auch als körperlicher Prozess verstanden werden kann). Dennoch ging praktisch gesehen die Annahme erlebnisreaktiver Ursachen implizit oft mit dem Verständnis einher, dass die Dimension des Körperlichen für das Psychische zumindest keine wesentliche Rolle spielt.

Dieses dualistische Denkmodell zur Organisation des Psychischen ist – nebenbei bemerkt – auch die Grundlage für die Trennung der Fächer Neurologie und Psychiatrie und Psychotherapie im späten 20. Jahrhundert. Als neurologische

Erkrankungen wurden diejenigen angesehen, bei denen das Organ Gehirn eine wesentliche Rolle bei der Verursachung von Symptomen spielt. Zu solchen Symptomen wurden klassischerweise Sensibilitätsstörungen, Lähmungen, Koordinationsstörungen, Sprachstörungen (Aphasien), Störungen der Organisation motorischer Abläufe (ideomotorische Apraxien) und sogar so abstrakte Phänomene, wie Störungen der ideellen Konzeption von motorischen Abläufen (ideatorische Apraxien), gezählt.

Dagegen wurden Störungen der Organisation des abstrakten Denkens (formale Denkstörungen), der Emotions- und Affektregulation, des bewussten Selbsterlebens (Ich-Störungen), der Wahrnehmung (Halluzinationen) des psychomotorischen Antriebs und des inhaltlichen Denkens (Wahn) nicht dieser neurologisch hirnorganischen Dimension zugeschrieben. Vielmehr wurden solche Symptome im Fachgebiet der Psychiatrie und Psychotherapie konzeptualisiert. Basierend auf fehlenden relevanten positiven Befunden in der körperlich hirnorganischen Abklärung wurden sie durch erlebnisreaktive Erklärungsmodelle gedeutet. Praktisch basierte diese Einteilung auf einem mehr oder weniger expliziten dualistischen Denken wie oben skizziert.

Dieses dualistische Denken fand auch seinen Niederschlag in der Epileptologie. Hier gehört die Frage, ob psychische Auffälligkeiten etwa auf einen epileptischen Anfall zurückzuführen sind oder nicht zum diagnostischen Kerngeschäft. Nach wie vor gilt als diesbezüglicher Goldstandard die videotelemetische Abklärung. Dabei wird bei einem Patienten ein EEG dauerhaft über mehrere Tage oder Wochen abgeleitet und gleichzeitig in einer stationären Umgebung das Verhalten gefilmt. Kommt es zu episodischen Verhaltensauffälligkeiten, zeigt das EEG entweder eine typische Anfallsaktivität oder nicht. Im ersten Fall wird von einer Epilepsie gesprochen, im anderen Fall von nicht-epileptischen Anfällen.

Die Frage, wie die Pathophysiologie solcher nicht-epileptischer behavioraler Anfallserkrankungen aus neurobiologischer Perspektive zu verstehen ist, stellt dabei einen zentralen inhaltlichen Schwerpunkt dieses Buches dar. Im klinischen Alltag werden nicht-epileptische Anfallserkrankungen meist als psychogene Anfälle angesprochen. Dabei steht dann oft ein psychogen-erlebnisreagitives Problemverständnis im Vordergrund. Die Vorstellung, dass sich hinter solchen Verhaltensparoxysmen ein nicht-iktualer, aber ähnlich organischer Pathomechanismus im Sinne einer neuronalen Netzwerkinstabilität verbergen könnte wie bei Epilepsien, wird dagegen von den meisten Experten abgelehnt.

Genau diese Vorstellung soll in diesem Buch aber anhand von Einzelfällen entwickelt werden. Eine der Grundpositionen dieses Buches ist, dass es neben den klassisch-iktualen epileptischen Pathomechanismen noch andere epilepsieassoziierte organische, aber dennoch nicht-iktuale Pathomechanismen gibt. Diese könnten in vielen Einzelfällen von wesentlicher Bedeutung für die Genese von psychischen Syndromen sein.

Die Frage nach der Häufigkeit solcher Pathomechanismen, kann mangels empirischer Daten aktuell noch nicht beantwortet werden. Aber angesichts der Schwere und der weitreichenden psychosozialen Bedeutung der klinisch-psychiatrischen Syndrome, die so verursacht sein können, wäre auch eine sehr geringe klinische Häufigkeit (Prävalenz) diagnostisch von hoher klinischer Relevanz. Denn selbst wenn nur 1 von 100 Patienten mit einer klinischen Schizophrenie, einer schweren Depression oder Borderline-Persönlichkeitsstörung kausal an einem paraepileptischen Pathomechanismus leiden würde, so wäre es angesichts der therapeutischen Folgen von großer Bedeutung, solche Patienten zu identifizieren und möglichst kausal zu behandeln.

Thema dieses Buches sind also organische psychische Störungen im Umkreis der Epilepsien oder anderer verwandter Gehirnerkrankungen, die mit neuronaler Netzwerkinstabilität einhergehen.

Das einleitende erste Kapitel geht daher der Frage nach, welche Evidenz überhaupt dafür spricht, dass Epilepsien oder EEG-Auffälligkeiten eine relevante Rolle für die Psychiatrie und Psychotherapie spielen sollten. Es wird sich zeigen, dass die Evidenz dafür tatsächlich sehr stark ist.

Um das Thema systematisch zu entwickeln, werden im nächsten Kapitel die wichtigsten Anfallserkrankungen vorgestellt. Detaillierte Schilderungen jeder Krankheit würden natürlich den Rahmen dieses Buches sprengen. Dennoch sollen die wichtigsten Informationen zu den verschiedenen Krankheitsbildern kurz, knapp und anschaulich vorgetragen werden.

Im dritten Kapitel geht es um die klassischen psychischen Störungen bei etablierten Epilepsien. Dieses Thema gehörte zu den neuropsychiatrischen Klassikern des 19. und frühen 20. Jahrhunderts. In der Nachkriegszeit geriet es zunehmend in Vergessenheit, bevor es dann gegen Ende des 20. Jahrhunderts von einflussreichen Autoren wie Michael. R. Trimble, Norman Geschwind, Dieter Janz, Peter Wolf und Dietrich Blumer – um nur einige zu nennen – wieder popularisiert wurde.

Im folgenden Kapitel werden epileptische Phänomene und epilepsieartige Präsentationen in der Primärpsychiatrie systematisch vorgestellt. Dieses Thema stellt nach wie vor ein wichtiges Nischenthema im großen klinischen Fach der Psychiatrie und Psychotherapie dar. Die Bedeutung der EEG-Forschung hat im Zuge der aufkommenden bildgebenden Methoden leider in den letzten Dekaden deutlich nachgelassen. Nach Auffassung der Autoren hat sie dagegen durchaus das Potenzial, die klinische Diagnostik und Therapie der Psychiatrie und Psychotherapie in den nächsten Dekaden wesentlich zu beeinflussen. Dies soll unter anderem anhand eindrücklicher Kasuistiken illustriert werden.

Anschließend wird die theoretisch, aber auch praktisch wichtige Frage der Krankheitsmodelle thematisiert. Wie denken wir über psychische Probleme im Kontext epileptiformer Störungen? Wie erklären wir uns die manchmal schwer zu verstehenden psychopathologischen Phänomene und ihre Zusammenhänge zu EEG-Auffälligkeiten oder anderen neurobiologischen Befunden? Was unterscheidet epileptische von nicht-epileptischen Phänomenen? Und gibt es neben den klassischen Epilepsien noch andere »organische« Pathomechanismen (paraepileptische Pathomechanismen), die uns die hohe Häufigkeit und Bedeutung von EEG-Pathologien bei nicht-epileptischen Anfallserkrankungen, aber auch schizophreniformen, depressiven oder emotional-instabilen Syndromen erklären können?

Die abschließenden Kapitel widmen sich dann den antikonvulsiven Medikamenten und der Therapie psychischer Störungen im Kontext etablierter und diagnostizierter Epilepsien sowie der Therapie psychiatrischer Störungsbilder wie etwa schizophreniformer, depressiver oder Borderline-Störungen im Kontext auffälliger EEG-Befunde.

Das Buch richtet sich in erster Linie an Neurologen, Epileptologen, Neuropsychiater, Psychiater und Psychotherapeuten aus den klassischen klinisch neurowissenschaftlichen Bereichen, aber auch an interessierte Laien, Betroffene und Angehörige. Es soll anregen, epileptische und andere Mechanismen neuronaler Netzwerkinstabilität, nicht nur bei klassischen epileptischen klinischen Syndromen, sondern auch bei psychiatrischen klinischen Bildern zu erwägen.

Das Buch informiert über den Stand des Wissens und der Fachdiskussion in diesem spannenden Grenzgebiet zwischen Neurologie, Epileptologie und Psychiatrie. Darüber hinaus zeigt es konzeptuelle Wege auf, wie im diagnostischen und therapeutischen Arbeiten klassische dualistische Denkmodelle zwischen den Polen organisch-neurologischer und psychoreaktiv-psychiatrisch/psychotherapeutischer Konzepte aufgebrochen und damit die Grenzen zwischen den genannten klinisch neurowissenschaftlichen Fächern geöffnet werden können.

2 EEG-Pathologien bei Patienten mit Epilepsie, psychischen Störungen und Gesunden

Um die Frage zu verdeutlichen, wie wichtig EEG-Pathologien im Einzelfall im Rahmen der Diagnose und Therapie psychiatrischer Krankheitsbilder sein können, wird zunächst eine Kasuistik vorgestellt. Im Anschluss wird der Frage nach Häufigkeit und Bedeutung von EEG-Pathologien in der Psychiatrie und bei psychiatrisch und neurologisch gesunden Menschen systematisch nachgegangen.

Kasuistik:
Fall 1. Ein junger Mann mit schizophreniformer Störung und Spike-Wave-Komplexen im EEG (Tebartz van Elst et al. 2011):
Der bei der Vorstellung 17-jährige junge Mann und seine sehr besorgten Eltern berichteten, dass er sich in der Schule nicht mehr wohl fühle. Er habe das Gefühl, alle seien gegen ihn, würden in auslachen und über ihn sprechen. Bei offenem Fenster wolle er nicht reden, weil er sich dann nicht sicher fühle und die Gespräche mitgehört würden. Er könne quer über den Schulhof hören, wie andere über ihn sprächen und ihn verspotteten. Die Symptomatik habe sich im Anschluss an eine Theateraufführung entwickelt, bei der er die Rolle eines »schrägen Vogels« sehr überzeugend gespielt habe. Sie war begleitet von einem zunehmenden sozialen Rückzug und einem deutlichen Leistungsknick des bis dato exzellenten und sehr ehrgeizigen Schülers. In kinder- und jugendpsychiatrischen Behandlungskontexten war die Verdachtsdiagnose einer schizophreniformen Störung gestellt worden. Weil es vor einigen Jahren im Rahmen eines Autounfalls zu einer subduralen und rechts frontalen Kontusionsblutung gekommen war, hatte der niedergelassene Facharzt ihn nun zur weiteren neuropsychiatrischen Diagnostik vorgestellt.

Die Kontusionsblutung sei nach dem Unfall ohne neurologische oder psychiatrische Folgen und mit unauffälligem Kontroll-MRT des Gehirns ausgeheilt.

Eine zwischenzeitlich begonnene antipsychotische Therapie mit 250 mg Quetiapine habe den Jugendlichen zwar etwas beruhigt, aber an den Denk- und Wahrnehmungsstörungen nichts Grundsätzliches geändert.

Im Rahmen einer klinischen Routine-EEG-Untersuchung zeigten sich seltene 3-Hz-Spike-Wave-Komplexe (▸ **Abb. 1**). Eine daraufhin veranlasste videotelemetrische Untersuchung konnte diese mit einer durchschnittlichen Frequenz von 8/Stunde und einer Dauer von 200–3500 msec bestätigen, ohne dass sich klinisch oder behavioral irgendwelche Anfallsäquivalente gezeigt hätten (▸ **Abb. 1**). Offensichtlich litt der Patient also nicht an einer Epilepsie.

Unter der Annahme, dass diese EEG-Pathologie eine Rolle in der Genese des paranoid-halluzinatorischen Syndroms spielen könnte, wurde die Medikation auf Valproat umgestellt. Daraufhin kam es zu einer deutlichen Besserung der Frequenz und Dauer der Spike-Wave-Komplexe und klinisch zu einer Vollremission der psychischen Symptomatik.

Der Patient konnte sein Abitur mit exzellentem Abschluss absolvieren und mit einem Psychologiestudium beginnen.

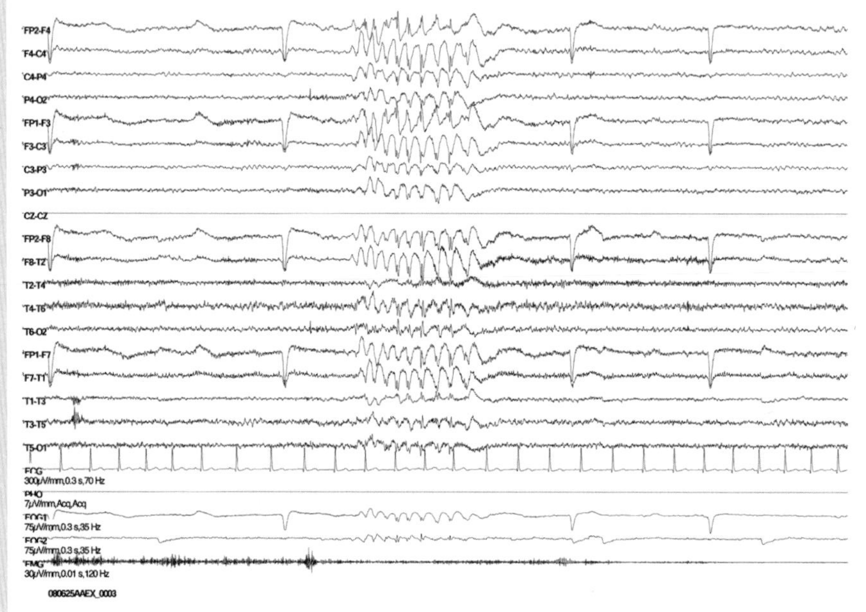

Abb. 1: Klinisches EEG des geschilderten Patienten während der Videotelemetrie mit 3-Hz-Spike-Wave-Komplexen (zitiert nach Tebartz van Elst et al. 2011)

Ein möglicher Zusammenhang zwischen Epilepsien und schizophreniformen Störungen ist in der neuropsychiatrischen Literatur ein langes und kontrovers diskutiertes Thema (Huber und Penin 1968; Slater und Beard 1963; Trimble und Schmitz 2008; Tucker et al. 1965; Walczak und Jayakar 2010). Auch die Bedeutung der klinischen EEGs in solchen Fällen ist nach wie vor umstritten (Galderisi et al. 2009).

Nach unserer Recherche ist der vorliegende Fall in der Tat der erste Fall eines Menschen mit dem klinischen Bild einer Schizophrenie, dem EEG-Befund von Spike-Wave-Komplexen und klinisch hervorragendem Ansprechen auf eine antikonvulsive Therapie mit Valproat bei gleichzeitig nur sehr begrenztem Ansprechen auf ein Neuroleptikum. Dies ist jedoch mit hoher Wahrscheinlichkeit darauf zurückzuführen, dass in der klinischen Praxis nicht immer sorgfältige EEG-Untersuchungen bei Menschen mit schizophreniformen Störungen durchgeführt werden. Es ist eines der zentralen Anliegen dieses Buches, auf dieses Defizit aufmerksam zu machen und darauf hinzuweisen, dass solche EEG-Untersuchungen klinisch (sowohl diagnostisch, als auch therapeutisch) eine sehr große Rolle spielen können.

Für die behandelten Patienten wird es mit hoher Wahrscheinlichkeit einen Unterschied machen, ob sie über Jahre hinweg mit Antikonvulsiva oder Neuroleptika behandelt werden.

Der illustrierte Fall unterstreicht also aus klinischer Perspektive folgende Punkte sehr eindrücklich:

1. Insbesondere bei Erstmanifestationen paranoid-halluzinatorischer Syndrome sollte eine sorgfältige EEG-Diagnostik erfolgen.
2. Nicht-iktuale EEG-Pathologien im Sinne von Spike-Wave-Komplexen könnten bei manchen schizophreniformen Bildern eine wichtige pathogenetische Rolle spielen.
3. In solchen Fällen sollten nicht nur klassische Antipsychotika, sondern auch Antikonvulsiva therapeutisch angewendet werden (Tebartz van Elst et al. 2011).

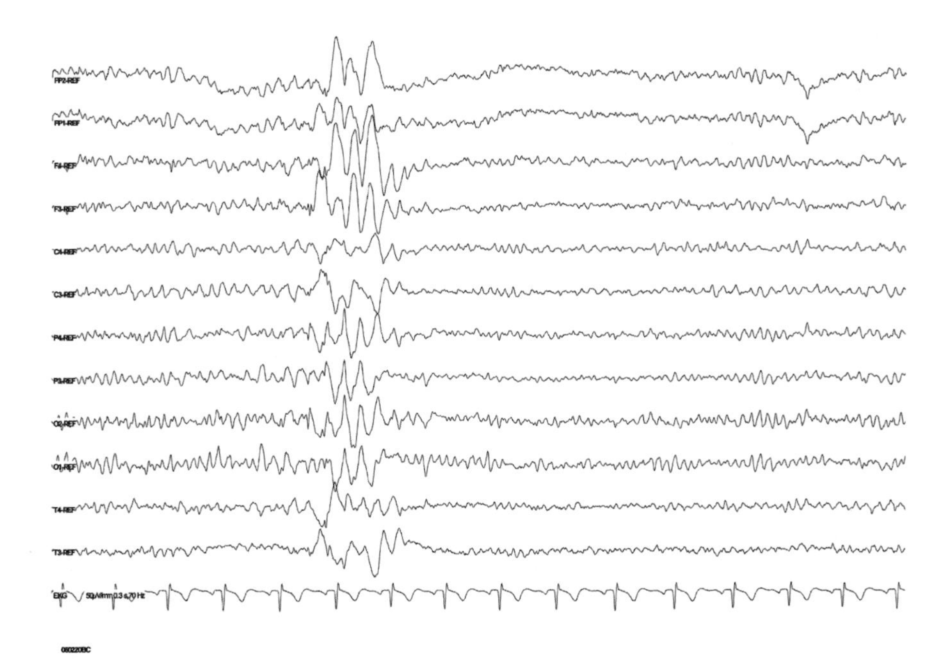

Abb. 2: Klinisches EEG einer Patientin mit Borderline-Persönlichkeitsstörung

Allerdings sind solche Spike-Wave-Komplexe im klinischen Routine-EEG gelegentlich schwierig zu identifizieren. ▸ **Abbildung 2** zeigt die EEG-Kurve einer Patientin mit intermittierender rhythmischer Delta-Aktivität (IRDA) im klinischen EEG. Dieses EEG mit technisch weniger ausgereifter Qualität ist bei einer Routinediagnostik einer Klinik für Psychiatrie und Psychotherapie erstellt worden. Erkennbar sind hier die rhythmisch generalisierten Delta- oder Theta-Wellen. Im Vergleich dazu steht in ▸ **Abbildung 3** das EEG derselben Patientin in einer hochauflösenden Darstellung eines spezialisierten Epilepsiezentrums, wobei sich bei genauerer

Analyse im Rahmen einer Videotelemetrie auch Spike-Wave-Muster identifizieren lassen (▸ **Abb. 3**).

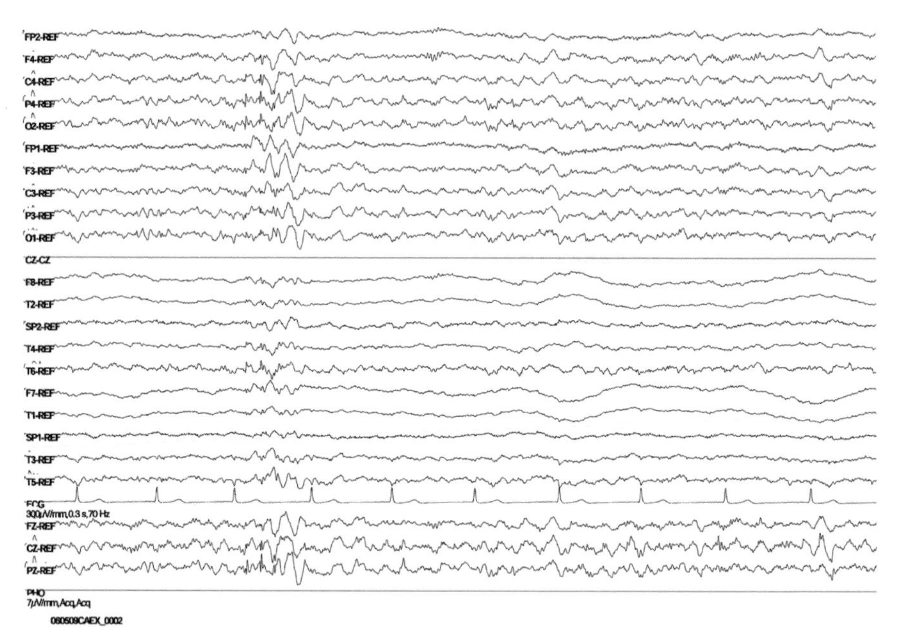

Abb. 3: Räumlich höher auflösendes 64-Kanal-EEG der Patientin aus **Abb. 2**

Die ▸ **Abbildungen 4 und 5** illustrieren beispielhaft, dass sich ähnliche EEG-Befunde auch bei Menschen mit unipolarer Depression oder klassisch schizophreniformer Störungen finden lassen.

Finden sich im Rahmen der organischen Basisdiagnostik bei Menschen mit psychiatrischen Störungen ähnliche Befunde wie die in den ▸ **Abbildungen 1–5** skizzierten, stellt sich die Frage, ob diese nun überhaupt von relevanter Bedeutung für das Krankheitsbild sind oder ob es sich alternativ nicht einfach um für die psychiatrische Symptomatik bedeutungslose Zufallsbefunde handelt.

Damit stellt sich also die Frage nach der Häufigkeit von solchen oder ähnlichen EEG-Auffälligkeiten bei Menschen mit psychischen Störungen im Vergleich zu psychisch gesunden Menschen.

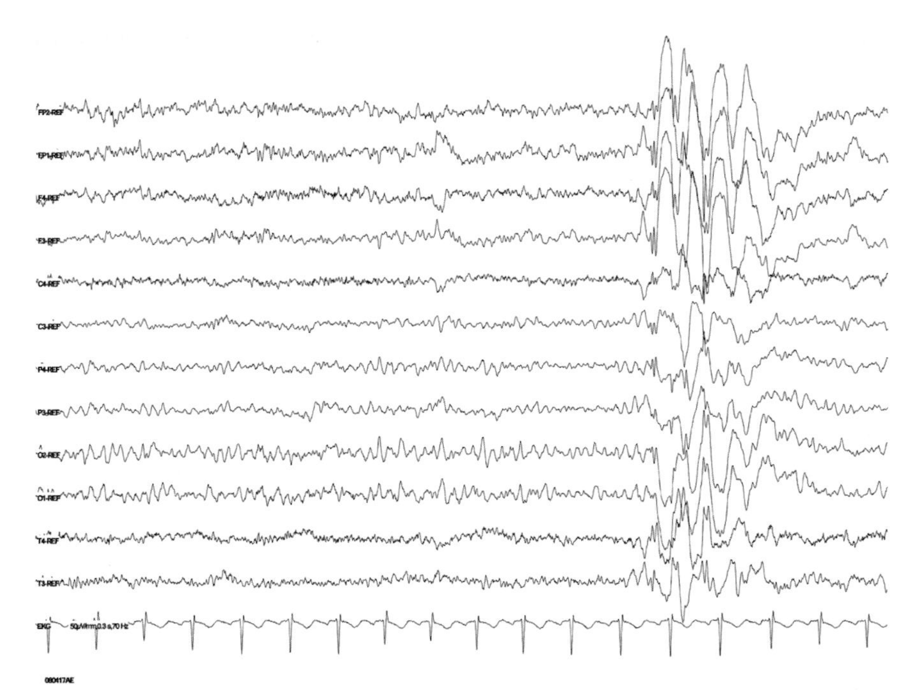

Abb. 4: Pathologisches EEG einer Patientin mit unipolarer Depression

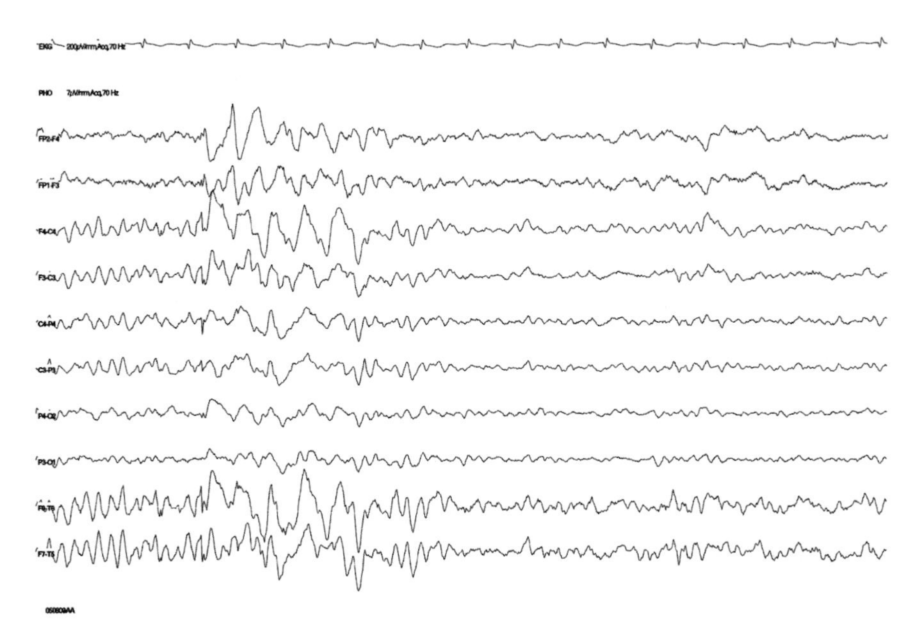

Abb. 5: Rhythmische Delta-Aktivität in einem klinischen 32-Kanal-EEG eines Patienten mit primär chronisch progredientem paranoid-halluzinatorischem Syndrom

Wie häufig sind EEG-Auffälligkeiten bei Menschen mit Epilepsie, Menschen mit psychischen Störungen und neurologisch und psychiatrisch gesunden Menschen?

Zwar ist das Elektroenzephalogramm die zentrale diagnostische Methode für die Diagnosestellung von Epilepsien, dennoch ist es nicht so, dass *EEG-Auffälligkeiten bei Patienten mit bekannten Epilepsien* zuverlässig nachzuweisen sind.

Nach Ebner (2001) finden sich bei 40–50 % der erwachsenen Epilepsiepatienten im interiktualen EEG epilepsietypische Potenziale wie etwa Spikes oder Spike-Wave-Komplexe. Bei Wiederholungen und Schlafregistrierungen finden sich immerhin bei 70–80 % der Betroffenen entsprechend veränderte EEGs. Das bedeutet allerdings im Umkehrschluss auch, dass sich bei etwa 20–30 % der Epilepsiepatienten trotz wiederholter EEG- und Schlafableitungen keine sicheren Veränderungen im interiktualen EEG finden, obwohl pathophysiologisch eine Epilepsie besteht. Nach einer Übersicht von Walczak und Mitarbeitern (2008) sind etwa 40–80 % der initialen EEGs von Patienten mit seltenen epileptischen Anfällen unauffällig.

Daraus kann gefolgert werden, dass die Sensitivität von initialen EEGs in Hinblick auf epileptische Pathomechanismen durchaus sehr gering ist und bei klinischen Hinweisen die Verdachtsdiagnose eines epileptischen Geschehens nicht leichtfertig aufgrund unauffälliger interiktualer EEGs zurückgewiesen werden sollte.

Diese Beobachtung könnte auch von Bedeutung für mögliche epileptische Pathomechanismen bei psychischen Störungen sein.

Wie häufig finden sich nun EEG-Auffälligkeiten bei den verschiedenen psychischen Störungen?

▸ **Tabelle 1** fasst die Zahlen zusammen, wie häufig bei ausgewählten psychischen Störungen auch EEG-Auffälligkeiten vorkommen. Demnach finden sich bei 20–40 % der Patienten, die mit affektiven Störungen wie Depressionen oder manisch-depressiven Erkrankungen untersucht werden, auffällige EEG-Befunde. Bei den schizophreniformen Störungen sind es sogar 20–60 % und bei aggressiven Verhaltensstörungen bis zu 78 %. Aber auch bei Borderline-Persönlichkeitsstörungen (5,8–46 %) und bei der Aufmerksamkeitsdefizit-Hyperaktivitätsstörung (10–83 %) finden sich zum Teil extrem hohe Raten an EEG-Auffälligkeiten.

Angesichts dieser Tatsache mag es überraschen, dass EEG-Untersuchungen nicht überall in der diagnostischen Routine bei der Abklärung entsprechender psychischer Störungen fest etabliert sind. Nach Auffassung der Autoren sollte dies in der Tat so sein.

Allerdings muss betont werden, dass diese Auffassung, d.h. dass bei jeder relevanten psychischen Störung ein EEG zur Basisdiagnostik gehören sollte, nicht von allen Experten im neuropsychiatrischen Fachgebiet geteilt wird. Häufig kommt der Einwand, dass dies nur dazu führen würde, dass irrelevante Zufallsbefunde entdeckt würden, die sowohl Behandler als auch die Betroffenen verunsicherten, ohne dass dies therapeutische Konsequenzen hätte. Mit diesem Argument muss sich ein Befürworter großzügiger EEG-Routineuntersuchungen bei psychischen Störungen in der Tat auseinandersetzen. Damit stellt sich aber zunächst die Frage, wie häufig EEG-Auffälligkeiten denn in der neurologisch und psychiatrisch gesunden Allgemeinbevölkerung sind.

Tab. 1: Häufigkeit von EEG-Auffälligkeiten bei Menschen mit psychischen Störungen (modifiziert nach Hughes 1996; Shelley et al. 2008)

Psychische Störung	Häufigkeit von EEG-Pathologien	Kommentar
Affektive Störungen	20–40 %	Häufiger bei manischen Patienten, bei Frauen mit bipolarer Störung, bei spät beginnenden Störungen, bei leerer Familienanamnese
Schizophrenie	20–60 %	Häufiger bei Patienten mit positiver Familienanamnese
Impulsiv aggressive Störungen (disruptive behavior disorder)	24–78 %	Häufiger bei Gewalttätern, wiederholten Gewalttätern und unmotivierter Gewalt
Autistische Syndrome	10–50 %	Epileptiforme Dysrhythmien sehr häufig
Borderline-Persönlichkeitsstörung	5.8–46 %	Vor allem rhythmische Verlangsamung (▸ **Abb. 2**) und epileptiforme Aktivität (▸ **Abb. 3**)
ADHS	10–83 %	Diffuse Verlangsamung, Small-Sharp-Spikes (SSS), 14 und 6 Hz positive Spikes

Die Frage nach der *Prävalenz von EEG-Auffälligkeiten bei Gesunden* ist nicht einfach zu beantworten.

- Es ist nicht immer einfach, klar zu bestimmen, ob eine EEG-Kurve ein pathologisches Muster aufweist oder nicht.
- Zahlreiche Störsignale von Augen, Muskeln oder fehlerhaft geklebten Elektroden können Muster erzeugen, die epilepsietypischen Potenzialen ähneln (Artefakte).
- Es ist unwahrscheinlich, große Stichproben von klinisch umfassend gesunden Menschen überhaupt zu finden. So kann es z. B. durchaus der Fall sein, dass Menschen mit remittierten bipolaren, schizophreniformen oder Borderline-Persönlichkeitsstörungen als gesunde Kontrollprobanden für entsprechende Studien rekrutiert wurden, wenn nicht gezielt nach solchen psychischen Störungen gefragt wurde. Denn im Querschnittsbefund bei Studieneinschluss können die entsprechenden Personen durchaus aus neurologischer und psychiatrischer Perspektive völlig gesund sein.

Tab. 2: Häufigkeit von EEG-Auffälligkeiten bei gesunden Menschen (modifiziert nach Hughes 1996; Shelley et al. 2008)

Studie	Stichprobe	Häufigkeit von EEG-Pathologien
Gregory et al. 1993	13 658 Auszubildende für Flugpersonal	0.5 %
Thorner 1942	1 100 Flugkadetten	0.3 %
Bennet 1967	1 322 Piloten	0.6 %
Okubo 1993	1 057 gesunde Kinder im Alter von 6–12 Jahren	5 %
Ida et al. 1985	10 473 Patienten ohne Epilepsie	8.1 %

Eine Möglichkeit, EEG-Befunde bei neurologisch und psychiatrisch sorgfältig untersuchten Menschen in großer Zahl zu gewinnen, sind die Untersuchungen an Piloten. Hier bilden sorgfältige medizinische Untersuchungen, die psychiatrische Befunderhebungen mit einschließen, den zentralen Eingangsfilter für die entsprechende Berufsausbildung. Dementsprechend können entsprechende Erhebungen an großen Pilotenstichproben als die valideste Möglichkeit betrachtet werden, die Häufigkeit von EEG-Auffälligkeiten bei streng definiert neurologisch und psychiatrisch gesunden Menschen zu beurteilen.

► **Tabelle 2** fasst die wenigen entsprechenden Studien mit hoher Probandenzahl zusammen. Die großen Erhebungen von Bennet, Thorner und v. a. Gregory et al. zeigen, dass sich nur bei *0.3–0.6 %* der sorgfältig definierten neurologisch und psychiatrisch *gesunden Menschen EEG-Auffälligkeiten* finden! ► **Tabelle 2** illustriert aber auch: Je vager und unkontrollierter der Status der gesunden Stichproben definiert wurde, desto höher fällt die Prävalenz von EEG-Auffälligkeiten aus. So wiesen in der Studie von Okubo (1993) bereits etwa 5 % von 1057 gesunden Kindern im Alter von 5–10 Jahren EEG-Auffälligkeiten auf. Das verwundert nicht, da alle die Formen von Epilepsien, die sich etwa erst in der 2. Dekade erstmanifestieren, hier eingeschlossen sind. Auch psychische Störungen, die sich meist erst in höherem Alter manifestieren, konnten hier naturgemäß nicht ausgeschlossen werden. Die Untersuchung von Ida et al. (1985) fand bei 8.1 % von 10 473 Patienten, die nicht an einer Epilepsie litten, EEG-Auffälligkeiten (Hughes 1996; Shelley et al. 2008). Diese Zahlen verdeutlichen zweierlei:

- Je weniger strikt die Kontrollgruppen von gesunden Probanden klinisch definiert wurden, desto höher waren die Raten an EEG-Auffälligkeiten.
- Bei strikt definierten und sorgsam untersuchten Kontrollgruppen, wie etwa den Piloten, ist die Rate an EEG-Auffälligkeiten sehr gering, etwa im Bereich von 0.5 %. In jedem Fall aber liegen die Raten an EEG-Auffälligkeiten bei allen gesunden Kontrollpopulationen bedeutend niedriger als bei Patientengruppen mit psychiatrischen Erkrankungen.

Diese Fakten illustrieren aus Sicht der Autoren dieses Buches eindrücklich, dass eine wie auch immer konkret organisierte neuronale Netzwerkinstabilität in einer großen Untergruppe von Menschen mit psychiatrischen Erkrankungen eine wichtige pathogenetische Rolle spielen könnte. Damit ist nicht gemeint, dass all diese

Patienten an einer subklinischen Epilepsie leiden. Vielmehr wird darauf hingewiesen, dass neuronale Netzwerkinstabilitäten, wie sie in EEG-Auffälligkeiten ihren Ausdruck finden, möglicherweise eine deutlich bedeutendere Rolle in der Genese von psychischen Störungen spielen könnten als dies im klinisch psychiatrischen Alltag heute allgemein angenommen wird.

Zusammenfassend kann festgehalten werden, dass die Datenlage klar dafür spricht, dass EEG-Auffälligkeiten bzw. die neuronalen Mechanismen, deren Ausdruck sie sind, mit hoher Wahrscheinlichkeit durchaus eine gewichtige Rolle für viele psychiatrische Störungen spielen. Welcher Natur diese neuronalen Mechanismen sind, ist nach wie vor offen. Diese Frage greift unter anderem ▸ **Kapitel 6** auf.

3 Die Anfallserkrankungen

Im vorherigen Kapitel wurde festgestellt, dass die hohe Rate an EEG-Auffälligkeiten bei psychiatrischen Störungen für eine pathogenetische Rolle des Phänomens »neuronale Netzwerkinstabilität« bei diesen Störungen spricht. Oft wird dabei dann an die Epilepsien als Krankheitsmodell gedacht, weil diese sicher die größte und bekannteste Gruppe der Anfallserkrankungen darstellt. Nicht selten wird dabei aber vergessen, dass es in der Medizin eine ganze Reihe von verschiedenen Anfallserkrankungen gibt.

Die Epilepsien und die nicht-epileptischen Anfallserkrankungen sollen Thema dieses Kapitels sein. Sie werden hier zusammenfassend und kurz vorgestellt, damit die wesentlichen Informationen und Fakten zu Klinik, Genetik, Prävalenz, Pathogenese, Verlauf und Prognose rekapituliert werden können. Die entsprechenden Informationen werden zu jeder Anfallserkrankung tabellarisch zusammengefasst, sofern sie eine gewisse nosologische Einheit bilden und eine entsprechende Zusammenfassung überhaupt sinnvoll ist.

Es wird dabei betont, dass es, weder in Hinblick auf die epileptischen noch auf die nicht-epileptischen Anfallserkrankungen, um umfassende Darstellungen geht, welche in zahlreichen anderen Lehrbüchern in hervorragender Form vorliegen, sondern darum, einen Überblick und eine Grundlage für die darauf aufbauenden Kapitel der *psychischen Erkrankungen bei Epilepsie* und der *paraepileptischen Pathomechanismen in der Psychiatrie* zu schaffen. ▸ **Tabelle 3** fasst die hier thematisierten Anfallserkrankungen in der Neuropsychiatrie zusammen.

Tab. 3: Anfallserkrankungen in der neuropsychiatrischen Medizin

Migräne Cluster-Kopfschmerz	Anfallserkrankungen mit Schmerzsyndromen
Synkopen Epilepsien Narkolepsie Transiente globale Amnesie	Anfallserkrankungen überwiegend mit Vigilanzstörung
Paroxysmale Dyskinesien	Anfallserkrankung mit extrapyramidalen Symptomen
Psychogene Anfallserkrankungen	Polymorphe Anfallserkrankungen

Schon diese Tabelle ruft anschaulich in Erinnerung, dass sich hinter der Ätiologie und Pathogenese von Anfallserkrankungen keinesfalls nur epileptische Pathomechanismen verbergen. Allen Anfallserkrankungen ist also nicht die Ursächlichkeit und Pathogenese, sondern die Dynamik der Symptomatik gemein. Das heißt, dass sich oft lange symptomfreie Phasen abwechseln mit mehr oder weniger kurzen Phasen mit teils heftigen Symptomen.

3.1 Die Epilepsien

Die Epilepsien gehören zu den häufigsten Gehirnerkrankungen. Jeder 10. Mensch wird einmal in seinem Leben einen epileptischen Anfall erleiden und etwa ein Drittel von diesen Menschen wird in weiteren Verlauf eine klinische Epilepsie entwickeln (Engel und Pedley 2008). Der tägliche Sprachgebrauch suggeriert, dass der Begriff Epilepsie ein relativ einheitliches Phänomen benennt. Dies ist jedoch bei genauer Betrachtung keineswegs der Fall.

3.1.1 Definition der Epilepsien

Laut der Internationalen Liga gegen Epilepsie (ILAE; Fisher et al. 2005) werden Epilepsien definiert als paroxysmale Episoden zerebraler Dysfunktion verbunden mit stereotypen Alterationen des Erlebens und Verhaltens als Ausdruck abnormaler, exzessiver oder hypersynchroner neuronaler Aktivität (▶ **Tab. 4**). Klinisch kommt es dabei zu wiederholt und spontan auftretenden Veränderungen der Wahrnehmung, des Bewusstseins, des Erlebens, der Motorik oder des Verhaltens, welche auf einer pathologischen elektrophysiologischen Aktivität von Neuronenverbänden beruhen.

Diese Definition scheint auf den ersten Blick eindeutig zu sein. Wenn ein klinisches Anfallsereignis von einem pathologischen Anfalls-EEG begleitet wird, so kann die Diagnose einer Epilepsie gestellt werden. Erst auf den zweiten Blick tun sich hier oft Schwierigkeiten auf. Was ist, wenn die klinische Symptomatik typisch ist für ein epileptisches Geschehen, aber keine EEG-Auffälligkeiten gefunden werden? Kann hier eine Epilepsie ausgeschlossen werden, weil mehr oder weniger differenzierte EEG-Untersuchungen kein klassisches Anfallsmuster aufweisen können? In dem Fall würde die Diagnose der Epilepsie abhängen vom Stand der Technik und der Kompetenz des diagnostizierenden Zentrums!

Und wie soll der umgekehrte Fall bewertet werden, in dem EEG-Auffälligkeiten vorhanden sind, die auf neuronale Netzwerkinstabilitäten hinweisen, die Klinik aber untypisch ist für eine Epilepsie, wie es etwa in der einleitenden **Kasuistik von Fall 1** (s. S. 23) beschrieben wurde?

Solche Fälle werden nach aktuellem Stand des Wissens in der Tat nicht als Epilepsie bezeichnet. Ob dies angemessen ist, kann und soll hinterfragt werden, was eines der zentralen Anliegen dieses Buches ist.

Zunächst aber soll der Stand und Konsens des Wissens zu den Epilepsien zusammenfassend vorgestellt werden.

3.1.2 Prävalenz und Inzidenz der Epilepsien

Die *Prävalenz der Epilepsien* wird mit 0.5 – 1 % angegeben (▸ **Tab. 4**), wobei sie stark abhängt etwa vom Entwicklungsstand einer Gesellschaft oder der Altersstruktur (Banerjee und Hauser 2008). Neuerkrankungen treten vor allem in den ersten beiden Lebensdekaden auf. Im mittleren Lebensalter (3.–5. Dekade) ist die Inzidenz deutlich geringer, während im höheren Lebensalter die Neuerkrankungen wieder deutlich zunehmen und die der ersten beiden Dekaden schließlich überholen. Das ist Ausdruck der im höheren Alter zunehmenden vaskulären und neurodegenerativen Erkrankungen des Gehirns (Tüscher und Tebartz van Elst 2010). In Deutschland nimmt aufgrund der demografischen Entwicklung der relative Anteil und damit die Bedeutung der Altersepilepsien in den letzten Dekaden deutlich zu (Tebartz van Elst et al. 2009).

Tab. 4: Zusammenfassung der klinischen Charakteristika der Epilepsien

Definition	Paroxysmale Episoden zerebraler Dysfunktion verbunden mit stereotypen Alterationen des Erlebens und Verhaltens als Ausdruck abnormaler, exzessiver oder hypersynchroner neuronaler Aktivität
Synonyme	Krampfanfälle
Klinik	Sehr vielgestaltig, vgl. Klassifikation der Anfälle, Epilepsien und epileptischen Syndrome
Phasendauer	Wenige Sekunden, häufig Minuten, selten Stunden oder Tage
Prävalenz	0.5 – 1 %
Genetik	Genetische Formen mit bekanntem Erbgang, häufiger sekundäre Epilepsien nach erworbener Hirnläsion
Ätiologie	Uneinheitlich, klare genetische Unterformen, sekundäre Epilepsien mit bekannten erworbenen Läsionen, z. B. nach Hirnblutung oder Hirninfarkt, kryptogene Epilepsien ohne klar erkennbare Ursächlichkeit
Pathogenese	Unterschiedliche Mechanismen führen zu exzessiver exzitatorischer neuronaler Aktivität und pathologischer Synchronizität größerer Neuronenzellverbände mit resultierender Funktionsstörung
Diagnostik	Klinik, EEG-Diagnostik, bildgebende Untersuchungen, Labordiagnostik
Therapie	Abhängig von Ursächlichkeit, meist medikamentöse Behandlung, seltener epilepsiechirurgische Interventionen, Vagusnervstimulation, tiefe Hirnstimulation, Bio-Feedback-Verfahren oder psychotherapeutische Methoden
Prognose	Abhängig von Ursächlichkeit

3.1.3 Klassifikation der epileptischen Anfälle

Da es sich bei den Epilepsien um klinisch, ursächlich (ätiologisch) und mechanistisch (pathogenetisch) uneinheitliche Erkrankungen des Gehirns handelt, ist die *Klassifikation* nicht einfach. Sie ist nach wie vor Gegenstand intensiver und kontroverser Diskussionen (Engel 2006; Noachtar und Remi 2012).

Unterschieden werden müssen die *Klassifikation von Anfällen* auf der einen und die Klassifikation *von spezifischen Epilepsien und epileptischen Syndromen* auf der anderen Seite. ▸ **Tabelle 5** fasst die verschiedenen Anfallstypen und häufige dazu passende EEG-Befunde zusammen. Die wichtigsten sollen auch hier im Text kurz beschrieben werden.

Einfach fokale oder einfach-partielle Anfälle

Bei den *einfach fokalen* oder auch *einfach-partiellen Anfällen* handelt es sich um lokalisationsbezogene Anfälle. Das heißt, die resultierende klinische Symptomatik steht in engem Zusammenhang mit der Funktion des betroffenen Hirnareals bzw. mit dessen Funktionsausfall. Die Dauer der Anfälle ist oft kurz und kann nur Sekunden oder Minuten betragen. In selteneren Fällen kann es zu deutlich längeren Anfällen kommen, die bis zu Tagen anhalten können. Die klinische Symptomatik – in der epileptologischen Sprache auch Semiologie genannt – hängt ab vom betroffenen Hirnareal oder Netzwerk. Wegen der Fokalität und Begrenztheit der Pathophysiologie ist meist das Bewusstsein klar. Eventuell kann es zu einer affektiven Erregung kommen.

Typische fokal motorische Symptome sind etwa *klonisch-tonische Zuckungen*, die die Form eines »Jacksonian March of Convulsion« annehmen können. Das heißt, die Zuckungen beginnen in einer Körperregion wie der Hand und breiten sich z. B. den Arm entlang auf die gesamte halbe Körperseite aus. Die Willkürmotorik in den betroffenen Arealen ist aufgehoben. Postiktual kann es zu vorübergehenden Paresen (Todd'sche Lähmungen) in den betroffenen Arealen kommen. Weitere motorische Symptome können Augenmuskellähmungen (Blickparesen) oder Lautäußerungen sein. Somatosensibel kann es zu Missempfindungen (Parästhesien) oder Schmerzen, sensorisch zu visuellen, auditorischen oder olfaktorischen Symptomen kommen. Autonome Symptome beinhalten Übelkeit, Globusgefühl, Engegefühl der Brust, Schwitzen, Herzrasen, Flush-Gefühle etc. Mögliche psychische Symptome sind Halluzinationen, Angst- oder Glücksgefühle, Déjà-vu- oder Jamais-vu-Erlebnisse, Zwangsdenken und ähnliche gelegentlich schwer zu beschreibene Gefühle.

Postiktual kommt es bei fokalen Anfällen in der Regel zu einer sofortigen Rekonvaleszenz, d. h. die Betroffenen sind nach Anfallsende sofort wieder ganz die Alten und haben nicht, wie z. B. häufig nach komplex fokalen Anfällen, mit Müdigkeit, Abgeschlagenheit, Konzentrationsstörungen oder affektiven Beschwerden zu kämpfen. Im EEG zeigen sich oft epilepsietypische Entladungen über dem kontralateralen kortikalen Hirnareal.

Die *Auren* vor komplex fokalen oder auch generalisierten Anfällen sind als einfach fokale Anfälle zu begreifen und meist in Form von psychischen oder auch autonomen Symptomen erkennbar.

Tab. 5: Klassifikation der Anfälle modifiziert nach ILAE (1981) und Schmitz und Trimble (2005)

KLINISCHER ANFALLSTYP	TYPISCHES IKTUALES EEG-MUSTER
I Fokale (partielle, lokalisationsbezogene) Anfälle	
A Einfach fokale Anfälle – Bewusstsein klar	**Lokale Entladungen über der kontralateralen kortikalen Region**
1 Mit motorischen Symptomen	
2 Mit sensorischen Symptomen	
3 Mit autonomen Symptomen	
4 Mit psychischen Symptomen	
B Komplex fokale Anfälle – Bewusstsein beeinträchtigt (alter Begriff: Temporallappen- oder psychomotorische Anfälle)	**Uni- oder bilaterale epilepsietypische Potenziale, entweder diffus verteilt oder über temporalen oder frontotemporalen Regionen**
1 Einfach fokaler Beginn, gefolgt von Bewusstseinsstörung	
2 Mit Bewusstseinsstörung von Beginn an	
C Fokale Anfälle mit Übergang in sekundär generalisierte Anfälle	**Fokale epilepsietypische Potenziale mit rascher Generalisierung**
1 Einfach fokale Anfälle mit sekundärer Generalisierung	
2 Komplex fokale Anfälle mit sekundärer Generalisierung	
3 Einfach fokale Anfälle mit Übergang in komplex fokale Anfälle und sekundärer Generalisierung	
II Generalisierte Anfälle	
A Absencen (alter Begriff: Petit-mal-Anfälle)	
1 Typische Absencen	Typische 3-Hz-Spike-Wave Komplexe (SWC)
2 Atypische Absencen	Variables EEG mit irregulären SWCs oder anderer paroxysmaler Aktivität
B Myoklonische Anfälle	**Poly-SWCs oder SWCs oder Sharp- und Slow-Wave-Komplexe**
C Klonische Anfälle	**Schnelle Aktivität oder SW-Muster**
D Tonische Anfälle	**Niedrig amplitudige schnelle Aktivität (≥ 9–10 Hz) mit abnehmender Frequenz und ansteigender Amplitude**
E Tonisch-klonische Anfälle (alter Begriff: Grand-mal-Anfälle)	**≥ 10 Hz Aktivität mit abnehmender Frequenz und ansteigender Amplitude während der tonischen Phase unterbrochen von langsamen Wellen während der klonischen Phase**
F Atonische Anfälle	**Poly-Spike-Waves oder niedrig amplitudige schnelle Aktivität oder Abflachung**
III Unklassifizierte epileptische Anfälle	

Komplex fokale Anfälle

Komplex fokale Anfälle gehen per definitionem mit einer Bewusstseinsstörung einher. Diese kann sich aus einem einfach fokalen Anfall ohne Bewusstseinsstörung heraus entwickeln oder primär bei Beginn des Anfalls vorhanden sein.

Im EEG werden oft unilaterale oder häufig auch bilaterale epilepsietypische Potenziale beobachtet. Sie können diffus und verteilt oder fokal über frontalen oder temporalen Hirnarealen beobachtet werden.

Die Dauer der Anfälle ist bei frontalem Ursprung meist sehr kurz (< 1 Minute) bei temporalem Ursprung kann sie deutlich länger sein (1–3 Minuten, selten bis zum Status). Es kommt zu einer Bewusstseinsminderung oder -einengung, aber nicht zu einem kompletten Bewusstseinsverlust. Die Semiologie ist abhängig von den involvierten Hirnarealen. Zu den motorischen Symptomen gehören Verharren, Verhaltensstereotypen (Schmatzen, Nesteln, Kauen, Schlucken) und das Ausführen von Bewegungsschablonen bis hin zu komplexen Handlungsabläufen (Automatismen).

Postiktual kommt es bei frontalen Anfällen meist zu einer raschen und vollständigen Rekonvaleszenz, während sich bei temporalen Anfällen oft typische postiktuale Symptome wie Konzentrations- und Aufmerksamkeitsstörungen, eine diskrete Desorientiertheit, Gedächtnisprobleme, Wortfindungsstörungen, aber auch affektive Symptome wie Reizbarkeit, Stimmungsschwankungen und Schmerzen finden.

Sekundär generalisierte Anfälle

Häufig entwickeln sich aus den einfach oder komplex fokalen Anfällen *sekundär generalisierte Anfälle*. In der Videotelemetrie (langdauernde EEG-Aufzeichnung mit paralleler Videografie) zeigen sich im EEG häufig epilepsietypische Potenziale, welche rasch generalisieren. Klinisch finden sich meist tonische (anhaltende Muskelkontraktion, Muskelsteife), klonische (anhaltend-antagonistische alterierende Muskelkontraktion; Muskelzuckungen bei hohem Muskeltonus) oder tonisch-klonische Anfälle bei Bewusstseinsverlust. Die Dauer der Anfälle beträgt meist wenige Minuten, kann aber auch länger anhalten. Klinisch kann gelegentlich ein sogenannter Initialschrei beobachtet werden. Darauf folgt oft eine generalisierte Tonisierung sämtlicher Muskeln. Damit verbunden kommt es zum Sturz, der zu heftigen Verletzungen führen kann. Im weiteren Verlauf kommt es oft zu generalisierten Muskelkloni. Bei generalisierten tonisch-klonischen Anfällen kommt es oft zu einem Zungenbiss und Apnoe verbunden mit einer mit Zyanose. Vegetativ finden sich oft weite und lichtstarre Pupillen, ein gesteigerter Speichelfluss sowie eine Tachykardie. Die postiktuale Rekonvaleszenz ist typischerweise verzögert. Das bedeutet, dass auch nach Wiedererlangen der Vigilanz (Wachheit) das Bewusstsein noch getrübt sein kann. Patienten leiden oft an Aufmerksamkeits- und Konzentrationsstörungen, Desorientiertheit und psychomotorischer Verlangsamung. Es kann aber auch zu reizbar agitierten Zuständen, verbunden mit einer eher defensiven Aggressivität kommen. Oft endet die Symptomatik in einem Terminalschlaf. Viele Patienten leiden danach unter einem Muskelkater und oft auch Kopfschmerzen.

Primär generalisierte Anfälle

Primär generalisierte Anfälle unterscheiden sich dadurch von sekundär generalisierten Anfällen, dass unmittelbar beide Hirnhemisphären in den epileptischen Prozess einbezogen sind. Dies ist Ausdruck der Tatsache, dass der Anfallsgenerator subkortikal liegt und über thalamokortikale Schaltkreise beide Großhirnhemisphären primär ins Anfallsgeschehen involviert werden. Klinisch kann es zu reinen Bewusstseinsstörungen kommen, wie etwa bei den klassischen Absencen, aber auch zu myoklonischen, tonischen, klonischen oder tonisch-klonischen Anfällen.

Status epilepticus

Der *Status epilepticus* ist definiert als »... ein epileptischer Anfall, dessen Dauer eine konventional festgelegte Grenze von 5 Minuten bei generalisiert tonisch-klonischen Anfällen und von 20–30 Minuten bei fokalen Anfällen oder Absencen überschreitet (...), (oder aber als eine) Sequenz mit gleicher Mindestdauer von einzelnen epileptischen Anfällen in kurzen Abständen, zwischen denen klinisch oder elektroenzephalographisch keine vollständige Restitution erfolgt« (Leitlinien für Diagnostik und Therapie in der Neurologie 2008, S. 654).

3.1.4 Klassifikation der epileptischen Syndrome und der Epilepsien

Die *Klassifikation der epileptischen Syndrome und Epilepsien* geht über die der epileptischen Anfälle weit hinaus. Bei einer Krankheitsdiagnose wird aus theoretischer (nosologischer) Sicht davon ausgegangen, dass die Ursache der Erkrankung, ihr Pathomechanismus, ihr Verlauf, die Therapie und Prognose weitgehend einheitlich und bekannt sind (Kahlbaum 1863).

Auch wenn nicht alle diese Punkte für die epileptischen Syndrome und die Epilepsien im letzten Detail aufgeklärt sind, so spielen sie doch für deren Definition eine entscheidende Rolle. Dies genau unterscheidet die Definition und Klassifikation der Epilepsien von der Definition und Klassifikation der epileptischen Anfälle, die sich wie oben beschrieben v. a. nach Klinik und EEG-Befund richtet. So werden Informationen zu

- Erkrankungsbeginn,
- -verlauf,
- Familienanamnese,
- Symptomschwere und -muster,
- Beziehungen der Anfälle zum Schlaf-Wach-Rhythmus,
- neuropsychologische Befunde,

- EEG-Befunde und
- Befunde der Bildgebung

mit in die klassifikatorischen Überlegungen einbezogen, wenn es um die Definition der epileptischen Syndrome und Epilepsien geht. Dementsprechend komplex und vielgestaltig ist das Ergebnis einer solchen Klassifikation. Auch werden, bedingt durch den Fortschritt der medizinischen Forschung in zunehmendem Maße, z. B.

- neurophysiologische, aber auch
- molekulargenetische

Befunde mit berücksichtigt. So können in der großen Familie der Epilepsien zunehmend gelegentlich sehr kleine Untergruppen identifiziert werden, die tatsächlich den Kriterien einer Krankheitsdefinition im oben genannten strengen Sinne entsprechen.[2]

Die am meisten verbreitete und international aktuell weitgehend akzeptierte Klassifikation der epileptischen Syndrome und Epilepsien ist die der ILAE in ihrer Version von 1989. Sie wurde in den ▶ **Tabellen 6** und 7 zusammengefasst (ILAE 1989).

Fokale Epilepsien und Syndrome

In ▶ **Tabelle 6** sind die fokalen Epilepsien und Syndrome gemäß ILAE-Klassifikation aufgeführt.

Es würde den Rahmen dieses Buches sprengen, die verschiedenen Epilepsiesyndrome und Epilepsien detailliert vorzustellen. Diesbezüglich sei auf Übersichtsbücher (Besser und Greoss-Selberg 2003) oder umfassende Fachbücher (Engel und Pedley 2008) verwiesen. Dennoch sollen wegen ihrer herausragenden und exemplarischen Bedeutung einzelne der fokalen und generalisierten Epilepsiesyndrome und Epilepsien hier gesondert vorgestellt werden.

Die idiopathische benigne Epilepsie der Kindheit mit zentrotemporalen Spikes (Rolando-Epilepsie)

Die Rolando-Epilepsie betrifft vor allem normal entwickelte Kinder im Alter von 3–13 Jahren. Die psychomotorische Entwicklung ist meist unauffällig. Allerdings finden sich gelegentlich kognitive Teilleistungsstörungen. Klinisch semiologisch finden sich typischerweise Anfälle mit somatosensorischem Beginn in Form einseitiger Parästhesien von Zunge, Lippen und Gaumen. Im weiteren Verlauf

---

2 Dieses Vorgehen kann durchaus als Vorbild z. B. für die Klassifikation der Schizophrenien betrachtet werden. Denn ähnlich wie bei den Epilepsien handelt es sich bei den Schizophrenien nicht um ein einheitliches Krankheitsbild, sondern um eine Gruppe von Störungen, die im Detail sicher sehr unterschiedliche Ursachen, Pathogenesen, Verläufe und Prognosen haben und dementsprechend sicher auch sehr unterschiedlich behandelt werden sollten.

Tab. 6: Klassifikation der fokalen epileptischen Syndrome und Epilepsien nach ILAE (1989)

Fokale Epilepsien und Syndrome
1. Idiopathische Epilepsien mit altersgebundenem Beginn
a. Benigne Epilepsie der Kindheit mit zentrotemporalen Spikes (Rolando)
b. Epilepsie der Kindheit mit okzipitalen Paroxysmen
c. Primäre Leseepilepsie
2. Symptomatische Epilepsien
a. Chronisch progressive Epilepsia partialis continua der Kindheit (Kojewnikow-Syndrom)
b. Syndrome charakterisiert durch spezifische Anfallsauslöser
c. Temporallappenepilepsie
i. Mit Amygdala-hippocampalen Anfällen
ii. Mit lateral temporalen Anfällen
d. Frontallappenepilepsie
i. Mit supplementär motorischen Anfällen
ii. Mit Anfällen des Cingulums
iii. Mit Anfällen anterior frontopolaren Ursprungs
iv. Mit orbitofrontalen Anfällen
v. Mit dorsolateralen Anfällen
vi. Mit Anfällen des Operculums
vii. Mit Anfällen des Motorkortex
e. Parietallappenepilepsie
f. Okzipitallappenepilepsie

kommt es oft zu unilateralen tonischen, klonischen oder tonisch-klonischen Symptomen im Bereich von Zunge, Pharynx und Larynx, seltener auch der Arme und Beine. Eine Sprachhemmung und Speichelfluss können bei erhaltenem Bewusstsein hinzutreten. Vor allem bei jüngeren Kindern kann es auch zu einem Hemi-Gran-mal, v.a. aus dem Schlaf heraus, kommen. Im EEG finden sich typischerweise Sharp-Wave- oder Sharp-Slow-Wave-Komplexe über zentrotemporalen Regionen, welche im Schlaf aktiviert werden. Die Ätiologie gilt als genetisch, weil sich in bis zu 40 % der Fälle eine familiäre Epilepsie findet. Die Prognose gilt als sehr gut, weil bis zu 95 % der Betroffenen nach der Adoleszenz anfallsfrei werden. Über die Notwendigkeit einer medikamentösen Therapie kann bei niedriger Anfallsfrequenz diskutiert werden (vgl. Besser und Greoss-Selberg 2003).

Die Rolando-Epilepsie ist im Kontext dieses Buches von Interesse, weil sich trotz guter epileptologischer Prognose in Hinblick auf die Kernsymptomatik epileptischer Anfälle in jüngster Zeit Hinweise darauf mehren, dass dieses klinische Syndrom möglicherweise mit psychiatrischen Syndromen vergesellschaftet ist. So fanden z.B. Goldberg-Stern et al. (2011) in einer Stichprobe von 196 Patienten bei 31 % eine Aufmerksamkeitsdefizit-Hyperaktivitätsstörung (ADHS), bei 21.9 % spezifische kognitive Defizite und bei 11.7 % Verhaltensauffälligkeiten mit depressiven, aggressiven und Angstsymptomen sowie autistischen Symptomen.

Auch umgekehrt fanden sich in großen Stichproben von Patienten mit der Primärdiagnose einer ADHS hohe Raten von EEG-Auffälligkeiten, insbesondere im Sinne von Rolandischen Spikes (Holtmann et al. 2003).

Zusammengenommen deuten diese Beobachtungen darauf hin, dass unabhängig vom Vorhandensein epileptischer Anfälle bei Epilepsien Pathomechanismen wirksam sein könnten, wie sie auch bei primär psychiatrischen Störungsbildern, wie z. B. der ADHS, beobachtet werden.

Die Temporallappenepilepsie

Bei der Temporallappenepilepsie handelt es sich um die wahrscheinlich häufigste Form der fokalen Epilepsie neben der Frontallappenepilepsie. Klinisch werden die Anfälle zu 80–90 % durch Auren, also einfach fokale Anfälle eingeleitet. Diese treten in Form von epigastrischen (z. B. aufsteigendes Wärmegefühl aus der Magengegend), psychischen (z. B. Angst- oder seltener Glücksgefühle) oder dysmnestischen Symptomen (Déjà-vu, Jamais-vu) in Erscheinung. Im weiteren Verlauf kommt es dann zu einer Bewusstseinstrübung mit häufig leerem oder starrem Blick, Verharren, oralen oder ipsilateralen manuellen Automatismen. Gelegentlich folgen kontralaterale muskuläre Tonisierungen oder dystone Bewegungsstörungen.

Bei Anfällen des lateralen Temporallappens werden häufiger auditive Halluzinationen oder illusionäre Verkennungen, visuelle Halluzinationen oder Sprachhemmungen (Spracharrest, dominante Hemisphäre) beschrieben. Meist kommt es im weiteren Verlauf zu einer Fortleitung (Propagation) hin zu mesiotemporalen Strukturen mit den oben geschilderten Symptomen.

Die Anfälle dauern meist wenige Minuten. Postiktual kommt es oft zu einer längeren Reorientierungsphase. Bei Einbeziehung der sprachdominaten Hemispäre kann es auch zu aphasischen Symptomen kommen. Bei bis zu zwei Drittel der Patienten finden sich komplizierte Fieberkrämpfe im ersten Lebensjahr (70 %). Auch Enzephalitiden finden sich gehäuft in der Vorgeschichte. Die Symptomatik beginnt oft in der zweiten Hälfte der ersten Lebensdekade.

Im EEG finden sich typischerweise unilaterale oder bilaterale epilepsietypische Potentiale (ETPs) fokal oder diffus über frontotemporalen Arealen (▸ **Tab. 5**). Eine der häufigsten Ursachen einer Temporallappenepilepsie ist die Hippocampussklerose, möglicherweise eine Spätfolge komplizierter Fieberkrämpfe. Diese zeigt sich in der MR-Bildgebung als hippocampaler Volumenverlust verbunden mit einer Signalanreicherung in der T2-gewichteten Bildgebung (▸ **Abb. 6**). Auch Läsionen, wie z. B. bei Gliomen, können eine Temporallappenepilepsie verursachen.

Die Temporallappenepilepsien sind für das vorliegende Buch von besonderem Interesse, weil sie auffallend häufig mit psychiatrischen Symptomen und insbesondere affektiven, aber auch psychotischen Syndromen vergesellschaftet sind. Die Häufung schizophreniformer Syndrome bei Temporallappenepilepsie führte 1963 erstmalig zur Formulierung der Temporallappenhypothese bei Schizophrenie (Slater et al. 1963). Diesen Zusammenhängen geht das nächste Kapitel weiter nach (s. S. 68).

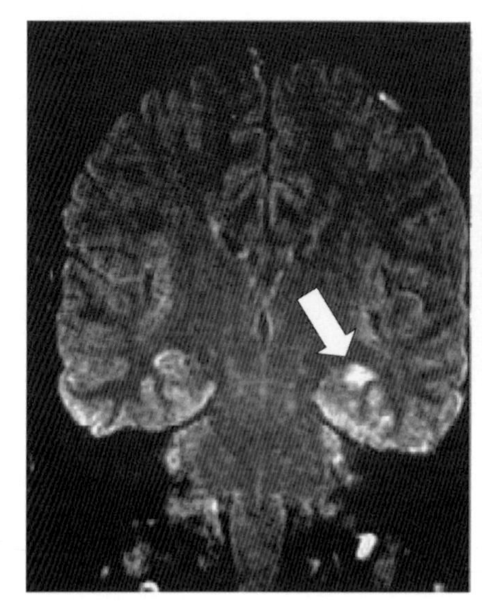

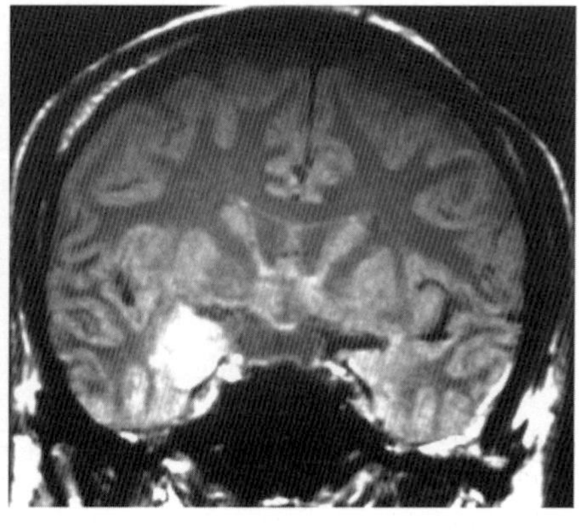

Links: Typische Signalhyperintensität in der MRT FLAIR Bildgebung bei einem Patienten mit Hippocampussklerose.
Oben: Astrozytom in der T1 gewichteten MRT Bildgebung bei einer Patientin mit Temporallappenepilepsie

Abb. 6: Typische Befunde in der Bildgebung bei Patienten mit Temporallappenepilepsie (links: Typische Signalhyperintensität in der MRT FLAIR Bildgebung bei einem Patienten mit Hippocampussklerose; rechts: Astrozytom in der T1 gewichteten MRT Bildgebung bei einer Patientin mit Temporallappenepilepsie)

Die Frontallappenepilepsie

Frontallappenanfälle sind häufig sehr kurz (< 1 Minute). Sie können mit hoher Anfallsfrequenz oft auch nachts aus dem Schlaf heraus auftreten. Häufig kommt es zu heftigen Bewegungsautomatismen mit starken bilateralen Beinbewegungen und Hin- und Herwerfens des Rumpfes. Begleitet werden diese motorischen Automatismen von deutlichen affektiven Symptomen, z. B. in Form von Schreien, Schimpfen oder sexuellen Automatismen. Insgesamt imponiert die Symptomatik als sehr buntes und ausdrucksstarkes Bild. Beginn und Ende der Anfälle sind recht plötzlich. Sie können bei vollem Bewusstsein spontan einsetzen. Da zudem die Reorientierung sehr rasch bis prompt sein kann, kann für Beobachter durchaus der Eindruck entstehen, dass es sich hierbei um ein hysteriformes, funktionelles Anfallsbild bzw. einen nicht-epileptischen Anfall handelt. Da auch das EEG nicht selten unauffällig ist, kann die Differenzialdiagnose hin zu nicht-epileptischen Anfällen in solchen Fällen sehr schwer sein. Allerdings kann die rasche sekundäre Generalisierung helfen, solche Fehldiagnosen zu vermeiden.

Dominiert die Anfallsaktivität in cingulären Arealen (*cinguläre Anfälle*), kommt es klinisch häufig zu komplexen, hypermotorischen und oralen Automatismen, einem starren Blick, Vokalisationen und vegetativen Symptomen wie Tachykardie und Mydriasis.

Frontopolare Anfälle sind mit einer Störung von Aufmerksamkeit und Reaktivität (Pseudo-Absence) vergesellschaftet. Zusätzliche Wendebewegungen des Kopfes und der Augen und die häufige sekundäre Generalisierung helfen bei der Abgrenzung.

Frontoorbitale Anfälle können zu olfaktorischen Halluzinationen, komplexen motorischen und gestischen Automatismen und vegetativen Symptomen wie einer Enuresis (Einnässen) führen.

Dorsolaterale präfrontale Anfälle sind insbesondere mit einer tonischen Blickwendung, Version, einer kontralateralen Tonisierung und Spracharrest vergesellschaftet.

Bei *operculären Anfällen* kommt es oft zu epigastrischen oder affektiven Auren, oralen Automatismen, laryngealen Symptomen, Speichelfluss und Spracharrest. Hier ist auf phänomenaler Ebene schon eine gewisse funktionelle Nähe zu den Temporallappenanfällen nachvollziehbar.

Frontallappenepilepsien sind weniger häufig mit Fieberkrämpfen oder entzündlichen Gehirnerkrankungen assoziiert als Temporallappenepilepsien. Gelegentlich finden sich Läsionen im Sinne von dysontogenetisch neuroepitelialen Tumoren (DNTs) oder fokalen kortialen Dysplasien (FCD) als Ursache der epileptischen

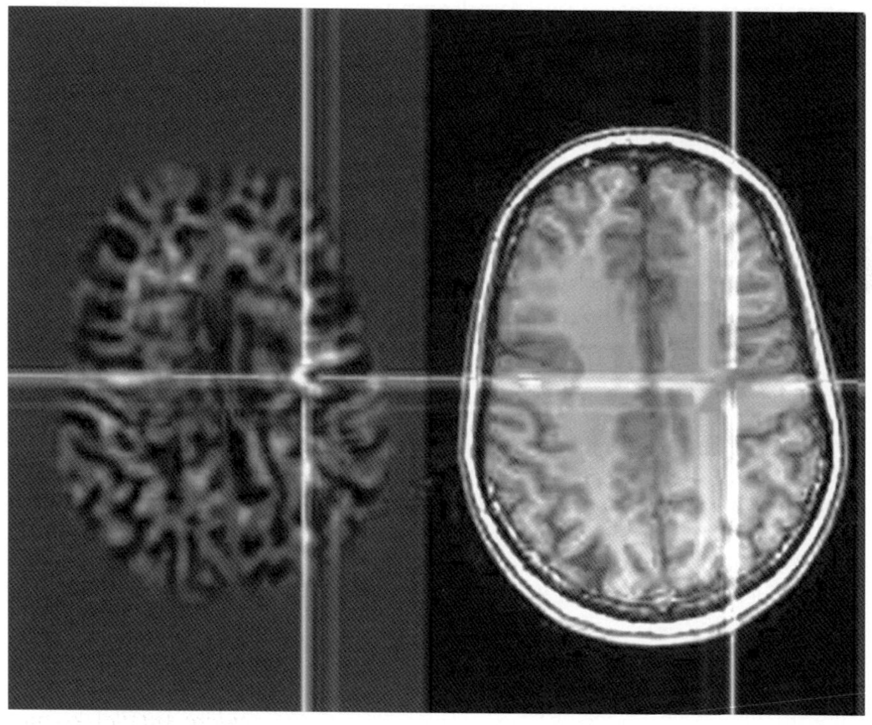

Abb. 7: Illustration der schwierigen diagnostischen Situation bei komplexen neuropsychiatrischen Erkrankungen: Erst nach aufwendiger MR-Nachbearbeitung kann eine subtile Läsion im Sinne einer fokalen kortikalen Dysplasie als Ursache einer Epilepsie bei zuvor 5 unauffälligen MR-Befundungen nachgewiesen werden (Huppverts et al. 2008) (zitiert nach http://www.ruhr-epileptologie.de/computerisierte-nachebarbeitung-von-kernspinaufnahmen-mrt-postprocessing)

Funktionsstörungen. Letztere können sehr diskret sein und sind im Einzelfall nur durch aufwendige Postprocessingverfahren im Rahmen von quantitativen MR-Bildanalysen zu detektieren (Huppertz et al. 2008). ▸ **Abbildung** 7 illustriert den Fall einer 17-jährigen Patientin mit Anfällen seit dem 6. Lebensjahr, bei der auf 5 MRTs zwischen 1995 und 2007 keine Veränderungen gefunden wurden. Erst die genannte Methode führte zur Detektion der ansonsten subtilen Läsion, die dann erfolgreich operiert werden konnte (nach http://www.ruhr-epileptologie.de, Abgerufen am 19. 6. 2012).

Die Frontallappenepilepsien sind in Hinblick auf klinische Überschneidungen hin zum psychiatrischen Fachgebiet von besonderem Interesse. Sofern EEG-Auffälligkeiten nicht nachgewiesen werden können, und wie in dem in ▸ **Abbildung** 7 illustrierten Fall eine vorhandene MR-Pathologie trotz mehrfacher Scans und intensiver Suche lange Zeit nicht erkannt wurde, kann klinisch der Eindruck entstehen, dass es sich hierbei um ein nicht-epileptisches Geschehen handelt, welches dann möglicherweise im Sinne einer Persönlichkeitsstörung oder anderer primär psychiatrischer Diagnosen fehldiagnostiziert werden kann.

Generalisierte Epilepsien und Syndrome

▸ **Tabelle** 7 fasst die generalisierten Epilepsien und Syndrome nach ILAE-Klassifikation zusammen. Es sollen an dieser Stelle wiederum nur die häufigeren Syndrome bzw. solche mit besonderem Bezug zur fokussierten neuropsychiatrischen Thematik kurz vorgestellt werden.

Die Absence-Epilepsie des Schulalters

Diese klassische Absence-Epilepsie (früher auch Pyknolepsie genannt) gehört zu den bekanntesten Epilepsiesyndromen überhaupt. Mit einem Anteil von 6–12 % an allen Epilepsien bei Kindern bis zum Alter von 15 Jahren ist sie relativ häufig. Es handelt sich um eine primär generalisierte Epilepsie mit starker erblicher Belastung. Sie tritt bei gesunden Kindern im Alter von 3–12 Jahren (Gipfel 6–7 Jahre) überwiegend bei Mädchen auf. Es kommt zu häufigen, oft täglich auftretenden Absencen (Pyknolepsien). Grand-mal-Anfälle treten bei einem Drittel der Patienten auf. Im EEG zeigen sich typischerweise über beiden Hirnhälften gleichzeitig auftretende 3-Hz-Spike-Wave-Komplexe. Typische Auslösefaktoren sind Schlafmangel oder Alkoholkonsum. Die Prognose ist gut. 90 % der Betroffenen werden langfristig anfallsfrei.

Die juvenile Absence-Epilepsie

Die Häufigkeit der Absence-Epilepsie des Jugendalters beträgt etwa 7 % der Epilepsien bei Kindern bis 15 Jahre. Auch dieses Epilepsie-Syndrom ist mit einer hohen erblichen Belastung vergesellschaftet. Sie tritt im Alter von 7–17 Jahren auf (meist mit 10–12 Jahren), Jungen und Mädchen sind gleich häufig betroffen. Die

Absencen treten sehr viel seltener als bei der kindlichen Form der Absence-Epilepsie auf (weniger als 1 Anfall/Tag). Sie ist allerdings fast immer mit generalisierten tonisch-klonischen Anfällen verbunden (Aufwach-Grand-mal). Im EEG finden sich > 3-Hz Spike-Wave-Komplexe und Poly-Spike-Waves gleichzeitig über beiden Hirnhälften. Typische Auslöser sind Schlafmangel und Alkoholkonsum. Die Prognose ist nicht ganz so gut wie bei der kindlichen Form der Absence-Epilepsie.

Tab. 7: Klassifikation der generalisierten epileptischen Syndrome und Epilepsien nach ILAE (1989)

Generalisierte Epilepsien und Syndrome
1. Idiopathische Epilepsien mit altersgebundenem Beginn
a. Benigne familiäre Neugeborenenkrämpfe
b. Benigne neonatale Konvulsionen
c. Benigne myoklonische Epilespie der Kindheit
d. Absence-Epilepsie des Schulalters (Pyknolepsie)
e. Juvenile Absence-Epilespie
f. Juvenile myoklonische Epilepsie (Janz-Syndrom)
g. Epilepsie mit Aufwach-Grand-mal
h. Andere generalisierte Epilepsien
i. Epilespien mit spezifischen Anfallsauslösern
2. Kryptogene oder symptomatische Syndrome
a. West-Syndrom (infantile spasms, Blitz-Nick-Salaam-Krämpfe)
b. Lennox-Gastaut-Syndrom
c. Epilepsie mit myoklonisch astatischen Anfällen
d. Epilepsie mit myoklonischen Absencen
3. Symptomatische Syndrome
a. Unspezifische Ätiologie
i. Frühe myoklonische Enzephalopathie
ii. Frühe infantile epileptische Enzephalopathie mit Burst Supression
iii. Andere symptomatische generalisierte Epilepsien
b. Spezifische Syndrome
i. Epileptische Anfälle als Teilsymptom bei zahlreichen anderen Syndromen

Die juvenile Myoklonusepilepsie (Janz-Syndrom)

Der Anteil der juvenilen myoklonischen Epilepsie beträgt etwa 5–10 % an allen Epilepsien. Sie beginnt im Alter von 12–18 Jahren. Es findet sich eine hohe familiäre Belastung mit Epilepsien. Klinisch kommt es zu heftigen Zuckungen insbesondere der Schulter-Arm-Muskulatur (Myoklonien) vor allem nach dem Aufwachen. Häufige weitere Anfallsformen sind Grand-mal-Anfälle und Absencen. Auslöser können neben Alkohol und Schlafmangel auch Fotostimulation, Sprechen oder eine kognitive oder motorische Anstrengung sein. Die Prognose ist gut. Meist sprechen die Patienten gut auf eine medikamentöse Behandlung an. Allerdings ist oft eine lebenslange Behandlung notwendig.

Epilepsie mit Aufwach-Grand-mal

Auch bei dieser Epilepsieform findet sich eine hohe Erblichkeit. Wie bei den anderen oben genannten generalisierten Epilepsien zeigen sich in der Regel keine Auffälligkeiten im strukturellen MRT. Die genaue Ursache bleibt also unklar. Analog zu den anderen o. g. Epilepsien können Alkohol, Stress und Schlafmangel die Anfälle triggern. Ihr Anteil beträgt etwa 5 % an allen Epilepsien und etwa 0,5 – 1 % bei Kindern bis zum Alter von 15 Jahren. Sie beginnt meist im 2. Lebensjahrzehnt. Klinisch kommt es typischerweise nach dem Erwachen zu einem Grand-mal-Anfall. Im EEG finden sich generalisierte irreguläre Spike-Waves oder Poly-Spike-Waves. Die Prognose ist gut, da die Anfälle meist gut auf eine medikamentöse Behandlung ansprechen.

Die hier kurz vorgestellten generalisierten Epilepsien haben gemein, dass sie allesamt eher als familiäre Erkrankungen aufgefasst werden. Alkohol und Schlafmangel wirken sich auf alle Syndrome destabilisierend aus. Sie sprechen therapeutisch meist gut auf Valproat an und haben insgesamt aus epileptologischer Sicht eine gute Prognose.

Insbesondere für die juvenile myoklonische Epilepsie (Janz-Syndrom) und die Aufwach-Epilepsie hat bereits Janz (1998) in seinen richtungweisenden Beschreibungen auf Besonderheiten des seelischen Verhaltens und der sozialen Entwicklung hingewiesen. Demnach seien viele der Betroffenen »... durch Unstetigkeit, Haltlosigkeit, Genusssucht und Gleichgültigkeit ihrer Krankheit gegenüber gekennzeichnet. Wie ›unepileptisch‹ dieses Verhalten wirkt, geht aus den Diagnosen der vorbehandelnden und einweisenden Ärzte hervor, die (...) – solange es noch nicht zu großen Anfällen gekommen war – ›psychogene Zustände‹, ›Hysterie‹ oder ›nervöse Erschöpfung‹ konstatieren« (Janz 1998, S. 156). Diese klinischen Beobachtungen konnten durch jüngste empirische Untersuchungen unterstützt werden (Moschetta et al. 2011).

Epilepsien mit Aufwach-Grand-mal illustrieren aber auch, dass die alleinige konzeptuelle Fokussierung auf die epileptischen Anfälle beim Nachdenken über die Pathophysiologie von solchen Anfallsformen dem komplexen Geschehen des Krankheitsbildes nicht unbedingt gerecht wird. Denn offensichtlich war bereits vor Auftreten der Anfälle bei den so beschriebenen Menschen ein Prozess wirksam, der die Persönlichkeit und das mentale Sein der Betroffenen erkennbar beeinflusste und zu Symptomen führte, die heute primär von Psychiatrie und Psychotherapie thematisiert werden würden. Darauf geht ▶ **Kapitel 4** näher ein.

3.2 Andere neurologische Anfallserkrankungen

Im Folgenden sollen die wichtigsten neurologischen, nicht-epileptischen Anfallserkrankungen zusammengefasst werden. Auch diese Vorstellung ist nicht umfassend. So werden z. B. Anfallserkrankungen wie der Morbus Menière oder der benigne paroxysmale Lagerungsschwindel nicht aufgelistet, weil die Symptomatik sehr spezifisch ist und die Berührungspunkte zu klinisch neuropsychiatrischen Krankheitsbildern nur marginal sind.

Vielmehr sollen solche Anfallserkrankungen vorgestellt werden, die eine klinische Nähe zu neuropsychiatrischen Syndromen aufweisen, wie etwa die transiente globale Amnesie, oder aber konzeptuell in Hinblick auf die vor allem in ▸ **Kapitel 6** diskutierten paraepileptischen Pathomechanismen in der Psychiatrie eine gewisse Rolle spielen werden, wie z. B. die Migräne.

3.2.1 Migräne

Die Migräne (synonym: Hemikranie) ist die wahrscheinlich häufigste Anfallserkrankung in der Allgemeinbevölkerung. Prävalenzzahlen werden mit 10–30 % angegeben (Obermann und Katsarava 2008; Hufschmidt und Lücking 2003). Typisch ist der halbseitige Kopfschmerz mit stechender und pulsierender Schmerzqualität und ausgeprägter Erschütterungssensitivität (der Kopf wird wie ein rohes Ei ruhig gehalten).

Es können jedoch bereits deutlich früher Symptome im Sinne von *Vorboten* auftreten, wie etwa

- Müdigkeit,
- Gähnen,
- Stimmungsschwankungen,
- Heißhungerattacken etc.

Diese treten bei bis zu 30 % der Patienten Stunden bis Tage vor der eigentlichen Attacke auf. Dabei beginnen die Vorboten meist etwa 2 Stunden vor der eigentlichen Attacke (Kelmam 2004).

Bis zu 20 % der Patienten haben Symptome im Sinne einer *Aura*, wobei die visuelle Aura am häufigsten ist. Dabei können Skotome (lokaler Verlust des visuellen Bildes), Fortifikationen (Zick-Zack-Strukturen im Bild) oder auch großflächige Gesichtsfeldausfälle (Hemianopsie) auftreten. Andere fokal-neurologischen Symptome wie Sensibilitätsstörungen (Taubheit, Kribbelparästhesien etc.), Geruchsfehlwahrnehmungen, Gleichgewichtsstörungen oder gar Sprachstörungen können vorkommen.

In der eigentlichen *Kopfschmerzphase* haben bis zu 70 % der Betroffenen einen klassischen halbseitigen Kopfschmerz. Dieser ist frontal und in der Augenregion betont und wird häufig von Symptomen wie Übelkeit, Erbrechen, Licht- und Geräuschempfindlichkeit begleitet (▸ **Tab. 8**).

Die Migränephasen können Stunden bis Tage dauern. Sie werden durch Stress, Schlafmangel, hormonelle Faktoren oder anderen Umweltfaktoren mit ausgelöst (Fukui et al. 2008). Dauert die Kopfschmerzphase ohne schmerzfreies Intervall über 72 Stunden an, spricht man von einem Status migraenosus.

Frauen sind, vor allem im Erwachsenenalter, häufiger betroffen als Männer (3–4 : 1), während das Ungleichgewicht zwischen den Geschlechtern im Jugendalter (2 : 1) und im Kindesalter (1 : 1) weniger ausgeprägt ist.

Psychische Störungen, insbesondere affektive Störungen und Angsterkrankungen finden sich gehäuft bei Menschen mit Migräne (Antonaci et al. 2011). In einer kürzlich veröffentlichten Studie fand sich ein Trend zu vermehrten bipolaren Störungen (Antonaci et al. 2011). Die Mechanismen, die zu dieser Assoziation führen, sind bislang unbekannt.

Migräne tritt familiär gehäuft auf, d. h. es ist wahrscheinlich, dass eine multifaktorielle Genetik eine Rolle in der Genese der Krankheit spielt (Shyti et al. 2011).

Die genaue Ursache der Migräne ist allerdings unklar. Es existieren verschiedene Hypothesen zur Entstehung der Symptomatik. Unter anderem der pulsierende Charakter des Migräneschmerzes und die Tatsache, dass die cerebralen Blutgefäße während der Schmerzphase erweitert sind, führten zur *vakulären Hypothese.* Demnach führt eine Vasodilatation zu einer Reizung trigeminaler Nervenendigungen in den Gefäßwänden, die dann letztendlich die Schmerzsymptomatik hervorrufen. Über trigeminale Verbindungen mit der Medulla oblongata und dem Hypothalamus werden Symptome wie Übelkeit, Erbrechen oder Lichtempfindlichkeit plausibel gemacht. Allerdings können die Aurasymptome mit dieser Hypothese nur schlecht erklärt werden (Rothrock 2008).

Nach der *entzündlichen Hypothese* kommt es im Rahmen eines Migräneanfalls zur Ausschüttung von Substanzen wie Calcitonin gene-related Peptide (CGRP), Substanz P oder Neurokinin A aus Nervenendigungen des Nervus trigeminus. Dies führt sekundär zu einer Weitstellung der Gefäße und einer vermehrten Durchlässigkeit der Blut-Hirn-Schranke verbunden mit den typischen Schmerzen (Geppetti et al. 2005).

Gemäß der *Hypothese der neuronalen Instabilität* kommt es im Gehirn betroffener Menschen zunächst zu einer kurzen Phase mit neuronaler Hyperexzitabilität gefolgt von langsamen inhibitorischen Wellen (Lauritzen 1994), die mit einer Geschwindigkeit von etwa 2–5 mm pro Minute insbesondere über visuelle kortikale Hirnareale läuft (Lauritzen et al. 2011; Porooshani et al. 2004). Diese inhibitorischen Wellen sind konzeptuell dann mit den neurologischen Ausfällen der Auraphase wie etwa den Sehstörungen verknüpft. Möglicherweise verursachen sie dann sekundär entzündliche Reaktionen und in der Folge die oben beschriebene Vasodilatation verbunden mit den Kopfschmerzen. Dieses Erklärungsmodell veranschaulicht, dass diese Hypothese die beiden erstgenannten konzeptuell integriert und somit die erklärungsstärkste Hypothese darstellt.

Tab. 8: Zusammenfassung der klinischen Charakteristika der Migräne

Definition	Periodische, überwiegend halbseitige Kopfschmerzen, oft verbunden mit Übelkeit, Erbrechen und Aura mit fokalen neurologischen Symptomen
Synonyme	Hemikranie
Klinik	*Prodromi:* fakultativ (–30 %) Stunden bis Tage vor Attacke: Müdigkeit, Gähnen, Geräuschempfindlichkeit, Stimmungsschwankungen, Dysphorie, Heißhunger, Hyperaktivität, Hypoaktivität etc. *Aura:* fakultativ (–20 %): visuelle (Skotome, Fortifikationen, Hemianopsie), sensorische (Taubheitsgefühl, Kribbelparästhesie) oder andere fokalneurologische Symptome (Aphasie, Geruchsstörung, Gleichgewichtsstörung etc.). *Kopfschmerzphase:* typische halbseitige Kopfschmerzen (~ 70 %) betont in Stirn- und Augenregion, verbunden mit Appetitlosigkeit (> 80 %), Übelkeit (80 %), Erbrechen (40–50 %), Geräuschempfindlichkeit (50 %), Lichtempfindlichkeit (60 %) und Geruchsempfindlichkeit, < 10 %–30 %) (Evers et al. 2008) *Rekonvaleszenzphase:* Symptomatik nimmt langsam über Stunden bis Tage ab, Patienten sind oft müde, abgespannt, schlapp etc. (Kelman 2006)
Phasendauer	Stunden bis Tage
Klassifikation	▸ **Tabelle 9**
Auslösefaktoren	Stress, Schlafmangel, hormonelle Faktoren, Lebensmittel
Prävalenz	10–30 %
Besonderheiten	F: M = 3: 1; Risiko ischämischer Insulte bei Frauen mit Migräne erhöht
Psychische Komorbiditäten	Häufiger als in der Allgemeinbevölkerung v. a. affektive Störungen, Angsterkrankungen und bipolare Störungen
Genetik	Migräne tritt familiär gehäuft auf, Mechanismus der Genetik unklar
Ätiologie	Die genaue Ursache ist unklar (vgl. Pathogenese)
Pathogenese	*Vaskuläre Hypothese:* eine Vasodilatation führt zu einer Reizung trigeminaler Nervenendigungen, die die Schmerzen und vegetativen Symptome verursachen. *Entzündliche Hypothese:* die Ausschüttung von Entzündungsmediatoren wie Substanz P führt zu Vasodilatation und Kopfschmerzen. *Hypothese der neuronalen Instabilität:* eine kurze Phase der Hyperexzitabilität triggert eine inhibitorische Welle, welche über kortikale Areale läuft und zu neurologischen Ausfallerscheinungen führt. Sekundär kommt es zu Entzündungsreaktionen und terziär zu Vasodilatation.
Diagnostik	Häufig unspezifische paroxysmale oder generalisierte EEG-Dysrhythmie (Gronseth und Greenberg 1995)
Differenzialdiagnose	Spannungs-, Cluster- oder andere symptomatische Kopfschmerzsyndrome
Therapie	Allgemeinmaßnahmen wie Ruhe, Reizabschirmung und zahlreiche symptomatische und prophylaktische medikamentöse Therapieoptionen; vgl.: www.dmkg.de/dmkg/sites/default/files/migrneleitlinien2008.pdf
Prognose	Eine Heilung ist nicht möglich. Eine zufriedenstellende Behandlung ist meist möglich.

Tab. 9: Klassifikation der Migräne laut ICD-10 zitiert nach DIMDI (2011)

G43.0	Migräne ohne Aura	Gewöhnliche Migräne
G43.1	Migräne mit Aura	Klassische Migräne
G43.2	Status migraenosus	
G43.3	Komplizierte Migräne	
G43.8	Sonstige Migräne	
G43.9	Migräne, nicht näher bezeichnet	

Therapie der Migräne

Die *Therapie der Migräne* umfasst sowohl verhaltensmedizinische als auch medikamentöse Maßnahmen. Nach der aktuellen Leitlinie der Deutschen Migräne- und Kopfschmerzgesellschaft e. V. (DMKG; Evers et al. 2008) sollten zur Akuttherapie der leichten Migräne v. a. nicht-steroidale Antiphlogistika wie ASS, Ibuprofen oder Paracetamol eingesetzt werden. Bei schweren Formen sollten dagegen die neueren Triptane zum Einsatz kommen. Zur Sekundärprophylaxe werden Substanzen wie Beta-Blocker (Metoprolol, Propanolol), Kalzium-Antagonisten (Flunarizin) oder Antikonvulsiva (Valproat, Topiramat) empfohlen. Als Therapie der zweiten Wahl werden auch Antidepressiva (Amitriptylin, Venlafaxin) oder Substanzen wie Gabapentin, Naproxen, ASS, Pestwurz, Magnesium oder Vitamin B_2 diskutiert. Es wird aber auch auf die hohe Bedeutung verhaltensmedizinischer Interventionen wie eine geregelte Lebensführung, genügend Schlaf, Entspannungsverfahren, Biofeedbackmethoden oder eine kognitive Verhaltenstherapie hingewiesen (www.dmkg.de 2008).

Während eine Heilung der Migräne nach aktuellem Kenntnisstand nicht möglich erscheint, ist eine zufriedenstellende symptomatische Behandlung bei Ausschöpfung aller zur Verfügung stehender Maßnahmen in der Regel realisierbar.

3.2.2 Der Cluster-Kopfschmerz

Bei dem sogenannten Cluster-Kopfschmerz handelt es sich um heftigste meist streng einseitig auftretende orbitotemporal betonte Kopfschmerzen, die typischerweise in den frühen Morgenstunden aus dem Schlaf heraus auftreten (vgl. Definition ▸ **Tab. 10**). Nach der Klassifikation der Internationalen Kopfschmerzgesellschaft wird er zu den trigemino-autonomen Kopfschmerzsyndromen (TAK) gerechnet (nach Headache Classification Committee oft the International Headache Society 2004).

Tab. 10: Zusammenfassung der klinischen Charakteristika des Cluster-Kopfschmerzs (modifiziert nach Gaul et al. 2011)

Definition (Headache Classification Committee of the International Headache Society 2004)	Mindestens 5 Attacken (A-Kriterium), einseitig auftretender heftigster orbitotemporaler Kopfschmerzattacken (15–180 Minuten; B-Kriterium), verbunden mit unilateraler Miosis und Ptosis (Horner-Syndrom), konjunktivaler Injektion, Lakrimation, Rhinorrhö, Nasaenkongestion, periorbitalem Ödem, Schwitzen an Stirn und Gesicht (C-Kriterium) mit definierter Häufigkeit (D-Kriterium: 1 Attacke jeden 2. Tag bis 8 Attacken/Tag) (Headache Classification Committee of the International Headache Society 2004)
Synonyme	Bing-Horton-Neuralgie, Erythroprosopalgie, Histaminkopfschmerz
Klinik	Typische Kombination von Schmerzen und Begleitsymptomen sowie typische zeitliche Dynamik der Symptome (vgl. Definition), Patienten empfinden während der Schmerzattacke ausgeprägten Bewegungsdrang!
Phasendauer	Unbehandelt 15–180 Minuten (im Mittel 30–45 Minuten)
Klassifikation (Headache Classification Committee of the International Headache Society 2004)	Cluster-Kopfschmerz: siehe Definition episodischer Cluster-Kopfschmerz: zusätzlich mindestens 2 Kopfschmerzepisoden, die durch schmerzfreie Intervalle von mindesten 14 Tagen getrennt sind chronischer Cluster-Kopfschmerz: keine schmerzfreien Intervalle SUNCT-Syndrom: »short-lasting unilateral neuralgiform headache with conjunctival injection and tearing« (Headache Classification Committee of the International Headache Society 2004)
Auslösefaktoren	Alkohol, Nikotin, Histamin, Nitropräparate, Kalziumantagonisten wie Nifedipin, körperliche Anstrengung, Entspannung, Höhenaufenthalte, Blendlicht, Flackerlicht
Prävalenz	0.1 %–0.9 %
Besonderheiten	M: F = 4–8 : 1; Attackenhäufung in Frühjahr und Herbst, Periodendauer etwa 4–12 Wochen, dann oft Remissionsphasen über 6–24 Monate.
Psychische Komorbiditäten	Keine zuverlässigen Informationen
Genetik	Familiäre Belastung nur bei 2–7 %
Ätiologie	Weitgehend unbekannt
Pathogenese	Aktivierung des kaudalen nozizeptiven Trigeminuskerns im Hirnstamm führt über einen trigemino-autonomen Reflexbogen zu einer Erhöhung der regionalen intra-und extrakraniellen zerebralen Durchblutung, einer Steigerung der Tränensekretion, Rhinorrhö und zum Horner-Syndrom
Diagnostik	Keine spezifischen EEG- oder MRT-Befunde
Differenzialdiagnose	Andere Kopfschmerzsyndrome wie Migräne, zervikogener Kopfschmerz, Trigeminus-Neuralgie etc.

Therapie	akut: • Sauerstoff • Lidocain • Sumatriptan s. c. prophylaktisch: • Verapamil • Kortikoide • Lithium • Methysergid • Valproinsäure • Ergotamin • Pizotifen (nach May et al. 2005)
Prognose	Spontanremission bei bis zu 40 % der episodischen und bis zu 17 % der chronischen Verlaufsformen

Die Prävalenz wird mit 0.1 %–0.9 % angegeben (Sjaastad und Bakketeig 2003) und ist damit deutlich niedriger als die der Migräne (Russell 2004). Häufig, aber nicht immer, beginnt die Kopfschmerzsymptomatik in der 3. Dekade. Männer sind deutlich häufiger betroffen als Frauen.

Die Symptomatik tritt in Clustern auf, was ihr den Namen gab. In einer symptomatischen Episode können 1–3 Anfälle, selten mehr als 4 pro Tag auftreten. Die Episodendauer beträgt 4–12 Wochen und wird von Remissionsphasen von 6–24 Monaten unterbrochen. Gelegentlich kommt es zu jahreszeitlichen Häufungen der Attacken insbesondere im Frühjahr und Herbst. In einer Untergruppe der Betroffenen entwickelt sich eine chronische Verlaufsform. Häufiger aber persistieren die Kopfschmerz-Cluster über Jahre. Allerdings kann die Symptomatik auch spontan wieder verschwinden (Diener 2008).

Die genaue Ursache des Cluster-Kopfschmerzes ist unklar. Pathogenetisch wird angenommen, dass eine Reizung trigeminaler Hirnkerne über trigemino-autonome Reflexbögen die Symptomatik verursacht.

Therapie des Cluster-Kopfschmerzes

Therapeutisch muss wie bei der Migräne die symptomatische Akuttherapie von der Sekundärprophylaxe unterschieden werden (May et al. 2005). Bei der Akutbehandlung kommen Maßnahmen wie Inhalationen von 100 % Sauerstoff über eine Gesichtsmaske, intranasale Lidocainapplikationen oder eine subkutane Injektion von Sumatriptan als Mittel der ersten Wahl zur Anwendung (May et al. 2005). Zur Sekundärprophylaxe gibt es gute Evidenz für Substanzen wie Verapamil, Kortikosteroide und Methysergid, aber auch für Lithium, Valproinsäure und Ergotamintartrad (May et al. 2005).

Spontanremissionen sind in einer Untergruppe der Patienten durchaus häufig. Die Prophylaxe beeinflusst nach heutigem Kenntnisstand den weiteren Verlauf nicht.

3.2.3 Narkolepsie und Kataplexie

Bei der Narkolepsie handelt es sich um eine schwere Anfallserkrankung der Schlaf-Wach-Regulation. Kernmerkmal dieser im Volksmund auch als Schlafkrankheit oder Schlummersucht bezeichneten Störung ist eine schwere Form von akuter,

Tab. 11: Zusammenfassung der klinischen Charakteristika der Narkolepsie

Definition	Störung der Schlaf-Wach-Regulation mit obligatorischen Schlafattacken und fakultativen Zusatzsymptomen (s. u.)
Synonyme	Schlafkrankheit, Schlummersucht
Klinik	*Tagesschläfrigkeit:* Beginn meist in der 2. Dekade *Schlafattacken (obligat):* kurze, nicht unterdrückbare Schlafattacken meist bis zu 30 Minuten, Patienten sind erweckbar *Kataplexie:* affektiver Tonusverlust, ~ 70 % der Patienten, emotionale Auslöser wie Erschrecken oder Lachen führen zu Sekunden bis Minuten dauerndem Tonusverlust und Sturz bei vollem Bewusstsein *Schlafparalyse:* Bewegungsunfähigkeit und Sprachblockade beim Einschlafen (hypnagog) oder Aufwachen (hypnopomp), Symptomatik kann durch Berührung, Ansprache oder äußere Reize unterbrochen werden, ~ 25 % der Betroffenen *hypnagoge Halluzinationen:* bei 20–40 % der Patienten meist visuelle Halluzinationen beim Einschlafen *fragmentierter Nachtschlaf:* reduzierte REM-Latenz, verfrühtes Einschlafen *behaviorale Automatismen:* teils komplexe Handlungsstereotypien mit anschließender Amnesie
Prävalenz	~ 0.02–0.05 %
Besonderheiten	Verhaltensautomatismen sind mit erheblicher Unfallgefahr verbunden
Psychische Komorbiditäten	Konzentrations- und Aufmerksamkeitsstörungen, häufig aber schwer von den Folgen der Schlafstörung zu trennen, Halluzinationen können gelegentlich schwer von schizophreniformen Störungen abgrenzbar sein
Genetik	HLA DQ B1 bei > 95 % der Betroffenen
Ätiologie	Möglicherweise Immunprozess (?)
Pathogenese	Verlust hypothalamischer, Hypocretin-produzierender Neurone
Diagnostik	Keine spezifischen EEG- oder MRT-Befunde. Verkürzte Einschlaf- und REM-Latenz in der Polysomnographie
Differenzialdiagnose	Symptomatische Formen v. a. bei Hirnstamm oder diencephalen Läsionen (Dauvilliers et al. 2007), Synkopen, Epilepsien, TIAs, neurodegenerative Erkrankungen, periodische Lähmungen, entzündlichen Prozessen des Hirnstamms und Mittelhirns etc.
Therapie	Tagesmüdigkeit: Modafinil, Methylphenidat Kataplexien, Schlaflähmungen, hypnagoge Halluzinationen: Antidepressiva wie Clomipramin, Venlafaxin, Fluoxetin, Reboxetin, Citalopram Natrium-Oxybat ist wirksam in der Therapie von Kataplexie, fragmentiertem Nachtschlaf und exzessiver Tagesschläfrigkeit. Vorteil: kein Rebound von Kataplexien (nach Leitlinien für Diagnostik und Therapie in der Neurologie 2008)
Prognose	Meist chronische Erkrankung; variable Intensität der Symptome, keine erhöhte Mortalität

unwiderstehlicher Müdigkeit verbunden mit Schlafattacken aus dem vollen Tagesbewusstsein heraus (Schlafattacken). Ferner kann es anfallsartig, gelegentlich getriggert durch emotionale Regungen wie Freude oder auch Ärger, zu einem akut auftretenden Tonusverlust der Haltemuskulatur und damit verbunden zu Stürzen kommen (affektiver Tonusverlust, Kataplexie). Weiter treten bei vielen Betroffenen, vor allem zu Beginn oder am Ende des Nachtschlafs, generalisierte Lähmungen (Schlaflähmungen) auf, die von Halluzinationen begleitet sein können. Während des Nachtschlafs kommt es zu häufigen Bewegungen und zu Aufwachreaktionen. Viele Patienten entwickeln im Krankheitsverlauf ein deutliches Übergewicht. Gelegentlich werden Verhaltensautomatismen beobachtet (▸ **Tab. 11**) (Dauvilliers et al. 2003) Die Erkrankung mit einer Prävalenz von etwa 0.02–0.05 % beginnt typischerweise in der Jugend oder dem frühen Erwachsenenalter und verläuft chronisch (vgl. Leitlinien für Diagnostik und Therapie in der Neurologie 2008). Aufgrund der Häufigkeit positiver HLA DQ B1-Marker wird angenommen, dass ein immunologischer Prozess möglicherweise zu einem Verlust hypothalamischer, Hypocretin-produzierender Neurone führt. Dies wiederum resultiert in einer gestörten Schlaf-Wach-Regulation, mit der die meisten der Symptome zusammenhängen.

Psychische Komorbiditäten sind häufig schwer von den Folgen der schweren Schlafstörung zu trennen. Da Halluzinationen zum Symptomenkomplex der Narkolepsie gehören, kann eine Differenzierung zu schizophreniformen Störungen Schwierigkeiten bereiten (Morturi und Ivanenko 2009).

Therapie der Kataplexie und Narkolepsie

Zur Behandlung der Tagesschläfrigkeit werden im Wesentlichen Stimulantien wie Modafinil, Methylphenidat oder Pemolin (Off-Label) eingesetzt. Die Kataplexie, der fragmentierte Nachtschlaf und die exzessive Tagesmüdigkeit können mit der seit 2005 dafür zugelassenen Substanz 4-Hydroxybutansäure-Natriumsalz (Natriumoxybat) oder Antidepressiva wie Clomipramin, Imipramin, Venlafaxin, Reboxetin oder Citalopram (Off-Label) beeinflusst werden. Kataplexie und Narkolepsie können mit Substanzen wie den reversiblen (Moclobemid (Off-Label)) und irreversiblen MAO-Hemmern (Tranylcypromin, Selegilin (beide Off-Label)) behandelt werden (Billard et al. 2006).

3.2.4 Transiente globale Amnesie

Bei der transienten globalen Amnesie (TGA) handelt es sich um eine akut einsetzende Funktionsstörung des Neugedächtnisses (anterograde Amnesie) und bedingt auch des Gedächtnisses für zurückliegende Ereignisse (retrograde Amnesie; Leitlinien für Diagnostik und Therapie in der Neurologie 2008; ▸ **Tab. 12**; Miller et al. 1987). Letztere ist aber, wenn überhaupt, nur geringgradig ausgeprägt. Das implizite und prozedurale Gedächtnis sind intakt, so dass Betroffene auch recht komplexe automatisierte Verhaltensweisen aufrechterhalten können. Die Patienten wirken in der Fremdbeobachtung ratlos und perplex und wiederholen typischerweise Fragen immer wieder (Leitlinien der Deutschen Gesellschaft für Neurologie 2008). Die Dauer der Episoden beträgt bis zu 24 Stunden und im Mittel 6–8 Stunden. Die Gedächtnisstörung bildet sich in der Regel über Stunden wieder langsam, aber vollständig zurück. Oft bleibt für die Episode sowie einen kurzen Zeitraum von etwa 20 Minuten vor Episodenbeginn eine Amnesie zurück. Die Inzidenz wird mit etwa 5–10 auf 100 000 angegeben, wobei die Symptomatik selten vor dem 40. Lebensjahr beginnt. 75 % der Episoden ereignen sich zwischen dem 50. und 70. Lebensjahr. Männer und Frauen sind etwa gleich häufig betroffen. Nicht selten werden die Episoden durch psychischen oder physischen Stress ausgelöst.

Die genaue Ursache der TGA ist unklar. Diskutiert werden

1. eine vaskuläre Genese,
2. ein epileptischer Pathomechanismus und
3. Pathomechanismen im Sinne einer Migräne mit Spreading Depression im medialen Temporallappen (Schmidtke et al. 1999).

Nach der *vaskulären Hypothese* führt eine venöse Stauung, die z. B. durch Valsalva-Manöver (Luftanhalten beim Heben von schweren Gewichten, Sprung ins kalte Wasser, körperlicher Anstrengung, Geschlechtsverkehr etc.) ausgelöst wurde, zu einem intrakraniellen venösen Überdruck. Dieser beeinträchtigt dann die Durchblutung und Funktion temporaler Strukturen (Sander und Sander 2005).

Nach der *epileptischen Hypothese* führen begrenzte konvulsive Entladungen im Bereich des Hippocampus zu der beschriebenen Klinik. Da sich die TGA klinisch jedoch deutlich von den klassischen Temporallappenanfällen unterscheidet, wird diese Hypothese heute nur noch selten vertreten (Sander und Sander 2005).

Für die *Migränehypothese* spricht, dass bis zu 30 % der TGA-Patienten eine positive Migräneanamnese aufweisen. Auch die zeitliche Dynamik der Symptomatik wäre gut mit der einer Migräneaura vereinbar. Allerdings nimmt die Migräne typischerweise mit dem Alter ab, während es sich bei der TGA um eine typische Erkrankung des höheren Alters handelt.

Zusammenfassend wird heute am ehesten davon ausgegangen, dass sich aus ursächlicher Perspektive drei verschiedene Untergruppen hinter dem klinischen Bild der TGA verbergen (Quinette et al. 2006):

- eine Gruppe von meist weiblichen Patienten, bei denen die TGA im Kontext emotionaler Triggerfaktoren vor dem Hintergrund einer ängstlichen Persönlichkeitsstruktur entsteht,
- eine Gruppe von meist männlichen Patienten, bei denen häufig körperliche Aktivität in Kombination mit einem Valsalva-artigen Manöver die Symptomatik triggert, und
- eine Gruppe von jüngeren Patienten, bei denen eine Assoziation mit einer Migräneanamnese besteht.

Tab. 12: Zusammenfassung der klinischen Charakteristika der transienten globalen Amnesie (Leitlinien der Deutschen Gesellschaft für Neurologie 2008)

Definition	Akut einsetzende anterograde (und bedingt retrograde) Amnesie bei voll erhaltener Vigilanz und klarem Bewusstsein verbunden mit Ratlosigkeit für die Dauer von bis zu 24 Stunden (Mittel 6–8 Stunden)
Klinik	• Akut beginnende und ausgeprägte Neugedächtnisstörung • Dauer mindestens 1 Stunde • Rückbildung innerhalb von 24 Stunden • Fehlen fokal-neurologischer Symptome und zusätzlicher kognitiver Defizite • Fehlen einer Bewusstseinsstörung oder Desorientierung zur Person • kein vorangehendes Trauma oder Epilepsie
Phasendauer	Bis zu 24 Stunden, im Mittel 6–8 Stunden
Auslöse-faktoren	Physischer oder psychischer Stress
Prävalenz	Inzidenz: 5–10 auf 100 000
Psychische Komorbiditäten	TGA-Patienten weisen häufiger phobische oder ängstliche Persönlichkeitsmerkmale sowie statistisch signifikant häufiger eine psychiatrische Vorerkrankung auf
Genetik	Keine klaren genetischen Befundmuster
Ätiologie	Unklar
Pathogenese	Funktionsstörung des medialen Temporallappens beidseits: *vaskuläre Hypothese*: Valsalva-Manöver und eine Funktionsstörung der Venenklappen führen zu intrakranieller venöser Drucksteigerung und in der Folge zu einer Funktionsstörung des Hippocampus *epileptische Hypothese*: epileptische Funktionsstörungen des hippocampalen Systems verursachen die Amnesie *Migränehypothese*: Pathomechanismen wie bei einer Migräneaura (Spreading Depression) verursachen die Klinik.
Diagnostik	EEG: Theta- oder Delta-Wellen in temporalen Ableitungen oder unauffällig MRT: kleine Läsionen im Bereich des Hippocampus, Diffusionsstörungen in der DTI-Bildgebung
Differenzial-diagnose	Epilepsien, Schlaganfälle, Migräne, transiente ischämiche Attacken, Intoxikationen, entzündliche Prozesse oder Raumforderungen im medialen Temporallappen etc.
Therapie	Keine Therapie bekannt, Symptomatik ist selbstlimitierend
Prognose	Bis zu 18 % der Betroffenen erleiden eine 2. Episode

Die Diagnose wird klinisch gestellt. Nach den Leitlinien der Deutschen Gesellschaft für Neurologie (2008) müssen folgende Kriterien erfüllt sein:

- akut beginnende und ausgeprägte Neugedächtnisstörung,
- Dauer von mindestens 1 Stunde,
- Rückbildung innerhalb von 24 Stunden,
- Fehlen fokal-neurologischer Symptome und zusätzlicher kognitiver Defizite,
- Fehlen einer Bewusstseinsstörung oder Desorientierung zur Person,
- kein vorangegangenes Trauma oder Epilepsie.

Bei klassischer Klinik sind keine Zusatzuntersuchungen nötig. Allerdings sollten diese bei atypischen Präsentationen durchgeführt werden. Das EEG hilft, v. a. epileptische Phänomene zu erkennen. Im MRT können sich in den diffusionsgewichteten Aufnahmen Auffälligkeiten im Bereich des medialen Temporallappens zeigen. SPECT- oder PET-Untersuchungen können die temporalen Funktionsstörungen weiter objektivieren, sind aber nur selten klinisch indiziert. Eine Therapie ist nicht bekannt, aber auch nicht indiziert, da die Symptomatik selbstlimitierend ist. Die Prognose ist gut. Nur bis zu 18 % der Betroffenen erleiden eine weitere Attacke.

3.2.5 Paroxysmale Dyskinesien

Bei den paroxysmalen Dyskinesien handelt es sich um anfallsartig auftretende Bewegungsstörungen, welche bei klarem Bewusstsein und ohne weitere kognitive Symptome auftreten. Es werden drei Unterformen unterschieden:

- die paroxysmale, kinesiogene Dyskinesie (Choreoathetose; ▸ **Tab. 13**),
- die paroxysmale nicht-kinesiogene Dyskinesie (▸ **Tab. 14**) und
- die paroxysmale, durch körperliche Anstrengung ausgelöste Dystonie (▸ **Tab. 15**).

Alle Störungen sind extrem selten. Insbesondere die paroxysmale kinesiogene Dyskinesie wurde wegen des anfallsartigen Auftretens und des guten Ansprechens auf Antikonvulsiva lange Zeit für eine Form der Epilepsie gehalten, was aktuell aber als unklar gilt.

Die *paroxysmale nicht-kinesiogene Dyskinesie* wurde zuerst in den 40-er Jahren beschrieben als familiäre Bewegungsstörung (Mount und Reback 1940). In einer großen japanischen Familie konnte ein Zusammenhang mit Auffälligkeiten des Chromosoms 2q31–36 hergestellt werden (Matsuo et al. 1999). Die Bewegungsstörungen beginnen ohne spezifischen Trigger, werden aber durch Faktoren wie

- Stimulantien-, Alkohol-, Kaffee- oder Nikotinkonsum,
- Schlafmangel,
- Hunger,
- Erschöpfung,
- Stress oder
- hormonelle Umstände wie Menstruation oder Ovulation

begünstigt (Bhatia 2001). Sie treten bei vollem Bewusstsein und nicht aus dem Schlaf heraus auf. Sie dauern Minuten bis Stunden, gelegentlich auch länger, und haben einen dysthon-athetoiden Charakter. Die Symptome sind in der Jugend am stärksten ausgeprägt und nehmen mit zunehmendem Alter ab (Spacey und Adams 2011).

Tab. 13: Zusammenfassung der klinischen Charakteristika der paroxysmalen kinesiogenen Dyskinesie (Choreoathetose; Bruno et al. 2004)

I: Paroxysmale kinesiogene Dyskinesie (Choreoathetose)	
Auslösefaktoren	Sehr spezifische motorische Willkürbewegungen
Klinik	Meist einseitige, selten bilaterale choreatische, athetotische oder dystoniforme Bewegungen, meist einer Seite oder eines Arms/Beins bei klarem Bewusstsein und ohne kognitive Defizite
Prodrome	Auraartige Symptome wie bei Epilepsie mit epigastrischen Sensationen oder Kribbelparästhesien in betroffenen Extremitäten
Dauer	< 5 Minuten
Frequenzmuster	Sehr häufig, bis zu 20 am Tag, aber auch deutlich häufiger möglich
Prävalenz	1 : 150 000
Alter	Beginn in der Kindheit möglich, Verschlechterung in der 2. Dekade, Symptombesserung in und nach der 3. Dekade
Diagnose	EEG ohne richtungweisenden Befund MRT: meist Normalbefund, bei symptomatischen Formen Auffälligkeiten, v. a. im Thalamus oder Striatum kontralateral zur Klinik
Genetik	Im Detail ungeklärt. Wahrscheinlich familiäre Formen (v. a. Männer betroffen), autosomal dominante Formen (Chen et al. 2011) und sporadische Formen
Ätiologie	*Primäre familiäre Form,* (wahrscheinlich autosomal dominant) und *sekundäre erworbene Form,* dann verschiedene Ursachen möglich: Multiple Sklerose (MS), Schlaganfall, Pseudohypoparathyroidismus, Hypokalzämie, Hypoglykämie, Hyperglykämie, ZNS-Trauma oder periphere Nerventraumata
Pathogenese	Wahrscheinlich Thalamus- und/oder Basalganglienfunktionsstörung
Besonderheit	Oft mit Fieberkrämpfen vergesellschaftet
Verlauf	Oft benigne, Abnahme der Anfallsfrequenz nach dem 35. Lebensjahr
Therapie	Sehr gutes Ansprechen auf Carbamazepin, Phenytoin, gutes Ansprechen auf Clonazepam
Prognose	Meist gutes Ansprechen auf Therapie

Die *paroxysmale, durch körperliche Anstrengung ausgelöste Dystonie* ist ebenfalls eine sehr seltene Bewegungsstörung, bei der körperliche Anstrengung vorübergehende, oft schmerzhafte dystoniforme Bewegungen auslöst (Bhatia 2001). Die krampfartigen Muskelkontraktionen finden sich meist an den Beinen oder Füßen und werden typischerweise durch Laufen oder Rennen, gelegentlich aber auch durch Kälte ausgelöst. Die Symptomatik beginnt meist in der Kindheit, kann sich aber bis zum 30. Lebensjahr erstmanifestieren. Die neurologische Untersuchung ist ebenso wie das EEG und MRT in der Regel unauffällig. Allerdings wurden im Liquor Betroffener erhöhte Werte für Homovanillemandelsäure oder 5-Hydroxyindolessigsäure gefunden. Das wurde als Indiz für einen erhöhten zentralen Dopaminumsatz gedeutet. Es gibt familiäre Formen, bei denen verschiedene Risikogene in Fallserien oder Stammbaumbeschreibungen identifiziert wurden (Spacey und Adams 2005). In einigen dieser Familien war die Störung vergesell-

Tab. 14: Zusammenfassung der klinischen Charakteristika der paroxysmalen nicht-kinesiogenen Dyskinesie (Spacey und Adams 2005)

II: Paroxysmale nicht kinesiogene Dyskinesie	
Auslösefaktoren	Kein spezifischen Auslöser, aber begünstigende Faktoren wie: Stimulantien-, Alkohol-, Kaffee- oder Nikotinkonsum, Schlafmangel, Hunger, Erschöpfung, Stress oder hormonelle Umstände wie Menstruation oder Ovulation
Klinik	Dysthon-athetotische Bewegungen
Prodrome	Kopfschmerzen, Flush-Gefühle, Schwitzen
Dauer	Minuten bis Tage
Frequenzmuster	Variabel, 2 Attacken pro Tag bis zu 2 Attacken pro Jahr. Attackendauer zwischen 30 Sekunden, häufiger 5 Minuten gelegentlich bis zu 6 Stunden
Prävalenz	Extrem selten
Alter	Beginn um das 20. Lebensjahr
Diagnose	Klinisch
Genetik	Positive Linkage-Untersuchungen in einzelnen Stammbäumen zu Chromosom 2 q
Ätiologie	Familiäre primäre Formen, symptomatische Formen, sporadische idiopathische Formen
Therapie	Geringe Wirkung von Antikonvulsiva wie Carbamazepin, gelegentlich positive Wirkung von Benzodiazepinen

Tab. 15: Zusammenfassung der klinischen Charakteristika der durch körperliche Anstrengung ausgelösten Dyskinesie (Unterberger und Trinka 2008)

III: Paroxysmale, durch körperliche Anstrengung induzierte Dyskinesie	
Auslösefaktoren	Körperliche Anstrengung und Sport (laufen und rennen), aber gelegentlich auch Kälte
Klinik	Dystoniforme, krampfartige Muskelkontraktionen v. a. der Beine und Füße, ausgelöst durch starke körperliche Anstrengung und Sport bei klarem Bewusstsein
Prodrome	Keine
Dauer	5–30 Minuten
Frequenzmuster	1–5/Monat, gelegentlich tägliche Anfälle
Prävalenz	Sehr selten
Alter	Beginn meist in der Kindheit, aber bis zum 30. Lebensjahr möglich (Münchau et al. 2000)
Diagnose	Neurologischer Befund, EEG, MRT allgemein unauffällig, im Liquor erhöhte Homovanillemandel- und 5-Hydroxyindolessigsäurewerte als Hinweis auf erhöhten Dopaminumsatz bei Anstrengung (Barnett et al. 2002)
Genetik	Primär familiäre Fälle mit autosomal-dominantem Erbgang (häufig Frauen mehr betroffen) und sekundär sporadische Fälle
Ätiologie	In genetischen Fällen ungeklärte Vergesellschaftung mit unterschiedlichen Epilepsieformen (Rolando-Epilepsie, Pyknolepsien), gelegentlich ist Dyskinesie Frühsymptom eines Morbus Parkinson
Therapie	Antikonvulsiva und Dopaminergika selten erfolgreich, gelegentlich positive Wirkung von Carbamazepin oder Clonazepam

schaftet mit unterschiedlichen Epilepsien, wie etwa der Rolando-Epilepsie oder Pyknolepsien.

Diese Form der Dyskinesie kann auch ein Frühsymptom eines Morbus Parkinson sein. Eine medikamentöse Therapie mit Antikonvulsiva oder Dopaminergika ist meist erfolglos. In einigen Fällen wurde aber eine begrenzt positive Wirkung der Substanzen Carbamazepin oder Clonazepam beschrieben.

Die *paroxysmalen Dyskinesien* wurden trotz ihrer Seltenheit deshalb in diesem Kapitel aufgenommen, weil sie veranschaulichen, dass es durchaus unterschiedliche Störungsbilder mit paroxysmaler Klinik gibt, bei denen eine Nähe zu epileptischen Pathomechanismen denkbar ist, ohne dass dies bislang geklärt werden konnte. Für eine solche pathogenetische Nähe spricht das gute Ansprechen der Klinik auf Antikonvulsiva im Falle der paroxysmalen kinesiogenen Dyskinesie oder die Vergesellschaftung mit Fällen von Epilepsie bei der paroxysmalen, durch körperliche Anstrengung induzierten Dyskinesie.

3.3 Anfallserkrankungen in der Psychiatrie

Anfallsartig auftretende psychopathologische Zustände sind in der Psychiatrie und Psychotherapie nicht selten. Die oben aufgeführten anfallsartigen neurologischen Krankheitsbilder sollten zweierlei illustrieren:

- Zum einen gibt es bekannte anfallsartige neurologische Krankheitsbilder, deren Pathogenese eng mit dem Phänomen der regulatorischen neuronalen Netzwerkinstabilität zusammenhängen, ohne dass diese als epileptische Funktionsstörung verstanden werden. Dies gilt insbesondere für das große Krankheitsbild der Migräne, aber möglicherweise auch für die transiente globale Amnesie. Bei ihnen nimmt das pathogenetische Modell der »Spreading Depression« eine zentrale Rolle im aktuellen Denken ein.
- Zum anderen gibt es anfallsartig auftretende Erkrankungen mit durchaus bizarr anmutender Klinik, wie etwa die paroxysmalen Dyskinesien, welche noch vor einigen Dekaden als sogenannte psychogene Störungen verstanden wurden. Erst tiefere Erkenntnisse zur Pathophysiologie dieser Störungen bzw. erklärungsstarke pathophysiologische Modelle weiteten hier die Sichtweise und erlaubten das Verständnis der Störung als neuropsychiatrische Krankheit. Das bedeutet nicht, dass psychische Faktoren wie Stress keine modulierende Wirkung auf das klinische Bild haben.

Das Beispiel der TGA zeigt, dass eine solche Klinik durchaus auch mit qualitativen Bewusstseinsstörungen einhergehen kann, einem Phänomen, was bei psychiatrischen Anfallserkrankungen sehr häufig anzutreffen ist.

Im folgenden Abschnitt sind die klassischen psychiatrischen Anfallserkrankungen im Sinne einer kurzen Rekapitulation der wichtigsten Fakten zu jedem Störungsbild zusammengefasst.

3.3.1 Panikstörung (episodisch paroxysmale Angst; ICD-10 F41.0)

Nach ICD-10-Definition sind wesentliche Kennzeichen der Panikstörung »... die wiederkehrenden schweren Angstattacken (Panik), die sich nicht auf eine spezifische Situation oder besondere Umstände beschränken und deshalb auch nicht vorhersehbar sind. Wie bei anderen Angsterkrankungen zählen zu den wesentlichen Symptomen

- plötzlich auftretendes Herzklopfen,
- Brustschmerz,
- Erstickungsgefühle,
- Schwindel und
- Entfremdungsgefühle (Depersonalisation oder Derealisation).

Oft entsteht sekundär auch die Furcht zu sterben, vor Kontrollverlust oder die Angst, wahnsinnig zu werden.« (WHO 2012; zitiert nach DIMDI, ICD-10; www.dimdi.de/static/de/klassi/diagnosen/icd10/htmlatl/fr-icd.htm?gf50.htmt) Die Symptomatik beginnt plötzlich und dauert in der Regel wenige Minuten bis zu 1–2 Stunden mit durchschnittlich etwa 30 Minuten Phasendauer. Die Erfahrung an sich ist wegen der ausgeprägten Angstintensität (Todesangst) oft sehr prägend für Betroffene. Häufig kommt es zur Ausbildung einer starken Erwartungsangst (Angenendt et al. 2012).

Nach ICD-10 soll die Panikstörung nicht als Hauptdiagnose verwendet werden, wenn der Betroffene bei Beginn der Panikattacken an einer depressiven Störung leidet. Unter diesen Umständen sind die Panikattacken wahrscheinlich sekundäre Folge der Depression. Häufig werden Panikattacken aber auch als erstes oder Frühsymptom einer depressiven Episode gesehen. Das heißt, dass Betroffene, die plötzlich Panikattacken entwickeln, im weiteren Verlauf nicht selten eine klassische depressive Episode mit Antriebsstörung, Konzentrations- und Aufmerksamkeitsstörung, Interesseverlust, niedergedrückter Stimmung oder Reizbarkeit und Schlafstörung sowie einer Störung der Vitalgefühle entwickeln. ▸ **Tabelle 16** fasst die klinischen Charakteristika einer Panikstörung zusammen.

Die Häufigkeit einer isolierten Panikattacke wird mit einer Lebenszeitprävalenz von bis zu 22.7 % angegeben. Typischerweise beginnen Panikstörungen in der späten zweiten oder frühen dritten Lebensdekade. Frauen sind häufiger betroffen als Männer. Auslösende Faktoren können sein:

- Stress, aber auch
- Alkohol,
- Drogen oder

Tab. 16: Zusammenfassung der klinischen Charakteristika der Panikstörung (nach Roy-Byrne et al. 2006)

Definition	Plötzlich auftretendes Herzklopfen, Brustschmerz, Erstickungsgefühle, Schwindel und Entfremdungsgefühle (Depersonalisation oder Derealisation) häufig mit sekundärer Furcht zu sterben, Angst vor Kontrollverlust oder Angst, wahnsinnig zu werden (nach ICD-10)
Synonyme	Episodisch paroxysmale Angst
Klinik	Vgl. Definition
Phasendauer	Plötzlicher Beginn, wenige Minuten bis 1–2 Stunden selten länger
Klassifikation	Panikstörung (ICD-10 F 41.0); Agoraphobie mit Panikstörung (ICD-10 F40.01)
Auslösefaktoren	Genetische Disposition wahrscheinlich, psychologische Faktoren wie Stress, sich ändernde Lebensverhältnisse, medizinische Faktoren wie Hypoglykämie, Hyperthyreose, Mitralklappenprolaps, Phäochromozytom; Substanzen wie Koffein, Entzug von Substanzen wie Alkohol, Benzodiazepine
Prävalenz	Lebenszeitprävalenz einer einzelnen Panikattacke: bis zu 22.7 %, Panikstörung ohne Agoraphobie: 3.7 %, Panikstörung mit Agoraphobie: 1.1 % (Kessler et al. 2006)
Psychische Komorbiditäten	Agoraphobie, depressive Störungen
Genetik	Wahrscheinlich genetische Häufung, wobei noch keine klaren Genloci reliabel nachgewiesen werden konnten
Ätiologie	Im Detail unklar, wahrscheinlich genetische Vulnerabilität, sekundäre Formen bei Hypoglykämie, Hyperthyreose, Substanzgebrauch oder -entzug, Amygdalaläsionen etc. möglich
Pathogenese	Wahrscheinlich zentrale Rolle der GABA-ergen Neurotransmission in der Amygdala und verbundenen limbischen Strukturen; pathologische Netzwerksynchronisationen v.a. in Amygdala werden diskutiert (Adamaszek et al. 2011)
Diagnostik	Klinische Diagnose nach Ausschluss möglicher organischer Ursachen
Differenzialdiagnose	Myocardinfarkt, Hypoglykämie, Hyperthyreose, Epilepsien oder andere organische Störungen, depressive Störungen, andere psychiatrische Störungen
Therapie	Verhaltenstherapie mit gezielter Expositionsübung, medikamentöse Therapie mit Antidepressiva wie Venlafaxin, Citalopram, Escitalopram, Paroxetin oder Clomipramin (alle zugelassen), gute Daten liegen auch für Imipramin vor; Benzodiazepine wirken schnell, beinhalten aber die Gefahr der Abhängigkeit und des Rebounds beim Absetzen/Entzug
Prognose	Gutes Ansprechen auf medikamentöse und verhaltenstherapeutische Therapie belegt, Langzeitprognose variabel

- Medikamente, insbesondere Benzodiazepine (eher bei fallenden als bei steigenden Substanzkonzentrationen im Blut).

Die genaue Ursache der Panikstörung ist unklar. Pathogenetisch wird davon ausgegangen, dass die für die Verarbeitung von Angst- und Furchtreizen wichtige Amygdala eine große Rolle in der Genese von Panikattacken spielt (Spiegelhalder et al. 2009). Aber auch andere limbische Strukturen, wie der Hippocampus, der cinguläre Kortex, der Präfrontalkortex und die Inselregion, spielen eine wichtige Rolle. Für die vegetativen Symptome sind wahrscheinlich der von der Amygdala dicht innervierte Hypothalamus und evtl. auch Strukturen des periaquäduktalen Graus von Bedeutung. Neurochemisch ist vor allem die GABA-erge Neurotransmission kritisch. Elektrophysiologisch werden pathologische Synchronisationen, insbesondere in der Amygdala, als Korrelat der Panikattacken diskutiert (Adamaszek et al. 2011).

Differenzialdiagnostisch ist an medizinische Erkrankungen, wie eine Hypoglykämie oder Hyperthyreose, an neurologische Erkrankungen, wie komplex-partielle Anfälle etwa mit Angstauren, aber v.a. auch an andere psychiatrische Erkrankungen, wie Depressionen oder atypische Präsentationen psychotischer Erkrankungen, zu denken (▸ **Tab. 16**). Therapeutisch stehen gut erprobte und wirksame medikamentöse sowie verhaltenstherapeutische Maßnahmen zur Verfügung.

3.3.2 Dissoziative Störungen (Konversionsstörungen; ICD-10 F44)

Gemäß der Definition nach ICD-10 besteht das »... allgemeine Kennzeichen der dissoziativen oder Konversionsstörungen (...) in teilweisem oder völligem Verlust der normalen Integration der Erinnerung an die Vergangenheit, des Identitätsbewusstseins, der Wahrnehmung unmittelbarer Empfindungen sowie der Kontrolle von Körperbewegungen. Alle dissoziativen Störungen neigen nach einigen Wochen oder Monaten zur Remission, besonders wenn der Beginn mit einem traumatisierenden Lebensereignis verbunden ist.« (ICD-10 zitiert nach DIMDI 2012)

Weitere Synonyme für die dissoziative Störung oder Konversionsstörung sind Begriffe wie Hysterie, hysterische Psychose, Konversionshysterie oder Konversionsreaktion. Nach ICD-10 entwickeln sich eher chronische Störungen, besonders Lähmungen und Gefühlsstörungen, wenn der Beginn der Symptomatik mit unlösbaren Problemen oder interpersonalen Schwierigkeiten verbunden ist.

Konzeptuell ist es das zentrale und konstitutive Element der dissoziativen oder Konversionsstörung, dass es sich um eine reaktive Stresserkrankung handelt. Das heißt, dass fundamentale körperliche Erkrankungen, die oben aufgeführt wurden, wie etwa Epilepsien, ausgeschlossen werden müssen. Klinisch werden behaviorale Symptome in Bereichen beobachtet, die normalerweise der willentlichen Kontrolle unterliegen, wie z.B. Lähmungen oder Sprach- und Sprechstörungen. Es wird davon ausgegangen, dass sich bei den Betroffenen seelische Konflikte in Form von körperlichen Symptomen manifestieren, etwa wenn eine betrogene Ehefrau eine Aphasie entwickelt, weil ihr die Treulosigkeit ihres Partners »die Sprache verschlägt«. Subjektiv traumatisierende Ereignisse spielen also eine zentrale Rolle im pathophysiologischen Konzept der Erkrankung.

Die Symptomatik folgt oft den subjektiven Vorstellungen der Betroffenen, wenn etwa eine Lähmungssymptomatik nicht der neurophysiologischen Anatomie folgt, sondern ein Arm oder Bein nicht mehr bewegt werden kann.

Als positive Kriterien für die Diagnose einer Konversionsstörung konnten folgende Punkte identifiziert werden (Kößler et al. 1997):

1. Der Betroffene hat ein Krankheitsmodell, d. h. er oder sie kennt Menschen mit dem Syndrom (Lähmungen, Aphasien, Bewegungsstörungen etc.).
2. Es gibt einen erkennbaren psychosozialen Konflikt als Auslöser der Symptomatik.
3. Es gibt einen erkennbaren sekundären Krankheitsgewinn, etwa wenn der Partner eines Betroffenen Menschen bedingt durch die Krankheit diesem mehr Aufmerksamkeit schenkt.

Klinisch finden sich verschiedene Formen der dissoziativen Störungen.

Bei der *dissoziativen Amnesie* (ICD-10 F44.0) kommt es zu einer meist unvollständigen Amnesie in Hinblick auf psychisch besonders belastende Ereignisse, wie Unfälle, Todesfälle, Trennungen oder ähnliches. Organische Ursachen für eine mnestische Störung müssen ausgeschlossen sein. Es sollte kein Substanzkonsum in Kontext der Symptomatik stattgefunden haben. Eine komplette Amnesie ist eher untypisch und sollte an andere Ursachen, wie z. B. eine TGA, epileptische Anfälle oder eine dissoziative Fugue, denken lassen. Eine vollständige und generalisierte Amnesie ist selten und wird bei Auftreten eher als Symptom einer Fugue (F44.1) oder als rein syndromale Amnesie klassifiziert. Die Diagnose sollte nicht bei hirnorganischen Störungen, Intoxikationen oder extremer Erschöpfung gestellt werden.

Bei der *dissoziativen Fugue* (ICD-10 F44.1) handelt es sich um einen längeren dissoziativen Zustand, der an einen epileptischen Dämmerzustand etwa im Kontext komplex fokaler Anfälle erinnern kann. Es kommt per definitionem zu einem Ortswechsel der Betroffenen, bei denen sie sich etwa aus einer Beziehung oder einer familiären Situation wegbewegen und an einem anderen Ort weiterleben. Für den Zeitraum der Fugue besteht eine dissoziative Amnesie. Abgesehen von dem dann oft kompletten Gedächtnisverlust für das Altgedächtnis können Betroffene für außenstehende Beobachter unauffällig erscheinen. Hierin unterscheiden sie sich dann von Menschen in organischen Dämmmerzuständen, wie etwa einer TGA oder einem komplex fokalen epileptischen Anfall, bei denen bei genauerer Analyse des Verhaltens doch kognitive Auffälligkeiten, unter anderem in Hinblick auf das Kurzzeitgedächtnis, festgestellt werden können.

Beim *dissoziativen Stupor* (ICD-10 F44.2) findet sich in der Regel in Reaktion auf sehr stressige Lebensereignisse ein vollständiges Sistieren jeder motorischen Aktivität. Die Betroffenen wirken wie eingefroren, bewegen sich nicht und starren ins Leere. Dabei finden sich normale Reaktionen auf äußere Reize, z. B. eine normale Pupillenreaktion auf Licht. Klinisch müssen sie etwa von Absence-Epilepsien, aber auch von einem organischen, depressiven, katatonen oder manischen Stupor abgegrenzt werden.

Trance- und Besessenheitszustände (ICD-10 F44.3) sind dissoziative Störungen, bei denen es zu einem zeitweiligen Verlust der persönlichen Identität und der vollständigen Wahrnehmung der Umgebung kommt. Diese sollten wiederum nur im Kontext starken psychischen Stresses, bei Unfreiwilligkeit und außerhalb religiös/kulturell intendierter Handlungen sowie bei fehlendem Hinweis auf Substanzgebrauch als dissoziative Zustände verstanden werden.

Klinisch werden Konversionsstörungen am häufigsten im Kontext von *dissoziativen Bewegungsstörungen* (ICD-10 F44.4) gesehen. Wie oben beschrieben kommt es oft zu Lähmungen. Sie betreffen auf unphysiologische Weise etwa einen Arm oder ein Bein oder führen zu Aphonien, Aphasien, Apraxien, dyskinetischen oder dystonen Bewegungsstörungen.

Dissoziative Krampfanfälle (ICD-10 F44.5) spielen in der epileptologischen Differenzialdiagnose eine sehr große Rolle. Sie werden in ▸ **Kapitel 4.12** gesondert thematisiert.

Schließlich sind als klinisch häufigere und wiederum klassischere Variante der Konversionsstörungen noch die *dissoziativen Sensibilitäts- und* Empfindungsstörungen (ICD-10 F44.6) zu nennen. Hier kann es ganz im Sinne der oben beschriebenen Dynamik zu akutem und oft komplettem Seh- oder Hörverlust, Verlust des Riechvermögens oder Sensibilitätsstörungen kommen. Natürlich müssen jeweils organische Ursachen der Funktionsstörungen, z. B. bei entzündlichen Hirnerkrankungen (etwa Encephalomyelitis disseminata, auch Multiple Sklerose genannt), ausgeschlossen werden.

3.3.3 Depersonalisations-, Derealisationssyndrom (-störung; ICD-10 F48.1)

Nach ICD-10-Definition handelt es sich bei dem Depersonalisations- und Derealisationssyndrom um eine seltene psychiatrische Störung. Betroffene beklagen spontan, dass sich die Wahrnehmung des eigenen Körpers und der Umgebung in seiner Qualität verändert. Die Umgebung kann sich fremd, wie im Film oder wie unter einer Käseglocke anfühlen (Derealisation) oder der eigene Körper fühlt sich wie in Watte gepackt, unwirklich und seltsam an (Depersonalisation). Diese qualitative Veränderung der Selbstwahrnehmung wird subjektiv meist als sehr unangenehm erlebt. Betroffene entwickeln oft das Gefühl, von der Welt entfremdet oder entkoppelt zu sein. Auf der affektiv emotionalen Ebene wird der Zustand meist als sehr aversiv erlebt.

Der Zustand sollte nicht im Kontext von anderen Erkrankungen wie etwa Epilepsien oder von Substanzkonsum als eigenständige Erkrankung diagnostiziert werden.

Derealisations- und Depersonalisationserlebnisse können unabhängig von jeder psychiatrischen Erkrankung auftreten, sind aber nicht selten Bestandteil von depressiven, schizophreniformen oder Angstsyndromen. Besonders häufig sind sie bei Borderline-Persönlichkeitsstörungen aber auch bei Autismus-Spektrum-Störungen anzutreffen. Viele der Betroffenen versuchen, durch gezielte Selbstverletzungen den für sie sehr aversiven dissoziativen Zustand zu beenden. Auf diese Thematik wird in ▸ **Kapitel 5.5** noch einmal differenziert eingegangen.

3.3.4 Nicht-organische Schlafstörungen (ICD-10 F51)

Nicht-organische Schlafstörungen werden im ICD-10-System unter F51 zusammengefasst (ICD-10 zitiert nach DIMDI 2012). Bei diesen Schlafstörungen wird davon ausgegangen, dass emotionale Faktoren pathogenetisch entscheidend sind für den zu wenigen (nicht-organische Insomnie) oder den zu vielen Schlaf (nicht-organische Hypersomnie). Gleichzeitig kann keine psychiatrische Diagnose, wie etwa eine Depression, gestellt werden. Nicht-organische Schlafstörungen haben wenig mit Anfallserkrankungen zu tun. Allerdings werden unter dieser Kategorie auch das Schlafwandeln, der Pavor nocturnus sowie Alp- und Angstträume aufgelistet, welche durchaus mit Anfallserkrankungen, insbesondere Frontallappenepilepsien, verwechselt werden können.

Zum *Schlafwandeln* (ICD-10 F51.3), auch Somnambulismus genannt, kommt es in der Regel im ersten Drittel der Nacht. Die Prävalenz in der Kindheit wird mit bis zu 15 % angegeben, während bei der erwachsenen Bevölkerung immerhin noch 1–2 % gelegentlich schlafwandeln (Riemann 1992). Die Betroffenen stehen auf, verlassen ihr Bett, erscheinen wach, befinden sich aber in einem herabgesetzten Bewusstseinszustand. Es werden gelegentlich komplexe motorische Handlungen und Verhaltensweisen ausgeführt. Dabei sind Auffassung, Aufmerksamkeit, Reaktionsvermögen und Geschicklichkeit herabgesetzt. Die Betroffenen erinnern sich meist nicht mehr an die Episoden.

Der *Parvor nocturnus* (ICD-10 F51.4) tritt ebenfalls in der Frühphase des Schlafs, meist aus der ersten Tiefschlafphase (Non-REM-Schlaf) heraus, auf: etwa 15 Minuten bis 1 Stunde nach dem Einschlafen. Betroffen sind vor allem Kinder und Jugendliche, gelegentlich Erwachsene. Die Patienten richten sich plötzlich aus dem Schlaf heraus auf. Oft ist dies verbunden mit einem panikartigen Schrei. Sie sind äußerst erregt, sehr ängstlich bis panisch und stürzen oft zur Tür hinaus, versuchen scheinbar zu fliehen. Als Ausdruck der autonomen Aktivierung finden sich oft Kaltschweißigkeit, Tachykardie und Tachypnoe. Nach dem Erwachen fehlt in der Regel jede Erinnerung an das Ereignis oder es existieren nur noch Erinnerungsfragmente.

Insbesondere beim Parvor nocturnus ist eine Differenzialdiagnose zu frontalen Anfällen wichtig zu erwägen, was in manchen Fällen nicht einfach zu klären ist.

Alpträume (ICD-10 F51.5), auch Angstträume genannt, sind dagegen klare Träume, in denen sehr lebhaft und verbunden mit starker Angst bedrohliche oder schambesetzte Trauminhalte erlebt werden. Häufige Themen sind die Bedrohung des eigenen Lebens, der eigenen Sicherheit oder der Selbstachtung. Es kommt oft zu Wiederholungen des gleichen Trauminhalts in derselben Nacht oder in verschiedenen Nächten. Die Trauminhalte werden in der Regel gut und sehr detailreich mit den verbundenen Gefühlen erinnert. Es findet sich eine autonome Mitreaktion des Körpers, allerdings treten keine Schreie oder komplexe motorische Handlungen auf.

3.3.5 Intermittent explosive disorder (DSM-IV 312.34)

Als letzte psychiatrische Anfallserkrankung sei an dieser Stelle noch die sogenannte »intermittent explosive disorder« (IED) erwähnt. Sie wird synonym in der Literatur »episodic dyscontrol« genannt (Bach-Y-Rita et al. 1971). Diese wird im ICD-10 nicht aufgeführt, ist aber im DSM-IV (American Psychiatric Association 1994) unter der Kategorie Impulskontrollstörung erwähnt (Tebartz van Elst 2011).

Demnach ist die IED charakterisiert durch das Auftreten mehrerer, wiederholt auftretender und klar abgrenzbarer Episoden extremer Wut und Erregung. Sie ist mit einer subjektiv erlebten Unfähigkeit, aggressiven Impulsen zu widerstehen, verbunden. Das aggressive Verhalten muss mit ernstzunehmenden Angriffen auf andere oder der Zerstörung von Gegenständen verbunden sein. Das Verhalten darf nicht in einem psychoreaktiv nachvollziehbaren Zusammenhang mit psychosozialen Stressoren wie Provokationen, Schicksalsschlägen oder etwa erlittenem Unrecht stehen. Es darf ferner nicht besser durch andere neurologische Krankheitsbilder, wie etwa Morbus Alzheimer, oder psychiatrischen Störungen, wie einer bipolaren Störung mit manischem Syndrom, einer schizophreniformen Störung oder etwa einer Borderline-Persönlichkeitsstörung, erklärt werden können. Auch dürfen keine relevanten anderen medizinischen Krankheitsbilder vorliegen.

Die Lebenszeitprävalenz der IED wird mit bis zu 7.3 % und die 12-Monats-Prävalenz mit bis zu 3.9 % geschätzt (Kessler et al. 2006). Allerdings sind diese hohen Zahlen unsicher und umstritten (Tebartz van Elst 2011). Mögliche pathogenetische Zusammenhänge zu epileptischen Erkrankungen werden in der Literatur diskutiert (Tebartz van Elst 2002). Als pathogenetisch relevante zerebrale Strukturen werden die Amygdala (Tebartz van Elst et al. 2000) und präfrontale Hirnareale (Woermann et al. 2000) diskutiert. Möglicherweise sind es zeitgleiche Funktionsstörungen in limbischen und präfrontalen Hirnarealen, die zu der Klinik im Sinne eines »hyperarousal-dyscontrol-syndromes« führen (Tebartz van Elst et al. 2001). Klinisch und auch forensisch stellen insbesondere epileptische Anfallserkrankungen die wichtigste Differenzialdiagnose zu dieser psychiatrischen Anfallserkrankung dar.

4 Psychische Störungen bei Epilepsie

4.1 Prävalenz psychischer Störungen bei Epilepsie

Die genaue *Prävalenz psychischer Störungen bei Epilepsien* ist im Detail nach wie vor unklar (Tebartz van Elst 2007). Wahrscheinlich ist die Häufigkeit psychischer Störungsbilder bei einfachen sowie rasch und erfolgreich behandelten Epilepsien nicht wesentlich höher als in der Gesamtpopulation. Bei chronisch therapierefraktären Epilepsien ist dagegen die Rate an psychischen Symptomen deutlich höher als in der Allgemeinbevölkerung (Kanner 2003). ▸ **Abbildung 8** veranschaulicht die Häufigkeit psychischer Störungen bei Patienten, die sich zur Abklärung einer möglichen epilepsie-chirurgischen Intervention an der Universitätsklinik Freiburg vorstellten.

Die allgemeine Bedeutung, die psychischen Symptomen im Kontext chronischer Epilepsien zukommt, kann an der deutlich erhöhten Suizidrate abgelesen werden. Sie wird von manchen Autoren mit bis zu 12 % angegeben (Jones et al. 2003). Damit wäre sie fast 10-mal so hoch wie in der Allgemeinbevölkerung. Dazu kommt eine hohe Rate zwischen 7 und 17 % von plötzlichen unerklärten Todesfällen bei Epilepsiepatienten (SUDEP = sudden unexplained death in epilepsy; Monte et al. 2007). Inwieweit sich hierhinter weitere Suizide verbergen könnten, muss zwangsläufig offen bleiben, und ist auch im Einzelfall sicher oft ungeklärt.

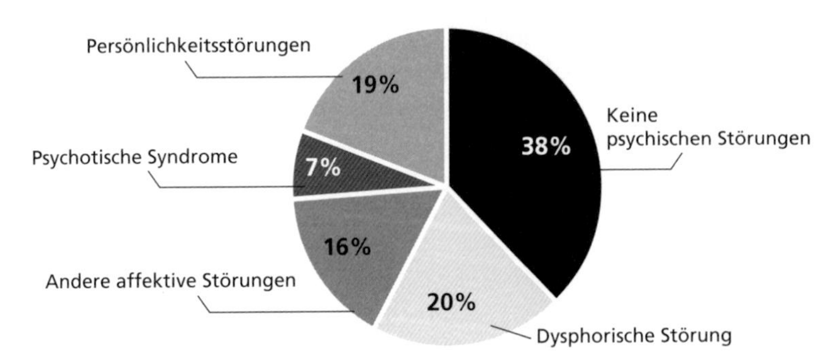

Abb. 8: Häufigkeit psychischer Störungen (in %) bei chronisch therapierefraktären Patienten in der prächirurgischen Epilepsiediagnostik (Stichprobenumfang: n = 155; bei Doppeldiagnosen wurde das klinisch führende Syndrom gewählt; nach Mamalis 2008)

4.2 Klassifikation psychischer Störungen bei Epilepsie

Nach ICD-10-Kriterien werden psychische Störungen im Kontext einer Epilepsie unter der Kategorie F06.x klassifiziert als

- organische Halluzinose F06.0,
- organische wahnhafte, schizophreniforme Störung F06.2,
- organische affektive Störung F06.3,
- organische dissoziative Störung F06.5,
- organische emotional-labile Störung F06.6 oder
- als organische Persönlichkeitsstörung F07.0.

Diese Klassifikation bietet jedoch

- keine dezidierte Beschreibung oder Definition der jeweiligen Psychopathologie,
- keinen Verweis auf spezifische neuropsychiatrische Erkrankungen (wie z. B. Epilepsie, Parkinson, Hirninfarkte o. Ä.),
- keine Spezifikation des ätiopathogenetischen Zusammenhangs zur angenommenen organischen Grunderkrankung sowie
- keine Spezifikation des diagnostischen Algorithmus.

Sie muss damit als unzureichend beurteilt werden. Daher wurde von der Internationalen Liga gegen Epilepsie eine eigene Klassifikation der psychischen Störungen bei Epilepsie erarbeitet (▸ **Tab. 17**; nach Krishnamoorthy et al. 2007).

Bei der Beurteilung psychischer Störungen bei Epilepsie muss besonders auf die Beziehung der psychischen Symptomatik zum Anfallsereignis geachtet werden. Es werden psychische Störungen als Ausdruck eines epileptischen Anfalls von interiktualen psychischen Störungen unterschieden. Dabei kann es im Einzelfall, insbesondere bei perakut auftretenden Erregungszuständen, durchaus schwierig sein zu entscheiden, ob diese als Ausdruck eines limbischen Anfallsereignisses oder unabhängig davon zu interpretieren sind (Tebartz van Elst et al. 2002).

Die einzelnen epilepsietypischen Störungsentitäten können ▸ **Tabelle 17** entnommen werden. Die ILAE-Klassifikation fokussiert auf für Epilepsien spezifische psychopathologische klinische Bilder. Daneben können natürlich Menschen mit Epilepsie genau wie alle anderen Nichtbetroffenen im Sinne einer Komorbidität etwa an depressiven oder psychotischen Syndromen erkranken, ohne dass sich hier spezifische Aspekte zur Epilepsie ergeben bzw. bei denen die Epilepsie nur als Belastungsfaktor (Life Event) eine Rolle spielt. Sollten sich daraus für das Kapitel relevante Bezüge ergeben, werden sie im Folgenden ergänzend zu den epilepsietypischen Syndromen thematisiert.

4.3 Psychopathologische Syndrome als Symptomatik epileptischer Anfälle

Psychopathologische Syndrome können direkter Ausdruck epileptischer Anfälle sein. Wie komplex auf der behavioralen Ebene die psychopathologische Symptomatik sein kann, hängt von der Anfallsaktivität ab. Hier muss, wie in ▸ **Kapitel 2** beschrieben, unterschieden werden zwischen einfach fokalen, komplex fokalen und generalisierten Anfällen.

Tab. 17: Einteilung der psychischen Störungen bei Epilepsie nach den Kriterien der ILAE (nach Krishnamoorthy et al. 2007)

Epilepsiespezifische psychische Störungen nach ILAE
1. Psychopathologische Symptome als Symptomatik epileptischer Anfälle
2. Epilepsietypische interiktuale psychiatrische Störungen
2.1 Kognitive Störungen
2.2 Psychosen bei Epilepsien
2.2.1 Interiktuale Epilepsiepsychose
2.2.2 Alternativpsychose
2.2.3 Postiktuale Psychose
2.2 Affektiv-somatoforme (dysphorische) Störungen bei Epilepsie
2.2.1 Interiktuale Verstimmung (Dysphorie)
2.2.2 Prodromale Verstimmung (Dysphorie)
2.2.3 Postiktuale Verstimmung (Dysphorie)
2.2.4 Sonstige epilepsietypische Verstimmungen (Ängste, soziale Phobie, Agoraphobie in Zusammenhang mit Anfallsgeschehen)
2.3 Auffälligkeiten oder Störungen der Persönlichkeit (PS)
2.3.1 Hypermoralisch-hyperreligiöse PS
2.3.2 Visköse PS
2.3.3 Emotional-labile PS
2.3.4 Gemischte PS
2.3.5 Sonstige PS

Psychische Syndrome im Sinne einer Aura als Ausdruck einfach fokaler Anfälle sind durchaus häufig. Hier ist in erster Linie an Angstauren mit Panik zu denken. Es können aber auch Halluzinationen oder kurze inhaltliche Denkstörungen vorkommen.

In erster Linie frontale, aber auch temporale, fokale Anfälle können mit bizarren Verhaltensautomatismen und Vokalisationen einhergehen, die für ungeübte Beobachter wie hysterische oder dissoziative Störungen wirken können. Häufig (aber nicht immer) finden sich in solchen Situationen Bewusstseinsstörungen im Sinne eines komplex fokalen Anfallsgeschehens. Trance- und Dämmerzustände sind oft Ausdruck komplex fokaler Anfälle, insbesondere temporalen, gelegentlich auch frontalen Ursprungs. Von besonderem Interesse ist in diesem Zusammmenhang der epileptische Status. Dies sind Anfälle, welche im Falle eines generalisierten tonisch-klonischen Anfalls länger als 5 Minuten dauern, was allerdings klinisch kaum mit spezifischen psychischen Syndromen einhergeht.

Tab. 18: Beispiele iktualer psychopathologischer Syndrome und typischer Anfallskorrelate

Iktuales psychopathologische Phänomen	Klinik	Typisches Anfallsgeschehen
Iktuale kognitive Störungen	Häufig in Form von Absencen mit Aufmerksamkeitsstörungen bei generalisierten Anfällen, seltener als alleinige, meist diffuse kognitive Störungen bei nicht-konvulsivem Status	Vor allem bei Absence-Epilespie des Schulalters
Iktuale Angst	Häufig in Form von Angstauren, oft diffuses Angstgefühl ohne klares Objekt der Angst, seltener Panikattacken	Meist einfach fokale oder komplex fokale temporale oder frontale Anfälle
Iktuale Depression	Seltenes, aber beschriebenes Phänomen im Sinne einer depressiven Aura	Einfach fokale oder komplex fokale temporale oder frontale Anfälle
Iktuale psychotische Phänomene	Halluzinationen, Wahnsyndrome, Denkstörungen, Ich-Störungen, Affektstörungen	Meist komplex fokale Anfälle, überwiegend temporal oder frontal
Iktuale Aggression	Sehr selten, aber beschrieben als gezielte Aggression, bei genauer behavioraler Analyse aber meist weniger strukturiertes Verhalten	Einfach fokale oder komplex-fokale Anfälle
Iktuale Dämmerzustände	Komplexe Verhaltensautomatismen mit weitgehend strukturiertem Verhalten	Komplex fokale Anfälle, meist temporal oder frontotemporal

Allerdings kann es auch bei einfach oder komplex fokalen Anfällen zu einem Status kommen, wenn diese länger als 20–30 Minuten anhalten oder als eine Sequenz von entsprechenden Anfällen immer wieder neu beginnen, ohne dass zwischendurch eine vollständige Erholung eintritt. Dabei sind einfach fokale Status (Aura continua) durch ein ungetrübtes Bewusstsein geprägt, während es bei komplex fokalen Status zu einer Bewusstseinstrübung kommt. Im Zusammenhang mit einem generalisierten Absencen-Status kann es klinisch zu stuporösen Zustandsbildern kommen, die durchaus einem katatonen Stupor ähneln können. Dabei können diskrete myokloniforme Auffälligkeiten auf die epileptische Genese hinweisen. ► **Tabelle 18** listet psychische Phänomene systematisch auf, die Ausdruck eines iktualen Geschehens sein können.

Wegen ihrer besonderen Bedeutung sollen hier im Text zwei thematische Bereiche kurz gesondert erwähnt werden: die iktuale Angst und iktuale Aggressionen.

4.3.1 Iktuale Angst

Die iktualen Angstsyndrome haben deshalb eine besondere Bedeutung, weil sie sehr häufig sind. Bis zu 10 % der Auren bei Patienten mit Temporallappenepilepsie manifestieren sich als Angstauren (Taylor 1987). Angstauren sind häufiger bei mesialen als bei lateralen Temporallappenepilepsien und weisen wahrscheinlich auf eine Beteiligung der Amygdala im Anfallsgeschehen hin.

Klinisch kann die Unterscheidung zwischen einer Panikstörung und iktualer Angst im Sinne eines einfach fokalen Status durchaus schwierig sein (Handal et al. 1995). Es kommt immer wieder zu Verwechslungen (Deutsch et al. 2009). Die Gerichtetheit einer Angstsymptomatik auf ein Objekt (etwa Angst zu Sterben, verrückt zu werden, einen Herzinfarkt zu bekommen) und spezifische Auslösebedingungen in Stresssituationen können auf eine Panikstörung hinweisen, schließen aber eine iktuale Angst nicht aus. Auch kommen Depersonalisations- und Derealisationsphänomene bei beiden Störungsbildern vor. In einer kürzlich veröffentlichten Untersuchung wurde darauf hingewiesen, dass sich auch bei genuiner Panikstörung nicht selten hypersynchrone Aktivität im EEG der Betroffenen findet. Antikonvulsiva würden gelegentlich helfen, was als Hinweis auf eine erhöhte neuronale Netzwerkinstabilität bei solchen Patienten gewertet werden könnte (Adamaszek et al. 2011).

4.3.2 Iktuale Aggressionen

Aggressive Verhaltensautomatismen als Ausdruck von epileptischen Anfällen sind in der Literatur beschrieben, aber sehr selten (Summer et al. 2007). Delgardo-Escueta und Mitarbeiter (1981) fanden eine Inzidenz von 1 Ereignis auf 1000 Anfälle in einer großen Erhebung, bei der mehrere Tausend Anfälle in einer telemetrischen Diagnoseeinheit festgehalten wurden.

Bei iktual aggressiven Verhaltensweisen handelt es sich meist um feindseelige verbale Äußerungen oder Handgreiflichkeiten, die sich auf Objekte in der unmittelbaren Umgebung der Betroffenen beziehen (Devinsky und Bear 1984). Es kann dabei sowohl zu defensiv provoziertem Handeln als auch zu proaktiv aggressiven Verhaltensweisen kommen (Feddersen et al. 2003). Die Patienten können sich an die aggressiven Handlungen in aller Regel nicht erinnern und empfinden oft eine ausgeprägte Scham und Reue (Fenwick 1989).

Beschrieben wurden vor allem Kasuistiken, bei denen Läsionen in limbischen Strukturen, wie der Amygdala, zu Anfällen führten. In diesen Fällen ist das Verhalten meist durch Hyperaktivität und Erregung bei nur begrenzter behavioraler Organisation geprägt.

Im Falle von frontalen Epilepsien kann das aggressive Verhalten dagegen organisierter und deutlich zielgerichteter ausfallen (Shih et al. 2009). Auch bei der in ► **Kapitel 3.3.5** beschriebenen Anfallserkrankung im Sinne einer »intermittent explosive disorder« wurde und wird immer wieder diskutiert, ob solche Verhaltensparoxysmen nicht Ausdruck eines subkortikalen limbischen Anfallsgeschehens sein könnten. Der konkrete Nachweis gelingt allerdings nur selten, da es in der Natur der Sache liegt, dass die betroffenen Patienten während der aggressiven Episoden kaum systematisch untersucht werden können.

Häufiger, aber als unmittelbar iktuale Aggressionen, sind aggressive Verhaltensweisen bei postiktualen deliranten Zuständen oder etwa im Rahmen einer postiktualen Psychose. Dann wird das aggressive Verhalten motiviert durch Halluzinationen oder ein paranoides Erleben, häufig im Kontext schizomanischer Zustände (Treiman 1991). Das Verhalten ist zwar meist abwehrend-defensiv: Auf Versuche, die Patienten zu beruhigen oder etwa Tiefenelektroden zu schützen, wird verteidigend reagiert. Es kann aber auch zu sehr heftigen und offensiven aggressiven Verhaltensweisen kommen, die für alle Beteiligten sehr gefährlich werden können.

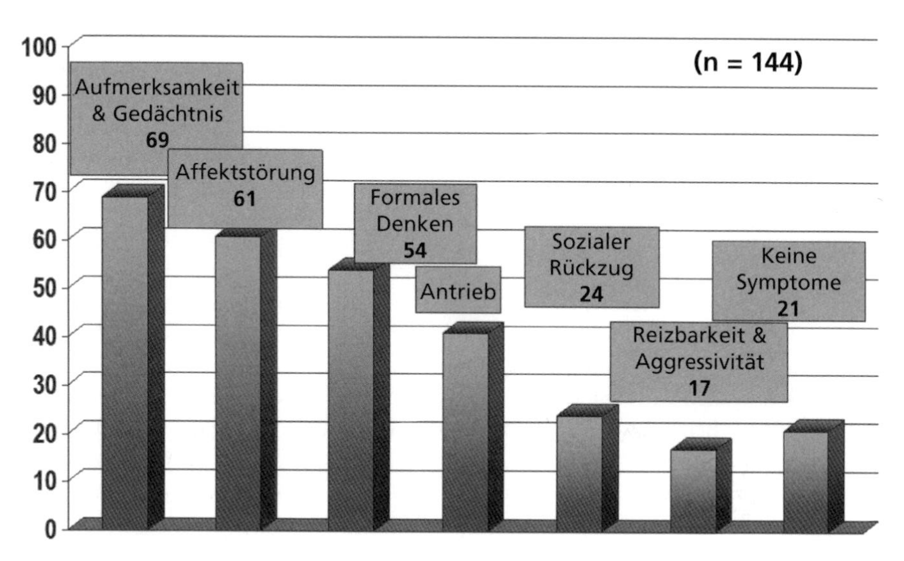

Abb. 9: Häufigkeit (%) von neuropsychiatrischen Symptomen unabhängig von einer psychiatrischen Störungsdiagnose bei 144 Patienten mit chronisch therapierefraktärer Epilepsie (Hellwig et al. 2012)

4.4 Kognitive Störungen

Kognitive Störungen bei Patienten mit chronisch therapierefraktärer Epilepsie sind nicht selten. ► **Abbildung 9** illustriert die Häufigkeit von subjektiv beklagten kognitiven Problemen bei Patienten in einer Freiburger Erhebung. Demnach beklagten fast 70 % der Betroffenen Aufmerksamkeits- und Gedächtnisstörungen. Allerdings ist davon auszugehen, dass diese Zahl bei unkomplizierten und rasch erfolgreich behandelten Patientengruppen im Vergleich zu den Kontrollgruppen deutlich niedriger liegt und je nach Patientensubpopulation unter Umständen auch gar nicht erhöht ist. Ferner ist zu berücksichtigen, dass es extrem schwer ist, solche diskreten kognitiven Symptome einer klaren Ursache zuzuordnen. So kann es kognitive Defizite auch als Nebenwirkung der antikonvulsiven Medikation geben (▸ **Kap.** 7). Sie können ebenfalls Ausdruck einer epilepsietypischen oder komorbiden affektiven Störung sein.

4.5 Das Landau-Kleffner-Syndrom

Beim Landau-Kleffner-Syndrom (LKS) handelt es sich um ein epileptologisches Sondersyndrom mit besonderem Interesse für das vorliegende Buch, weil es die potenziell weitreichende pathophysiologische Bedeutung auch nicht-iktualer EEG-Aktivität eindrücklich und dramatisch illustriert (Stefanatos 2011).

Beim LKS kommt es im Altersbereich von etwa 2–7 Jahren zu einem Verlust von Sprachfunktionen verbunden mit massiven EEG-Auffälligkeiten und fakultativen Anfällen. Die Entwicklung bis zum Beginn der Symptomatik war meist weitgehend unauffällig. Es kann bereits früh diskrete Probleme beim Spracherwerb gegeben haben. Bei etwa der Hälfte der Kinder beginnt die Symptomatik mit Sprachstörungen. Erst später treten Anfälle in Form von fokalen und generalisierten tonisch-klonischen Anfällen oder auch atypischen Absencen meist aus dem Schlaf heraus hinzu. Bei bis zu 30 % der Kinder kommt es gar nicht zu klinischen epileptischen Anfällen (Besser und Gross-Selbeck 2003). Im EEG zeigen sich multifokale, meist temporale oder temporoparietale, Sharp-Slow-Waves mit ausgeprägter Aktivierung im Schlaf. Im Non-REM-Schlaf finden sich häufig auch bioelektrische fokale oder generalisierte Status. Die Bildgebung bleibt oft ergebnislos und unauffällig. Die Störung gilt allgemein als genetisch bedingt. Die Prognose die Anfälle betreffend ist gut. Meist kommt es bis zur Pubertät zu einem Sistieren der Anfälle und EEG-Auffälligkeiten. In Hinblick auf die kognitive Entwicklung und die Sprachfunktionen scheint es von kritischer Bedeutung zu sein, frühzeitig mit der Therapie zu beginnen und insbesondere die nächtlichen bioelektrischen Status erfolgreich zu behandeln.

Das Landau-Kleffner-Syndrom ist von besonderem Interesse bei der Diskussion paraepileptischer Pathomechanismen im Kontext autistischer Syndrome (▸ **Kap.** 6). Denn es ist ein klassisches Beispiel dafür, dass auch nicht-iktuale EEG-Auffälligkeiten mit massiven zerebralen Funktionsstörungen vergesellschaftet sein können, bei denen es sich nicht um epileptische Anfälle handelt. Auch wenn Unsicherheit in Hinblick auf die prognostischen Prädiktoren besteht, so wird doch aktuell allgemein davon ausgegangen, dass eine konsequente Behandlung der epilepsietypischen EEG-Phänomene und insbesondere der bioelektrischen Status im Schlaf von kritischer Bedeutung für die kognitive Prognose der Patienten ist.

In jüngster Zeit wird verstärkt diskutiert, ob der spezifische Pathomechanismus des LKS ein pathophysiologisches Modell für das Verständnis der Genese einiger autistischer Syndrome sein könnte (Zappella 2010). Diese Fragestellung greifen die ▸ **Kapitel 5.2** und **6.6.2** erneut auf.

4.6 Psychosen bei Epilepsien

Psychotische Störungen bei Menschen mit chronisch therapierefraktären Epilepsien sind insgesamt selten, doch deutlich häufiger als in der Allgemeinbevölkerung, wo von einer Prävalenz von etwa 1 % ausgegangen wird. In der oben bereits zitierten Freiburger Stichprobe fanden sich bei 7 % der Untersuchten psychotische Syndrome.

Nach allgemeinem klinischen Konsens und ILAE-Klassifikation sollten die psychotischen Störungen nach ihrem zeitlichen Bezug zum Anfallsgeschehen klassifiziert werden. Iktuale Psychosen wurden bereits oben thematisiert, stellen klinisch aber ein eher seltenes Phänomen dar. Deutlich häufiger sind die interiktualen und postiktualen Psychosen, die die häufigste Form epileptischer Psychosen darstellen.

Als seltene Sonderform muss die Alternativpsychose angesehen werden. In der ILAE-Klassifikation nicht berücksichtigt, obwohl klinisch äußert relevant, sind die durch Antikonvulsiva ausgelösten psychotischen Syndrome.

4.6.1 Iktuale Psychosen

Iktuale Psychosen wurden bereits oben unter der Überschrift »Psychopathologische Syndrome als Symptomatik epileptischer Anfälle« (▸ **Kap. 4.3** und **Kap. 8.2**) thematisiert.

4.6.2 Interiktuale Psychosen

Interiktuale Psychosen beginnen typischerweise Jahre bis Jahrzehnte nach Beginn einer chronisch therapierefraktären Epilepsie. Die Inzidenz wird variabel mit etwa 5–10 % angegeben. Die Phänomenologie und Klinik ist meist paranoid-halluzinatorisch und entspricht damit dem schizophreniformen Kernsyndrom nach DSM-IV und ICD-10. Es kann zu akustischen und optischen Halluzinationen und ausgeprägten Wahnvorstellungen kommen.

Nach ursprünglichem klinischem Eindruck unterscheiden sich interiktuale Psychosen von den primären Schizophrenien dahingehend, dass

- eine positive Familienanamnese selten ist,
- die Negativsymptomatik selten stark ausgeprägt ist und
- der Verlauf trotz der Chronizität oft benigne ist.

Das heißt, eine soziale Integration in die primären Bezugsgruppen gelingt oft trotz der chronisch psychotischen Symptomatik (Slater et al. 1963). Diese Unterschiede konnten in systematischeren Untersuchungen allerdings nicht bestätigt werden (Mellers et al. 2003).

Es gibt Hinweise darauf, dass temporolimbische Epilepsien und schwere Ausprägungen von Epilepsien mit multiplen Anfallstypen häufiger bei Patienten mit epileptischen Psychosen anzutreffen sind (Schmitz et al. 1999). Eine klare Beziehung zur Lateralität der Anfallsfoki sowie in Hinblick auf spezifische strukturelle Läsionen als Risikofaktor für epileptische Psychosen konnte abschließend nicht herausgearbeitet werden.

In einer eigenen Arbeit fanden sich bilateral größere Amygdala bei epileptischen Psychosen ähnlich wie bei epileptischen Depressionen (Tebartz van Elst et al. 2002). Dies könnte dahingehend interpretiert werden, dass depressive Störungen bei Epilepsie einen Risikofaktor für die spätere Entwicklung von psychotischen Syndromen darstellen. Das spräche für eine frühe Behandlung der Depressionen.

In der klinischen Praxis werden interiktuale Psychosen wie schizophreniforme Primärerkrankungen behandelt. Differenzialdiagnostisch kann es im Einzelfall ohnehin schwierig sein zu entscheiden, ob es sich um eine epileptische interiktuale Psychose oder um eine komorbide Schizophrenie handelt.

Für eine Interpretation als epileptische interiktuale Psychose sprechen jedoch

- ein später Krankheitsbeginn weit jenseits der 2. oder 3. Dekade,
- eine fehlende Familienanamnese und
- gut erhaltene Exekutiv- und kommunikative Funktionen trotz chronischer Wahnsymptomatik.

Dies ist insbesondere dann der Fall, wenn die Symptomatik zunächst als klassische postiktuale Psychose begann und sich dann im weiteren Verlauf die psychotische Symptomatik vom Anfallsgeschehen entkoppelte.

Interiktuale Psychosen werden wie primäre Schizophrenien behandelt (▸ **Kap. 8.5.3**). Allerdings muss bedacht werden, dass die meisten antipsychotischen Medikamente prokonvulsive Eigenschaften haben. Eine entsprechende Medikation kann negative Auswirkungen auf das Anfallsgeschehen haben. Dies gilt insbesondere für die Substanz Clozapin (▸ **Kap. 8.5.3**).

4.6.3 Alternativpsychosen und forcierte Normalisierung

Einen epilepsietypischen Sonderfall psychotischer Störungen stellen die sogenannten paradoxen Psychosen dar. Diese sind dadurch gekennzeichnet, dass Patienten mit chronischer Epilepsie im anfallsfreien Zustand unter psychotischen Symptomen leiden, die jedoch dann wieder verschwinden, wenn die Anfälle neu beginnen (Tellenbach 1965). Es scheint also einen klinischen Antagonismus zwischen Anfällen und psychischer Gesundheit auf der einen und Anfallsfreiheit und psychischen Symptomen auf der anderen Seite zu geben.

Ein EEG-Phänomen, welches meist in diesem Zusammenhang diskutiert wird, ist das der forcierten Normalisierung (Trimble und Schmitz 1998). Darunter versteht man eine nach Beginn eines neuen Antiepileptikum einsetzende rasche Besserung von EEG-Auffälligkeiten, die aber mit dem Auftreten psychotischer Symptome vergesellschaftet ist.

Während der Begriff der *paradoxen Psychose* die rein klinisch beschriebene Alteration zwischen Anfällen und psychotischen Syndromen beschreibt, bezieht sich der Begriff der *forcierten Normalisierung* auf das gelegentlich damit einhergehende EEG-Phänomen (Landolt 1953, Trimble 1991, Trimble und Schmitz 1998).

Im klinischen Alltag treten solche Fälle sehr selten auf. Aus eigener Erfahrung können auch Alterationen zwischen depressiven Zuständen und epileptischen Anfällen im Sinne einer alternativen Depression beobachtet werden. Das erscheint allerdings nicht verwunderlich, wenn man bedenkt, dass die Elektrokrampftherapie eine der effektivsten antidepressiven Behandlungsmethoden darstellt (▸ **Kap. 8**).

4.6.4 Postiktuale Psychosen

Die postiktualen Psychosen treten meist erst nach 10–20 Jahren einer chronisch therapierefraktären Epilepsie auf. Die Inzidenz wird in der Literatur mit 3–6 % angegeben.

In spezialisierten telemetrischen Einheiten wird die Inzidenz mit 6–10 % angegeben, vor allem dann, wenn im Rahmen einer prächirurgischen Diagnostik die antikonvulsive Medikation abgesetzt wird, um Anfälle zu induzieren (Kanner 2001).

Typischerweise entwickeln sich postiktuale Psychosen nach besonders schweren sekundär generalisierten Anfällen oder nach Clustern längerer komplex-partieller Anfälle. Charakteristisch ist das sogenannte *luzide Intervall* nach den Anfällen, in dem die Betroffenen oberflächlich betrachtet nach außen als unauffällig erscheinen. Postiktuale Psychosen sind meist durch eine *starke affektive Mitbeteiligung* gekennzeichnet. Das heißt, die Patienten sind angespannt, erregt, dysphorisch-gereizt oder auch euphorisch bis hypoman gestimmt. Im Kontext einer affektiven Prodromalphase entwickelt sich dann meist eine *akut-polymorph-psychotische, paranoid-halluzinatorische oder schizomanische Symptomatik*.

Postiktuale Psychosen können klinisch sehr heftig verlaufen. Sie gehen meist mit einer erheblichen Gefährdung für die Patienten selbst und ihre Umgebung einher (Kanemoto et al. 2010). Insofern ist es von besonderer Wichtigkeit, diese im Rahmen der Diagnostik zu identifizieren. Denn postiktuale Psychosen treten oft nach weiteren schweren Anfällen erneut auf. Eine frühe Behandlung kann hier durchaus die Entwicklung eines psychotischen Vollbildes kupieren und damit den Patienten wie dem Umfeld viel Aufregung und Leid ersparen (▸ **Kap. 8.5.2**).

Um diese wichtige klinische Symptomatik zu illustrieren, aber auch in Hinblick auf die Entwicklung spezifischer Modelle zu paraepileptischen Pathomechanismen, sei an dieser Stelle die Kasuistik einer Patientin mit klassischer postiktualer Psychose geschildert (Schulze-Bonhage und Tebartz van Elst 2010).

Kasuistik:
Fall 2. Eine Frau mit postiktualer Psychose
Die bei Erstkontakt 35-jährige Frau stellte sich zur prächirurgischen Diagnostik bei seit 22 Jahren bestehender therapierefraktärer Epilepsie mit einfach fokalen, komplex fokalen und sekundär generalisierten Anfällen vor. Abgesehen von Fieberkrämpfen in der Kindheit war die medizinische Vorgeschichte unauffällig. Neuropsychiatrisch fielen insgesamt fluktuierende Symptome im Sinne einer milde ausgeprägten interiktualen dysphorischen Störung seit dem 25. Lebensjahr auf. Wegen fehlenden Ansprechens auf eine antikonvulsive Medikation war die prächirurgische Diagnostik indiziert worden. Im MRT des Gehirns konnten Hinweise auf eine rechtsseitige Hippocampussklerose mit Signalhyperintensitäten im rechten Hippocampus in den T2-gewichteten Sequenzen nachgewiesen werden. Allerdings war im Glukose-PET ein Hypometabolismus beidseitig im anterioren Temporallappen nachgewiesen worden. Die interiktualen EEG-Untersuchungen mit Foramen ovale Elektroden fanden Hinweise auf bitemporale Anfälle. Daher wurde die Indikation für eine invasive EEG-Diagnostik mit Tiefenelektroden in beiden mesialen Temporallappenstrukturen gestellt.

Fünf habituelle komplex fokale Anfälle ohne sekundäre Generalisierung konnten so aufgezeichnet werden. Dabei fanden sich bitemporal unabhängige Spikes mit einer rechts-links-Verteilung von 65 % zu 35 %. Alle Anfälle hatten ihren Ursprung im rechten Hippocampus. Bei allen Anfällen kam es zu einer Ausbreitung zum kontralateralen Hippocampus innerhalb von 24–44 Sekunden.

Nach den Anfällen kam es zu einer über die Anfälle hinweg zunehmenden nicht-flüssigen Aphasie. Nach dem 5. Anfall kam es zu einem kurzen luziden Intervall. Dann entwickelte sich eine akute psychotische Symptomatik. Die Patientin meinte, die Stimme ihres Vaters zu hören, der sie aufforderte schwanger zu werden. Sie entwickelte die feste Überzeugung, dass es ihr Schicksal sei, nun ein Kind zu gebären. Sie bat die Pfleger der Station, ihr zu helfen, schwanger zu werden. Psychomotorisch war die Patientin erregt, gereizt-euphorisch und im weiteren Verlauf zunehmend dysphorisch und aggressiv. Das EEG-Monitoring musste beendet werden, als sie begann, sich die Tiefenelektroden aus dem Kopf zu entfernen. Sie wurde auf eine geschützte psychiatrische Station verlegt, wo sie in der Nacht eine Scheingeburt erlebte und inszenierte. Eine antipsychotische und sedierende Medikation mit Risperidon und Clobazam führte zu einer raschen Vollremission der psychotischen Symptomatik innerhalb weniger Wochen.

Während der Entwicklung der psychotischen Symptomatik sowie während der ersten Stunden der klinisch klaren Psychose konnten im EEG keine Anfallsmuster abgeleitet werden. Auch die interiktualen EEG-Auffälligkeiten unterschieden sich nicht von denen früherer Ableitungsphasen.

Dieser Fall ist aus zwei Gründen von Interesse. Zum einen illustriert er anschaulich die Entwicklung der klinischen Symptomatik im Sinne einer postiktualen Psychose sowie deren gute Prognose. Zum anderen beinhaltet er in Hinblick auf die in

▸ Kapitel 6 vorgetragenen Überlegungen zu paraepileptischen Pathomechanismen interessante Aspekte. Denn im Anschluss an jeden der 5 sekundär generalisierten Anfälle entwickelte sich eine nicht-flüssige Aphasie im Sinne einer Todd'schen Lähmung. Dauer und Schweregrad der postiktualen Aphasie nahmen von Mal zu Mal zu, bevor sich nach dem 5. Anfall eine klassische postiktuale Psychose entwickelte. Es scheint, dass der pathogenetische Prozess, der zuvor zu den zunehmenden Aphasien im Sinne einer Todd'schen Lähmung führte, auch zu der postiktualen Psychose führte. Und offensichtlich handelt es sich hier um einen pathophysiologischen Prozess, der keinen unmittelbaren, sondern zeitlich nur mittelbaren, Zusammenhang mit den epileptischen Anfällen aufweist (daher paraepileptischer Pathomechanismus).

Als neurophysiologische Ursache hinter der klinisch gut bekannten Todd'schen Lähmung werden postiktuale funktionelle Alterationen der im Anfall involvierten neuronalen Netzwerke im Sinne einer Ermüdung (Werhahn 2010) oder Inhibition erwogen (Gallmetzer et al. 2004). Als mögliche Mechanismen hinter einer solchen lokalen Inhibition werden unter anderem elektrophysiologische Funktionsänderungen, Änderungen im lokalen Blutfluss bzw. Änderungen der lokalen Neurotransmitterausschüttung oder -rezeptorprofile diskutiert (Fisher und Schachter 2000). Denkbar wären sicher auch lokale Funktionsänderungen von Astroglia- oder Mikroglianetzwerken. Darauf geht ▸ **Kapitel 6** näher ein.

An dieser Stelle sei aus klinischer Perspektive noch einmal betont, dass die anamnestische Identifikation von postiktualen Psychosen gerade für Epilepsie-Monitoring-Einrichtungen, aber auch unabhängig davon für die betroffenen Patienten selbst, von hoher Bedeutung ist. Denn solche psychotischen Episoden haben durchaus die Tendenz, erneut aufzutreten. Zwar ist die Symptomatik in der Regel selbstlimitierend und ebbt innerhalb von Tagen oder Wochen auch spontan wieder ab. Sie ist aber gleichzeitig klinisch so heftig, dass für Betroffene und deren Umfeld gelegentlich aufgrund des psychotischen und desorganisierten, manchmal auch aggressiven Verhaltens eine relevante Verletzungsgefahr besteht. Im Sinne einer Primärprophylaxe oder Frühintervention sollte daher bei erneut auftretenden schweren oder prolongierten sekundär-generalisierten Anfällen oder Serien komplex fokaler Anfälle bereits früh in der Entwicklung einer solchen Psychose (konkret bei Beginn einer affektiv-euphorischen oder dysphorisch-gereizt-agitierten Symptomatik) mit einer medikamentösen Behandlung begonnen werden. So kann die Entwicklung zu einer voll ausgeprägten affektiven Psychose unterbunden werden (▸ **Kap. 8**).

4.6.5 Durch Antikonvulsiva ausgelöste Psychosen

Der Vollständigkeit halber sei an dieser Stelle noch darauf hingewiesen, dass psychotische Episoden bei Menschen mit Epilepsie auch iatrogen durch antikonvulsive Medikamente ausgelöst werden können. Dies kann sowohl im Sinne einer forcierten Normalisierung bei besonders effektiven Antikonvulsiva der Fall sein als auch durch davon unabhängige und letztendlich meist im Detail ungeklärte Mechanismen. Zu nennen wären in diesem Zusammenhang insbesondere Substanzen wie Ethosuximide, Phenytoin, Tiagabine, Topiramate, Vigabatrin und Zonisamide. Aber auch das in letzter Zeit sehr populäre Levetiracepam kann zu psychotischen Episoden führen. Diesbezüglich sei auf ▸ **Kapitel** 7 verwiesen.

4.6.6 Epilepsien und Schizophrenien

Meduna entdeckte zu Beginn des letzten Jahrhunderts, dass einige Patienten mit Schizophrenien auf eine Behandlung mit Elektrokrampftherapie ansprachen. Vor dieser Entdeckung wurde lange Zeit die Idee eines biologischen Antagonismus zwischen Epilepsien und Schizophrenien diskutiert (Meduna 1937). Die oben bereits beschriebenen Entdeckungen der Alternativpsychose durch Tellenbach und der forcierten Normalisierung durch Landolt unterstützten diese Annahmen weiter (Landolt 1953, 1963).

In diesem Zusammenhang wurde auch bereits die Idee formuliert, dass die Entwicklung von Psychosen im Kontext von epileptischen Störungen möglicherweise Ausdruck einer durch epileptische Aktivität (Bruton et al. 1994) ausgelösten kortikalen Inhibition sein könnten (Wolf 1976; Wolf 1985). Autoren wie Stevens wiesen auf die Möglichkeit hin, dass eine kortikal inhibierte Umgebung (»inhibitory surround«) um einen nicht-iktualen epileptischen Fokus insbesondere in Strukturen wie der Extended Amygdala (Stevens 1999) ein wichtiges pathophysiologisches Korrelat bei der Entstehung schizophreniformer Störungen sein könnte (Stevens 1988). In diesem Zusammenhang wurde auch auf die Beobachtung hingewiesen, dass viele antipsychotische Substanzen und insbesondere das besonders wirksame Antipsychotikum Clozapin ausgeprägte prokonvulsive Eigenschaften haben (Stevens 1995). Diese Gedanken werden in ▸ **Kapitel 6** wieder aufgegriffen und systematisch vorgestellt und diskutiert.

Ausgehend von Arbeiten von Gibbs (1951) und Slater et al. (1963), die in der zweiten Hälfte des letzten Jahrhunderts eine Häufung psychotischer Syndrome bei Patienten mit Temporallappenepilepsie beschrieben, wurde dann die *Temporallappenhypothese* zur Schizophrenie formuliert. Dadurch rückte der Grundgedanke eines biologischen Antagonismus zwischen Schizophrenie und Epilepsie in den Hintergrund. Kasuistiken wie die des in ▸ **Kapitel 1** vorgestellten Falls 1 (s. S. 23) zeigen aber, dass sich durchaus kein notwendiger Widerspruch zwischen beiden Hypothesen finden muss (▸ **Kap. 6**).

Ob es überhaupt sinnvoll ist, über einen biologischen Antagonismus von Epilepsie und Schizophrenie zu spekulieren, kann zumindest in Frage gestellt werden. Denn wie von vielen Autoren betont, handelt es sich sowohl bei den Epilepsien als auch bei den Schizophrenien nicht um einheitliche Erkrankungen, sondern um eine Gruppe von Störungsbildern mit sehr unterschiedlicher Klinik, Ursächlichkeit, Pathogenese, Prognose und Therapie (Trimble 2010). Immerhin kann auf der einen Seite – bei den Epilepsien – der Pathomechanismus hypersynchroner exzitatorischer neuronaler Entladungsmuster als vergleichsweise einheitliches pathogenetisches Element erkannt werden. Was dagegen auf Seite der Schizophrenien als vereinheitlichendes ätiologisches oder pathogenetisches Argument die Benutzung dieses Sammelbegriffs rechtfertigt, zeichnet sich in den Augen der Autoren bislang noch nicht klar ab. Auch dieser Gedanke wird im ▸ **Kapitel 6** wieder aufgegriffen.

4.7 Affektiv-somatoforme (dysphorische) Störungen bei Epilepsie

Depressionen sind als eine häufige und ernst zu nehmende Komplikation bei epileptischen Erkrankungen zu begreifen. Während in der Epileptologie psychiatrische Aspekte der Epilepsien lange Zeit eher ignoriert wurden, mit der nachvollziehbaren Intention, die Stigmatisierung der Epilepsie als psychische Erkrankung zu minimieren, wurden in diesem Fachgebiet die psychiatrischen Aspekte in den vergangenen Dekaden fast schon vorbildlich aufgearbeitet. Dabei wurden unter anderem das komplexe Bedingungsgefüge depressiver Störungsbilder als teilweise durch den epileptologisch/paraepileptologischen Prozess bedingt und teilweise durch psychosoziale Stressoren mitverursacht herausgearbeitet (Hoppe und Elger 2011).

Nach eigenen Untersuchungen werden affektive Störungen bei etwa 60 % der chronisch therapierefraktären Epilepsien auf symptomatischer Ebene (▸ **Abb. 9**) und immerhin bei etwa 36 % auf syndromaler Störungsebene beobachtet (▸ **Abb. 8**) (Hellwig et al. 2012). Dabei muss aber betont werden, dass die konkrete Häufigkeit abhängig von den untersuchten Stichproben stark variiert (Gilliam 2005; Kanner 2003). Klassische Präsentationen in Form phasischer rezidivierender depressiver Störungen sind jedoch eher selten und wahrscheinlich nicht häufiger als in der Allgemeinbevölkerung zu beobachten. Deutlich häufiger sind dysthyme Störungsbilder. Am häufigsten ist die sogenannte dysphorische Störung bei Epilepsie anzutreffen (▸ **Abb. 8**).

4.7.1 Die dysphorische Störung bei Epilepsie

Dabei handelt es sich um ein pleomorphes Zustandsbild, welches durch die folgenden Symptombereiche definiert ist:

- Reizbarkeit,
- Depressivität,
- Antriebsarmut,
- Schlafstörungen,
- atypische Schmerzen (häufig Kopfschmerzen),
- Angst,
- Phobien,
- emotionale Instabilität und Stimmungshochs.

► **Tabelle 19** fasst die diagnosegebenden Symptome zusammen und stellt dabei die Symptome des klassisch-depressiven Pols denen des emotional-instabilen, dysphorischen Pols gegenüber.

Tab. 19: Definitorische Symptomkomplexe der dysphorischen Störung bei Epilepsie; neben klassisch melancholisch-depressiven Symptomen (linke Spalte) dominieren auch Symptome im Sinne eines bipolaren Mischzustandes (rechte Spalte) das klinische Bild

Symptomatik und Verlaufscharakteristika der dysphorischen Störung	
Melancholisch-depressives Cluster	*Emotional instabil-reizbares Cluster*
Niedergedrückte Stimmung	Stimmungsschwankungen
Antriebsstörung	Euphorie
Angst und Phobien	Reizbarkeit
Schlafstörung	Schmerzen (häufig Kopfschmerzen)
Weitere Verlaufscharakteristika	Kurze Phasendauer (Stunden bis Tage)
	Vor allem initial anfallsgebundenes Auftreten (prä- oder v.a. postiktual)
	Im weiteren Verlauf oft Entkopplung vom Anfallsgeschehen

Aus klinisch phänomenologischer Perspektive ergeben sich Parallelen zum Konzept eines bipolaren Mischzustands, bei dem auch Symptome aus dem depressiv-melancholischen Pol sowie aus dem manisch-euphorisch-reizbaren Pol gleichzeitig vorhanden sein können. Für den klinisch erfahrenen Untersucher hat das Störungsbild einen hohen Wiedererkennungswert. Zu differenzieren ist es von klassisch-depressiven Störungen durch

- die *Dominanz dysphorisch-impulsiver und emotional-instabiler Symptome* und vor allem
- den *Verlauf mit kurzen Phasen*, welche Stunden bis Tage dauern.

Initial sind solche dysphorischen Störungen *häufig anfallsgebunden*, d.h. präiktual oder postiktual, v.a. nach besonders schweren sekundär-generalisierten Anfällen oder Anfallsclustern, zu beobachten. Im weiteren Verlauf entkoppeln sie sich häufig vom Anfallsgeschehen und treten auch interiktual und anfallsungebunden auf. Diese Zustandsbilder wurden schon von Kraepelin (1913) beschrieben und in den letzten 10 Jahren von Autoren wie Blumer (2000) neu entdeckt.

In neurobiologischen Untersuchungen konnten klassisch dysthym-depressive Störungen bei Epilepsie mit einer bilateralen Vergrößerung der Amygdala in Verbindung gebracht werden (Tebartz van Elst et al. 1999), während die typische dysphorische Symptomatik eher mit einem Volumenverlust der Amygdala einherging (Tebartz van Elst et al. 2009).

Auch bei Patienten mit emotional-instabilen Persönlichkeitsstörungen ohne Epilepsie gehört ein Volumenverlust (Tebartz van Elst et al. 2003) und eine gestörte Neurochemie der Amygdala (Tebartz van Elst et al. 2007) zu den robustesten bildgebenden Befunden. Vor diesem Hintergrund wurde die Hypothese formuliert, dass die Amygdalavolumina Indikator des dominanten Modus der emotionalen Informationsverarbeitung sein könnte entweder im Sinne einer labilen (Volumenminderung) oder grüblerisch hyperstabilen (Volumenzunahme) Emotionsmodulation (Tebartz van Elst et al. 2007).

Eine adäquate Behandlung dysphorischer Störungen bei Epilepsie ist gut möglich und sollte auch durchgeführt werden (▸ **Kap. 8**). Gemäß eigener klinischer Erfahrung wird eine antidepressive Behandlung oft aus Furcht vor einer möglichen iatrogenen Anfallsverschlechterung oder aus dem Gefühl heraus, dass es sich bei den depressiven Symptomen um »normale« Reaktionen auf das Anfallsgeschehen handeln könnte, nicht in die Wege geleitet. Das dies unangemessen ist, wird in ▸ **Kapitel 8** separat thematisiert.

An dieser Stelle sei darauf hingewiesen, dass insbesondere bei chronisch therapierefraktären Patienten eine Behandlung der epilepsieassoziierten affektiven Störungen für die Lebensqualität der Patienten wichtiger ist als eine Anfallsreduktion (Boylan et al. 2004). Diese Erkenntnis sollte weitreichende Implikationen für die epileptologische Praxis haben, wo der Fokus der Therapie im Alltag doch oft eher die Anfallsreduktion (Stichwort: Anfälle zählen und Anfallskalender) ist als der einer umfassend verstandenen Lebensqualität, für die eben das Vorhandensein bzw. die Therapie der begleitenden Depression der entscheidende Punkt ist (Tebartz van Elst und Trimble 2004).

Prodromale Verstimmungen (prodromale Dysphorien)

Vor allem zu Beginn der dysphorischen Störungen bei Epilepsie tauchen prodomale Verstimmungen häufig anfallsgebunden auf. Dabei kann es in der klinischen Praxis durchaus schwer sein, solche überhaupt zu erkennen. Sie sind auch den Patienten selbst nicht immer bewusst. Die anamnestischen Fragen sollten sich über die klassische Aurathematik hinaus auf den Zeitraum Stunden oder 1–2 Tage vor dem Anfallsgeschehen beziehen. Fragen wie

- »Können Sie schon Stunden oder Tage vor einem Anfall spüren, dass er bald kommt?«
- »Kennen Sie das Gefühl, dass sich ein Anfall wie ein herannahendes Gewitter bei Ihnen ankündigt?« oder
- »Können Ihre Angehörigen voraussagen, dass bald ein Anfall kommen wird?«

führen auf die Spur präiktualer affektiver Syndrome. Dabei ist es besonders hilfreich, Partner oder Angehörige zu befragen. Symptome wie Reizbarkeit, Dünnhäutigkeit, Unnahbarkeit und Aggressivität werden von Dritten oft besser wahrgenommen als von den Betroffenen selbst.

Postiktuale Verstimmungen (postiktuale Dysphorien)

Die Klinik der postiktualen Dysphorie ist die gleiche wie die der prä- und interiktualen Dysphorie. Nach eigener klinischer Erfahrung sind die postiktualen Dysphorien auch für die Patienten selbst oft am leichtesten zu erkennen.

Vor allem bei Serien von komplex fokalen Anfällen oder schweren sekundär generalisierten Anfällen kann es schwer sein, die dysphorische Syndromatik von der davon unabhängigen Rekonvaleszenzphase klinisch zu trennen. Leichter wird es vor allem dann, wenn sie den Terminalschlaf nach einem Gand mal überdauert. Aber auch mehrere Stunden anhaltende Dysphorien nach komplex fokalen Anfällen sind klinisch als relevant einzustufen, vor allem dann, wenn die Anfallsfrequenz hoch ist.

Interiktuale Verstimmungen (interiktuale Dysphorien)

Im weiteren Verlauf einer chronisch therapierefraktären Epilepsie entkoppelt sich nach klinischer Erfahrung eine initial oft noch anfallsgebundene prä- oder postiktuale Dysphorie vom erkennbaren Anfallsgeschehen und tritt auch interiktual auf. Klinisch stehen dann die emotionale Instabilität mit mehr oder weniger kurzen Phasen (Stunden bis Tage) mit Reizbarkeit, Dünnhäutigkeit, teils verbaler Aggressivität und Stimmungsschwankungen ganz im Vordergrund. Da sich die Betroffenen beim Arztbesuch oft gut kontrollieren und zurückhalten können, fällt diese Symptomatik nur bei gezieltem Nachfragen, insbesondere der Angehörigen oder des Betreuungspersonals, auf. In jüngster Zeit wird aufgrund neurobiologischer Befunde diskutiert, ob es einen Zusammenhang zwischen der Pathogenese dysphorischer Störungen bei Epilepsie und den epileptischen Psychosen geben könnte (Tebartz van Elst et al 2002). Eine Kasuistik, die einen solchen Zusammenhang aufgrund klinischer Beobachtungen nahelegt, ist die Geschichte von dem Maler Vincent van Gogh, die unter anderem von Blumer (2002) differenziert aufgearbeitet wurde (▶ **Kasten 1**).

Kasten 1: Vincent van Gogh – ein berühmter Maler mit dysphorischer Störung bei Epilepsie und epileptischen Psychosen?

Vincent van Gogh ist einer der berühmtesten Maler der Welt. Sein Leben war geprägt von seiner Hingabe zur Malerei, aber auch von Besonderheiten seiner Persönlichkeit und seiner Psyche. Diese warf immer wieder die Frage nach den Zusammenhängen einer möglichen Epilepsie und psychotischen Episoden auf (Blumer 2002). Aber auch andere psychiatrische Diagnosen wie eine bipolare Störung, eine Schizophrenie, eine Neurosyphillis oder eine Angst-Glücks-Psychose nach Leonardt werden in Fachkreisen zum Teil heftig diskutiert (Blumer 2002; Lemke und Lemke 1993; Lanczik 1994; Strik 1997). In einer umfassenden und insgesamt sehr überzeugenden Analyse zeigt der amerikanische Neuropsychiater Blumer (2002) auf, dass van Gogh wahrscheinlich an einer durch

Absinth-Abusus weiter exazerbierten Epilepsie verbunden mit einer dysphorischen Störung und postiktualen Psychosen litt.

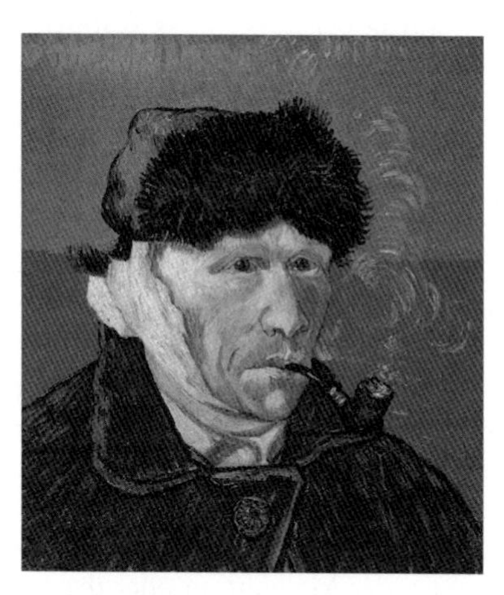

© akg-images

Etwa drei Wochen bevor van Gogh dieses *Selbstportrait mit bandagiertem Ohr und Pfeife* malte, kam es in Arles zu einem heftigen Streit mit seinem Freund Gaugin. Dabei warf Vincent van Gogh am Heiligabend 1888 Gaugin in einem Erregungszustand ein Glas mit Absinth an den Kopf. Nachdem Gaugin van Gogh daraufhin nach Hause gebracht hatte, folgte dieser ihm nach Verlassen des Hauses und attackierte ihn mit einem Rasiermesser. Später schnitt er sich damit einen Teil seines Ohrläppchens ab und brachte es einer Prostituierten als Geschenk. Die alarmierte Polizei fand van Gogh später bewusstlos zu Hause vor und brachte ihn ins psychiatrische Krankenhaus. Dort wurde von dem Arzt Felix Rey die Diagnose einer Epilepsie gestellt. Unter antikonvulsiver Therapie mit Bromid kam es zu einer raschen Besserung der psychotischen Symptomatik. Nach etwa 3 Wochen konnte er bereits wieder das genannte Selbstportrait malen (Blumer 2002; Strik 1997).

Diese und mehrere andere Episoden im Sinne einer akut-polymorph psychotischen Symptomatik zusammen mit paroxysmalen Verhaltensauffälligkeiten mit Bewusstseinsstörungen ließen die Frage nach epileptischen Psychosen aufkommen im Sinne der bereits von Morel beschriebenen Epilepsie larvée (Morel 1860 zitiert nach: Blumer 2002). Die klinische Phänomenologie als akut auftretende, affektive Psychose mit polymorpher Symptomatik und rascher Remission entspricht der einer postiktualen Psychose, hat aber auch Ähnlichkeiten mit Zuständen, die unter den Begriffen Bouffée délirante, akut-polymorphe Psychose, reaktive Psychose oder Angst-Glücks-Psychose beschrieben werden (Blumer 2002; Strik 1997).

Autoren wie Blumer (2002) legen in einer sehr sorgfältigen und überzeugenden Analyse der Biografie und Psychopathologie von van Gogh die Analyse nahe, dass der Maler an einer schweren Form einer dysphorischen Störung bei

Epilepsie gelitten habe, in deren Kontext es immer wieder auch zu epileptischen Psychosen gekommen sei. Darüber hinaus weist die Beschreibung der prämorbiden Persönlichkeitsstruktur von van Gogh in der Tat viele Merkmale auf, die an eine Persönlichkeitssöturng bei Epilepsie (▸ **Kapitel 4.9**) denken lassen.

Eine solche Verbindung von dysphorsicher Störung bei Epilepsie und epileptischen Psychosen wird neuerdings auch aufgrund neurobiologische Befunde erneut diskutiert (Tebartz van Elst 2002).

4.7.2 Komorbide affektive Störungen

Auch unabhängig von den oben geschilderten charakteristischen dysphorischen Störungen finden sich insbesondere bei chronisch therapierefraktären Patienten mit Epilepsie häufig weitere affektive Störungen mit klassischer Psychopathologie, wie sie auch bei Menschen ohne Epilepsie häufig sind. Meist ist nicht sicher zu differenzieren, ob solche Depressionen Folge der Anfälle, der den Anfällen zugrundeliegenden Ätiologie, der Medikation oder der aus der Epilepsie resultierenden psychosozialen Belastung sind. Sofern Phänomenologie und Verlauf nicht für eine epilepsietypische Variante sprechen, sollten sie wie primärpsychiatrische Störungen klassifiziert werden.

Unipolare Depressionen und Dysthymie

Klinische Bilder im Sinne einer majoren Depression fanden sich in der eigenen Stichprobe bei 16 % der Betroffenen (▸ **Abb. 8**; Hellwig et al. 2012). In der Literatur werden teilweise deutlich höhere Prävalenzen angegeben, wobei die Zahlen natürlich je nach Stichprobe erheblich schwanken und in der Regel nicht zwischen dysphorischen Störungen und anderen depressiven Störungen differenziert wird, wie in der eigenen Untersuchung (gemeinsame Prävalenz wäre hier 36 %; Boylan et al. 2004).

In nicht selektierten epidemiologischen Studien werden Häufigkeiten depressiver Störungen von zwischen 22 % (Tellez-Zenteno et al. 2005) und 36.5 % (Ettinger et al. 2004) angegeben. Auf alle Fälle ist eine relevante Untergruppe von Patienten betroffen.

Die Phänomenologie ist geprägt von klassisch depressiven Symptomen: niedergedrückter Stimmung, Anhedonie, Grübeln und Antriebsstörung. Die Ausprägung der Symptome ist oft leicht bis mittelgradig und der Verlauf eher chronisch und nicht phasisch remittierend. Es wird nach eigener klinischer Erfahrung also deutlich häufiger das klinische Bild einer Dysthymie (ICD-10 F34.1) als das einer phasisch-remittierenden melancholischen Depression im Sinne einer rezidivierenden depressiven Störung (ICD-10 F32.x oder F33.x) beobachtet.

Bipolare Depressionen und Epilepsie

Allgemein wird davon ausgegangen, dass klassisch bipolare, manisch-depressive Störungen bei Menschen mit Epilepsie eher selten sind (Wolf 1982 zitiert nach Trimble 2010). Dies entspricht auch den klinischen Erfahrungen der Autoren. Allerdings bezieht sich diese Aussage nur auf die klassische Variante der manisch-depressiven Bipolar-I-Störung. Schon die Schilderungen der dysphorischen Störung bei Epilepsie oder der postiktualen Psychosen verdeutlichten, dass Symptome aus dem bipolaren Spektrum und insbesondere im Sinne einer Bipolar-II-Störung oder eines bipolaren Mischzustandes bei Menschen mit Epilepsie durchaus häufig zu beobachten sind. Insbesondere die Symptome der dysphorischen Störung wie Reizbarkeit, Stimmungsschwankungen und Euphorie können als Teil des bipolaren Spektrums begriffen werden. Dementsprechend fanden Ettinger und Kollegen (2005) bei 12.5 % der untersuchten Epilepsiepatienten Symptome aus dem bipolaren Spektrum. Zu ganz ähnlichen Ergebnissen kamen Mula und Mitarbeiter (2008) in einer weiteren ähnlichen Studie.

4.8 Angstsyndrome und sonstige epilepsietypische Verstimmungen

Unter den sonstigen affektiven Störungen bei Epilepsie sind v. a. die Ängste, soziale Phobien, und Agoraphobien im Zusammenhang mit dem Anfallsgeschehen zu nennen.

Klinisch ist es oft schwer, Angstsymptome von depressiven Syndromen zu isolieren, da sie in der klinischen Praxis sehr häufig vergesellschaftet sind. So wurden sie auch in den Freiburger Untersuchungen sowohl auf symptomaler Ebene (► **Abb. 9**, s. S. 73) als auch auf syndromaler Ebene (► **Abb. 8**, s. S. 68) den affektiven Störungen zugeordnet. Subjektiv berichten allerdings viele Patienten spontan eher von ihren Angstsymptomen als von Depressionen. Das mag möglicherweise mit der subjektiv als geringer erlebten Stigmatisierung der Angst zu tun haben.

Betrachtet man Angst und Angstsyndrome unabhängig von der zeitgleich oft bestehenden depressiven Symptomatik, so sind sie sicher sehr häufig und spielen auch im Erleben von Epilepsiepatienten und ihren Angehörigen eine große Rolle.

Klinisch sollten dabei folgende Formen der Angst unterschieden werden:

1. iktuale Angstphänomene und Syndrome,
2. periiktuale Angstsymptome als neurophysiologisches Phänomen,
3. psychoreaktive Angst vor Anfällen und deren Folgen,
4. spezifische Phobien,

5. Angst als Teilaspekt anderer psychischer Störungen (depressiven Syndromen, psychotischen Syndromen, Persönlichkeitsstörungen, dissoziativen Anfallsleiden),
6. Angst als Folge einer antikonvulsiven Medikation und
7. physiologische reaktiv-umweltbezogene Angst.

Iktuale Angstsyndrome und ihre Differenzialdiagnose insbesondere zu den Panikattacken wurden bereits oben thematisiert (▸ **Kap. 4.3.1**).

Periiktuale Angstsyndrome als prä- und postiktuale Phänomene sind ebenfalls häufig und wie beschrieben integraler Bestandteil der dysphorischen Störung bei Epilepsie. In einer Untersuchung von Kanner und Mitarbeitern (2004) fanden sich bei 45 % von 100 untersuchten Patienten mit therapierefraktärer fokaler Epilepsie Angstsymptome in der postiktualen Phase, allerdings bei 43 % auch depressive Symptome. Das veranschaulicht, dass Angstsymptome zwar isoliert auftreten können, dass sie aber meist in ein bunteres Syndrombild gemeinsam mit depressiven Symptomen eingebettet sind.

Die *psychoreaktive Angst vor Anfällen und deren Folgen* muss eigentlich als physiologische umweltbezogene Angst bzw. als objektbezogene Furcht verstanden werden. Allerdings kann sie natürlich recht schnell eine Eigendynamik, nicht nur bei den Betroffenen, sondern auch bei Angehörigen, entwickeln. Insbesondere, wenn mit größeren Anfallsereignissen schwere Verletzungen verbunden waren, entwickelt sich eine gelegentlich von außen als übergroß eingestufte Angst vor erneuten Anfällen. Dies ist bei den Betroffenen, insbesondere bei Eltern betroffener Kinder, oft der Fall. Sich daraus ableitend überbehütende Verhaltensweisen können die Lebensqualität und Entwicklungsperspektiven der Betroffenen durchaus einschränken.

Spezifische Phobien sind insbesondere in Form der *Agoraphobie* und *sozialen Phobie* im Kontext von Epilepsien anzutreffen. Diese Symptomatik entwickelt sich oft aus einer nachvollziehbaren Dynamik heraus. Patienten entwickeln

- die übergroße Furcht, in der Öffentlichkeit oder in sozialen Gruppen Anfälle zu erleiden,
- das Bewusstsein zu verlieren oder
- dem Gaffen Dritter im Kontext möglicher Anfälle ausgesetzt zu sein.

Obwohl diese Angst als psychoreaktiv angemessene Furcht durchaus nachvollziehbar ist, und insofern als physiologisch betrachtet werden kann, bedeutet das daraus resultierende Vermeidungsverhalten für die Betroffenen eine starke Einschränkung der Lebensqualität und der psychosozialen Entwicklungsperspektiven. Hier sind sicher psychotherapeutische Behandlungsmethoden ganz im Sinne der kognitiven Verhaltenstherapie von Angsterkrankungen mit spezifischem Fokus auf die Situation epilepsiekranker Menschen dringend angeraten, um solche negativen Folgen zu vermeiden.

Wie beschrieben spielt *Angst als Teilaspekt anderer psychischer Störungen* eine große Rolle im Kontext depressiver und psychotischer Syndrome, aber auch bei Persönlichkeitsstörungen und insbesondere bei dissoziativen Anfallsleiden. Hier ist es wichtig, den weiteren Kontext der Angstsymptomatik nicht zu verkennen und mit der richtigen Diagnose adäquate therapeutische Maßnahmen zu initiieren.

Wichtig ist es, nicht zu übersehen, dass *Angstsymptome* ebenfalls iatrogen *durch* eine *antikonvulsive Medikation* ausgelöst werden können. Hier ist die Analyse des zeitlichen Zusammenhangs des Beginns der Angstsymptomatik nach Neubeginn oder Dosiserhöhung eines entsprechenden Medikaments meist der entscheidende Hinweis auf die richtige Diagnose (► **Kap.** 7).

In der Kommunikation mit den Patienten darf nie vergessen werden, dass alle genannten Aspekte eingebettet bleiben in *die physiologische, umweltbezogene Angst*, die Menschen mit Epilepsie genauso erleben wie alle anderen. Die Tatsache, dass die verschiedenen hier genannten Aspekte der Angst im Detail fast nie überzeugend voneinander getrennt werden können, sollte den Patienten und Behandlern immer wieder vor Augen geführt werden. Wichtiger als die richtige kausale Zuordnung und die Einstufung in eine »normale« oder »pathologische« Angst ist die Erkenntnis, ob und wo die Eigendynamik jedweder Angst zu Vermeidungsverhalten führt. Erst dadurch wird meist der Circulus vitiosus der Angst aus Vermeidung, Rückzug und noch größerer resultierender Angst gestartet.

4.9 Auffälligkeiten oder Störungen der Persönlichkeit

Das Thema der Persönlichkeitsstörungen bei Epilepsie fand in der beginnenden neuropsychiatrischen Diskussion des 19. und frühen 20. Jahrhunderts große Aufmerksamkeit. Allerdings wurde auf eine teilweise diskriminierende Art und Weise damit umgegangen: Die epileptische Wesensänderung wurde so teilweise mit Kriminalität, Verlogenheit, Falschheit und Bigotterie in Verbindung gebracht. Während des dritten Reiches wurden viele behinderte Menschen mit chronischen Epilepsien im Rahmen der eugenischen Maßnahmen ermordet. So war das Thema in der Nachkriegszeit, besonders im deutschen Raum, lange Zeit tabuisiert.

Im Kontext der Arbeiten von Waxman und Geschwindt (1975) wurde das Interesse an der Thematik wiederbelebt. Das nach ihnen benannte *Waxmann-Geschwind-Syndrom* ist charakterisiert durch Eigenschaften wie Viskosität, Hypergraphie, Hyposexualität, Hyperreligiösität, Humorlosigkeit, Egozentrik und Übergenauigkeit (► **Tab.** 20). Damit sind Persönlichkeitseigenschaften benannt, die in der Diskussion des 19. Jahrhunderts und der Nachkriegszeit eng mit einer chronischen Temporallappenepilepsie in Zusammenhang gebracht wurden. Die Validität dieses Syndroms ist allerdings umstritten (Benson 1991).

Gemäß der zeitgenössischen Theoriebildung wurde es als temporolimbisches Hyperkonnektivitätssyndrom verstanden, womit sich konzeptuelle Verbindungen zu dem in ► **Kapitel 6** vorgestellten Konzept paraepileptischer Pathomechanismen auftun (Bear 1979).

Tab. 20: Gegenüberstellung des Waxmann-Geschwind- und Kluver-Bucy-Syndroms

Waxmann-Geschwind-Syndrom	Kluver-Bucy-Syndrom
Charakteristika	
Hyposexualität	Hypersexualität
Hyperemotionalität	Emotionale Indifferenz
Übergenauigkeit	
Viskosität	
Hypergraphie	Verstärkte Ablenkbarkeit
Hyperreligiösität	
Humorlosigkeit	
	Visuelle Agnosie
Egozentrik	
Angenommene Pathomechanismen	
Sensorisch-limbische Hyperkonnektivität	Temporales Dyskonnektionssyndrom

Als syndromaler Gegenpol wurde das *Kluver-Bucy-Syndrom* verstanden, bei dem es nach bilateraler Resektion der Amygdala und des anterioren Temporallappens zu Symptomen wie Hypersexualität, Hyperoralität, emotionaler Indifferenz und verminderter Aggressivität verbunden mit einer visuellen Agnosie kommt (▶ **Tab. 20**; Gastaut und Collomb 1954). Differenzierte empirische Untersuchungen sind schwierig, weil die etablierten Instrumente zur Persönlichkeitsdiagnostik die spezifischen Auffälligkeiten gar nicht oder nur sehr bedingt erfassen.

Daher wurde von Bear und Fedio in den 70er Jahren (1977) ein spezifisches diagnostisches Instrument zur Erfassung von Persönlichkeitseigenschaften bei Epilepsiepatienten entwickelt, das Bear-Fedio-Questionnaire. Mithilfe dieses spezifischeren Instruments konnte das Konzept des Waxmann-Geschwind-Syndroms als Persönlichkeitscluster, welches zumindest mit einer Untergruppe von Patienten mit Temporallappenepilepsie vergesellschaftet ist, teilweise bestätigt werden (Trimble und Freeman 2006; Nielsen und Kristensen 1981). Interessanterweise konnte in einer Arbeit aus der eigenen Arbeitsgruppe eine Assoziation zwischen den Bear-Fedio-Religiösitäts-Scores und einem Volumenverlust des rechten Hippocampus bei therapierefraktären Patienten mit Temporallappenepilepsie nachgewiesen werden (Würfel et al. 2004).

Persönlichkeitsstörungen sind nach eigenen Daten bei etwa 20 % der Patienten mit chronischer Epilepsie zu diagnostizieren (▶ **Abb. 8**, s. S. 68). Allerdings sind Auffälligkeiten im Sinne eines kompletten Waxmann-Geschwind-Syndroms nach eigener Erfahrung eine Rarität. Einzelne dieser Persönlichkeitseigenschaften, insbesondere die Störung des formalen Denkens mit haftendem Denken (über tiefschürfende religiöse oder philosophische Themen), die emotionale Instabilität und Impulsivität oder das klebrige, auch viskös genannte Interaktionsverhalten (mit nicht enden wollenden Gesprächen über stereotype Themen), sind bei Patienten mit chronisch therapierefraktärer Epilepsie immer wieder zu beobachten. Sie können im Alltag ein großes Problem darstellen.

In der ILAE-Klassifikation ist dementsprechend auch nicht das Waxmann-Geschwind-Syndrom als komplettes Syndrom abgebildet worden, sondern es wurden die beiden phänomenologischen Pole einer *hypermoralisch-hyperreligiösen Persönlichkeitsstörung* und einer *viskösen Persönlichkeitsstörung* aus dem Gesamtcluster herausdifferenziert. Die klinisch dominierende Symptomatik entspricht jeweils der namensgebenden Eigenschaft.

Tab. 21: Charakteristische Persönlichkeitseigenschaften der Aufwach-Grand-mal-Epilepsie nach Janz (1953) und der Borderline-Persönlichkeitsstörung nach ICD-10 (vgl. textuelle Definition in ▸ **Kasten 2**)

Aufwach-Grand-mal-Epilepsie	Borderline-Persönlichkeitsstörung (ICD-10 F60.31)
Mangelnde Ausdauer	Tendenz, Impulse auszuagieren
Impulsivität	Impulshaftes Verhalten
Ablenkbarkeit	Keine Berücksichtigung der Konsequenzen
Emotionale Instabilität	Unvorhersehbare launenhafte Stimmung; Neigung zu emotionalen Ausbrüchen
Verführbarkeit	Unbeständige Beziehungen
Unreife	Störung des Selbstbilds
Ambitendenz	Störung der Ziele und inneren Präferenzen
Disziplinlosigkeit	Chronisches Gefühl der Leere
Hedonismus	Intensive, aber unstete Beziehungen
Indifferenz der Krankheit gegenüber	Selbstverletzende und suizidal Handlungen

Die ILAE-Kategorie der *emotional-labilen Persönlichkeitsstörung* bezieht sich dagegen nicht so sehr auf Auffälligkeiten bei Patienten mit komplex fokalen Anfällen oder Temporallappenepilepsie, sondern in erster Linie auf Persönlichkeitsbeschreibungen von Janz (1998) im Zusammenhang mit den generalisierten Epilepsieformen der juvenilen Myoklonusepilepsie und Aufwach-Grand-mal-Epilepsie.

Aus klinisch phänomenologischer Perspektive erinnern viele der aufgeführten Eigenschaften an die emotional-instabile Persönlichkeitsstörung vom Borderline-Typus (▸ **Tab. 21**). In diesem Zusammenhang ist es interessant darauf hinzuweisen, dass verschiedene Autoren u. a.

- auf die hohe Rate an EEG-Auffälligkeiten bei Borderline-Patienten (De la Fuente et al. 1998),
- die Ähnlichkeit der bei Borderline-Störung häufigen dissoziativen Episoden mit komplex fokalen Anfällen (Harris et al. 2002) sowie
- die Häufung von Persönlichkeitseigenschaften im Sinne einer Borderline-Persönlichkeitsstörung (Reuber et al. 2004) bei Patienten mit nicht-epileptischen Anfällen hingewiesen haben.

Inwieweit hier zumindest für eine Untergruppe pathogenetische Bezüge zu idiopathisch generalisierten Anfällen bestehen könnten, die als familiäre Erkrankungen konzeptualisiert sind, wird in ▸ **Kapitel** 5 und 6 ausführlich, u.a. anhand einer Kasuistik, thematisiert.

Kasten 2: Definition der emotional-instabilen Persönlichkeitsstörung nach ICD-10 (zitiert nach DIMDI 2012)

Eine Persönlichkeitsstörung mit deutlicher Tendenz, Impulse ohne Berücksichtigung von Konsequenzen auszuagieren, verbunden mit unvorhersehbarer und launenhafter Stimmung. Es besteht eine Neigung zu emotionalen Ausbrüchen und eine Unfähigkeit, impulshaftes Verhalten zu kontrollieren. Ferner besteht eine Tendenz zu streitsüchtigem Verhalten und zu Konflikten mit anderen, insbesondere wenn impulsive Handlungen durchkreuzt oder behindert werden. Zwei Erscheinungsformen können unterschieden werden: Ein impulsiver Typus, vorwiegend gekennzeichnet durch emotionale Instabilität und mangelnde Impulskontrolle; und ein Borderline-Typus, zusätzlich gekennzeichnet durch Störungen des Selbstbildes, der Ziele und der inneren Präferenzen, durch ein chronisches Gefühl von Leere, durch intensive, aber unbeständige Beziehungen und eine Neigung zu selbstdestruktivem Verhalten mit parasuizidalen Handlungen und Suizidversuchen.

Für Persönlichkeitsstörungen, welche Symptome aus verschiedenen Bereichen der Klassifikation aufweisen, wurde in der ILAE-Klassifikation die Kategorie *gemischte Persönlichkeitsstörung* bereitgehalten. Ferner existiert eine Restkategorie unter dem Titel *sonstige Persönlichkeitsstörung.*

4.10 Aggressivität

Die genaue Häufigkeit von aggressiven Verhaltensweisen im Kontext von Epilepsien ist nicht bekannt (Tebartz van Elst und Trimble 2008). Zwar ist bei Menschen mit episodischen affektiven Gewalttaten die Prävalenz von Epilepsien erhöht (Bach-Y-Rita et al. 1971), umgekehrt finden sich aber in den meisten populationsbasierten Studien bei Epilepsiepatienten keine erhöhten Prävalenzen für Gewalttaten (Kligman und Goldberg 1975).

Klinisch werden wie bei den depressiven und psychotischen Syndromen (Kanner 2004) iktuale, postiktuale und interiktuale aggressive Verhaltensweisen unterschieden (Tebartz van Elst in Trimble und Schmitz 2002).

Das Thema *iktuale Aggression* wurde bereits unter ▸ **Kapitel 5.3.2** bearbeitet.

Postiktuale Aggression ist zwar ebenfalls selten, aber deutlich häufiger als iktual agressives Verhalten (Treiman 1991). Sie wird in der Regel entweder im Kontext eines postiktualen deliranten Syndroms oder im Zusammenhang mit den schon beschriebenen postiktualen Psychosen beobachtet (Kanemoto et al. 2010). Das aggressive Verhalten bei postiktualen Delirien ist in der Regel wenig strukturiert und zielgerichtet und entsteht nicht selten bei dem Versuch von Helfern, die Betroffenen zurückzuhalten. In dieser Konstellation folgt die Aggression unmittelbar dem Anfallsgeschehen. Ein bewusstseinsklares Intervall (luzides Intervall) ist nicht zu beobachten. Patienten können in diesen Zuständen sehr ängstlich, erregt und wütend werden. Obwohl das Verhalten prinzipiell desorganisiert ist, können durchaus gefährliche Situationen für Betroffene und Dritte entstehen (Lancman 1999).

Gewalttätiges Verhalten im Kontext von *postiktualen Psychosen* kann dagegen allmählich beginnen. Das bewusstseinsklare Intervall macht es Beobachtern schwerer, den Beginn der Symptomatik zu erkennen. Zwar ist auch hier das aggressive Verhalten nicht von differenzierter und vorausschauender Planung und Zielgerichtetheit geprägt, es ist aber deutlich organisierter als im Kontext eines deliranten Syndroms. Wenn dieses durch ein paranoid-halluzinatorisches Erleben motiviert ist, kann es sehr strukturiert und für dritte Personen dramatisch und gefährlich sein (Kanemoto 1996). Patienten sind oft stark erregt und wütend, können trotzdem nach außen ruhig und kontrolliert wirken (Kanemoto 1999).

Insbesondere für telemetrische Epilepsiestationen, v. a. in der prächirurgischen Diagnostik, ist es wichtig, sich der Gefährlichkeit von Aggressionshandlungen im Kontext postiktualer Psychosen bewusst zu sein. Denn hier kommt es nach Ausdosierung der Medikation oft zu Serien schwerer Anfälle, die postiktuale Psychosen zu Folge haben können. Ist aus der Vorgeschichte bekannt, dass die Patienten bei Clustern von komplex fokalen oder schweren generalisierten Anfällen mit deliranten Syndromen oder Psychosen reagieren, können hier Vorsorgemaßnahmen getroffen werden. So sollte in einer solchen Konstellation bereits früh, etwa bei Beginn einer für das Umfeld noch »erfreulichen« hypomanien Phase, medikamentös interveniert werden, um die volle Ausbildung einer postiktualen Psychose zu unterbinden.

Die häufigste, aber deutlich weniger dramatische, Form aggressiver Verhaltensweisen ist die *interiktuale Aggression*. Sie kann z. B. im Kontext einer komorbiden antisozialen Persönlichkeitsstörung oder im Zusammenhang mit paranoidem Erleben bei Patienten mit interiktualer Psychose beobachtet werden (Gunn 1977).

Bei Patienten mit Intelligenzminderung ist aggressives Verhalten auch unabhängig von Anfällen gelegentlich ein Problem im Alltag. Oft kann es als unreife und undifferenzierte Problemlösungsstrategie analysiert werden. Selten stellt es ein gravierendes Problem wegen des Ausmaßes des gewalttätigen Verhaltens dar.

Aggressive Verhaltensweisen im Zusammenhang mit der »intermittent explosive disorder« oder »episodic dyscontrol« wurden bereits unter ▸ **Kapitel 3.3.5** thematisiert (Bach-Y-Rita 1971). Inwieweit sie allerdings bei Epilepsie ein eigenständiges Problem darstellen könnten, ist unklar (Leicester 1982). Allerdings gibt es Hinweise darauf, dass die Verminderung der Amygdalavolumina (Tebartz van Elst et al. 2000), sowie insbesondere links präfrontaler Hirnvolumina (Woermann et al. 2000), ein Risikofaktor für interiktual aggressive Verhaltensweisen bei Epilepsie im Sinne eines »hyperarousal-dyscontrol syndromes« sein könnten (Tebartz van Elst et al. 2001).

Reizbarkeit, Impulsivität und im Ausmaß meist begrenzte aggressive interiktuale Verhaltensweisen können Teil der interiktualen dysphorischen Störung bei Epilepsie sein. Eine korrekte Diagnosestellung ist hier u. a. deshalb bedeutend, weil dann eine antidepressive Therapie meist zu hervorragenden Resultaten führt.

Besonders wichtig ist die Erkenntnis, dass interiktual aggressive Verhaltensweisen auch durch Antikonvulsiva ausgelöst werden können. Hier sind insbesondere Substanzen wie Phenobarbital, Gabapentin, Vigabatrin (Armour et al. 1992), Topiramate (Mula und Trimble 2003), Benzodiazepine (Binder 1987; Dadermann et al. 1999) und auch das neue und sehr populäre Levetiracetam (Dinkelacker et al. 2003) zu nennen (File und Wilks 1990).

Gleichzeitig können Antikonvulsiva bei der Behandlung aggressiven Verhaltens sehr hilfreich sein, auch unabhängig von ihrer Modulation des Anfallsgeschehens (Stanford et al. 2005). Diese Thematik wird unter ▸ **Kapitel** 7 systematisch aufgegriffen.

4.11 Suizidalität

Das Thema Suizidalität findet sich in der ILAE-Klassifikation psychischer Störungen nicht wieder, soll hier aber wegen seiner hohen Bedeutung bei Epilepsien gesondert bearbeitet werden.

Zahlreiche Studien haben die Suizidrate bei Menschen mit Epilepsie untersucht. Wie oft in der Medizin unterliegen die Ergebnisse erheblichen Schwankungen abhängig davon, in welchem Rahmen die Stichproben generiert wurden. Zusammenfassend besteht aber allgemeiner Konsens darüber, dass die Suizidrate deutlich erhöht ist. In einer Metaanalyse von 21 internationalen Studien fanden Jones und Mitarbeiter (2003) eine durchschnittliche Suizidrate von 3.4 %. Das stellt, verglichen mit der Suizidrate in der Allgemeinbevölkerung von 1.1 – 1.4 %, eine deutliche Steigerung dar. Innerhalb der untersuchten Studien schwankte die Suizidrate allerdings zwischen 1 % und 67 %. Dies verdeutlicht noch einmal, wie sehr solche Zahlen von den untersuchten Stichproben abhängen. Während manche Feldstudien kein erhöhtes Suizidrisiko finden (Hauser et al. 1980; Cockerell et al. 1994), was auch an Problemen liegen mag, Suizide in diesem Kontext korrekt zu erfassen, berichten andere Studien von exzessiv hohen Suizidraten.

Patienten mit chronischer Epilepsie und komorbiden psychischen Störungen sind nach allgemeinem Konsens als besonders gefährdet zu betrachten, insbesondere beim Vorhandensein depressiver Syndrome (Trimble und Schmitz 2005). Ferner gelten Patienten mit Temporallappenepilepsie und solche mit postiktualen Suizidimpulsen und Suizidversuchen in der Vorgeschichte als besonders gefährdet. Die Einbeziehung von Psychiatern, sowohl bei der Diagnosestellung als auch bei der Therapie, insbesondere chronisch therapierefraktärer Epilepsien hat sich hier als ein sehr probates Mittel erwiesen, um die Mortalität durch Suizid selbst bei Hochrisikopopulationen drastisch zu senken (Blumer 2008).

4.12 Dissoziative Anfälle

Obwohl nicht-epileptische oder dissoziative Anfälle heutzutage in der Neurologie und Psychiatrie im klinischen Alltag ein eher randständiges Thema darstellen, so gehören sie doch zu den klassischen Themen der modernen Neuropsychiatrie. Es gibt nicht wenige neurologische oder neuropsychiatrische Lehrbücher, in denen das berühmte Bild von Jean-Martin Charcot (1825–1893) gezeigt wird, wo er am Hôpital Salpêtrière unter Beobachtung vieler Schüler eine Patientin mit hysterischem Anfall präsentiert (▸ **Abb. 10**).

Über die Ursache hysterischer Krankheitsbilder wird seit der Antike gestritten. Das klinische Bild wurde schon in der altägyptischen Literatur beschrieben. Im

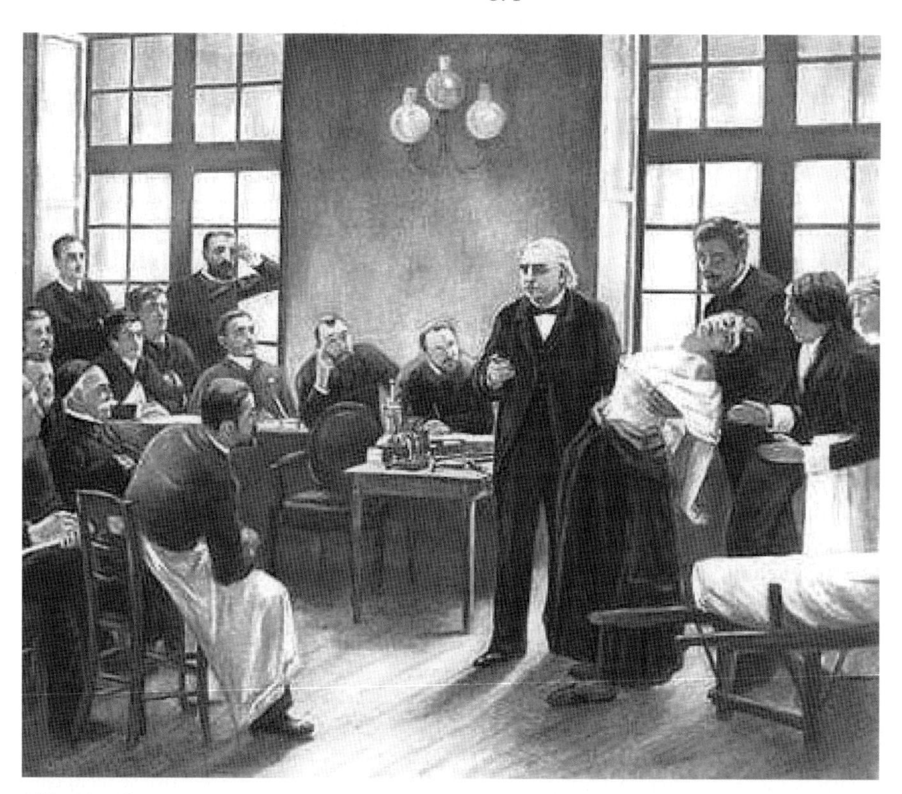

Abb. 10: Charcot präsentiert seinen Schülern eine Patientin mit hysterischem Anfall (Webster 2004 zitiert nach www.richardwebster.net)

Denken der griechischen Ärzte und Philosophen wie Plato und Hippokrates handelte es sich um eine Erkrankung der Gebärmutter (griechisch: ύστερα (hystera)), die sich auf Wanderschaft durch den Körper begebe und das Gehirn angreife, wenn sie nicht regelmäßig mit Sperma gefüttert werde. Die mangelnde Versorgung des Uterus mit Sperma wurde also als Ursache für das hysterische Verhalten angesehen, welches durch Eigenschaften wie Ichbezogenheit, Geltungssucht, Unreflektiertheit etc. charakterisiert wurde.[3] Noch heute hat der alltagsgebräuchliche Begriff »hysterisch« diese Konnotationen.

Charcot versuchte dagegen, hysterische Anfälle als primäre hirnorganische Krankheiten zu konzeptualisieren. Und auch Sigmund Freud, der sich zu Beginn seiner Karriere intensiv mit hysterischen Anfällen auseinandersetzte, hielt diese für subtile hirnorganische Erkrankungen (daher die auf Cullen zurückgehende Begriffswahl *hysterische Neurose*, Hoffmann 2003).

Im heutigen Denken werden hysterische oder nach ICD-10 dissoziative Störungen und insbesondere dissoziative Anfälle gerade darüber definiert, dass keine relevanten neurophysiologischen Pathomechanismen beteiligt sind, sondern dass es sich im Kern um psychoreaktive Stresserkrankungen handelt. Während dies auch im Denken der Autoren für den Großteil der heute dissoziativ genannten Anfälle durchaus zutreffen mag, soll bereits an dieser Stelle darauf hingewiesen werden, dass es ein Anliegen dieses Buches ist, diese scheinbare Gewissheit zumindest für eine Untergruppe der dissoziativen Anfälle in Frage zu stellen.

4.12.1 Terminologie und Definition

Wie bereits erwähnt, gibt es sowohl in der Geschichte als auch in der Gegenwart in verschiedenen Kulturräumen unterschiedliche Begriffe für das Phänomen der dissoziativen Anfälle. Im englischen Sprachraum wird häufig von »pseudoseizures« oder einer »non-epileptic attack disorder (NEAD)« gesprochen. Im deutschen Sprachraum sind Begriffe wie hysterische Anfälle, psychogene Anfälle, funktionelle Anfälle oder psychogene, nicht-epileptische Anfälle im Gebrauch. Nach ICD-10 werden die gemeinten Anfälle als dissoziative Anfälle beschrieben, wobei der Begriff der Konversionsstöung zugeordnet ist (▸ **Kap. 3.2.2**).

Davon abgegrenzt werden müssen die *artifizielle Störung* und die *Simulation*. Auch bei diesen Entitäten handelt es sich um klinische Syndrome, die organischen Erkrankungen ähneln können, ohne ein fassbares organisches Korrelat zu haben. Diese Begriffe sind nicht auf Anfallserkrankungen beschränkt. Sie beziehen sich auf alle möglichen Erkrankungen. Entscheidend für die diagnostische Zuordnung ist die Bewusstseinsnähe in der Genese der klinischen Symptomatik.

Bei der *Simulation* wird konzeptuell davon ausgegangen, dass sowohl die Symptomproduktion als auch die Motivation dafür bewusst und damit für die Betroffenen auch gewusst und benennbar sind. Bei der *artifiziellen Störung* ist zwar

3 Hier drängt sich dem kritischen Zeitgenossen die Frage auf, ob diese Sichtweise nicht eher durch die männerdominierte Wissenschaft der Antike als durch empirisch wissenschaftliche Beobachtung geprägt ist.

die Symptomproduktion bewusst, doch die Motivation dafür ist den Betroffenen nicht bewusst.

Bei der *dissoziativen oder Konversionsstörung* schließlich sind Symptomproduktion sowie Motivation den Betroffenen selbst nicht bewusst. Gerade auf diese Abspaltung oder psychobiologische Fragmentierung ansonsten regelhaft integrierter mentaler Prozesse (Dissoziation der Einheitlichkeit des Bewusstseins) bezieht sich der Begriff der dissoziativen Störung. Es muss allerdings darauf hingewiesen werden, dass diese Einteilung theoretisch zwar klar und überzeugend ist, es in der klinischen Praxis und im Einzelfall aber nur selten möglich ist, die Bewusstseinsnähe dieser verschiedenen Aspekte überzeugend zu klären.

Während der Begriff der *Dissoziationsstörung* betont, dass die Genese und Motivation der Symptomproduktion den Betroffenen nicht bewusst sind (dissoziiert vom Bewusstsein), sonst aber keine positive Charakterisierungen des dissoziativen Phänomens vornimmt, betont der Begriff der *Konversionsstörung* darüber hinaus, dass ein für das Subjekt unlösbarer seelischer Konflikt in ein körperliches Symptom (hier die Anfälle) umgewandelt (konvertiert) wird. Über den fehlenden bewussten Zugang zur Symptomgenerierung hinaus werden dabei also positive Definitionskriterien im Sinne eines benennbaren seelischen Konflikts und eines primären[4] und sekundären Krankheitsgewinns[5] durch die Konversion angedeutet (Mentzos 1992).

Unabhängig von den gewählten Begriffen kann die Definition von dissoziativen oder psychogenen Anfällen im Sinne des heute akzeptierten Stands des Wissens also folgendermaßen zusammengefasst werden: Dissoziative Anfälle sind solche paroxysmalen Änderungen des Wahrnehmens, Erlebens oder Verhaltens, die klinisch epileptischen Anfällen ähneln, ohne jedoch Folge der für die Epilepsien typischen Pathophysiologie zu sein.

Auch wenn es in den Augen der Autoren dieses Buches aktuell keine bessere Definition gibt, so liegt doch das Problematische klar auf der Hand. Denn die Definition des dissoziativen Anfalls wird von der Erkennbarkeit des epileptischen Pathomechanismus abhängig gemacht. Dass dieser im klinischen Alltag nicht immer einfach zu klären ist, ist leider eine empirische Tatsache. Auch wird das Wesen der Epilepsie auf die klassische exzitatorisch hypersynchrone Pathophysiologie eingeengt. Dass dies zumindest für einige der Epilepsie zugehörigen

4 Im psychoanalytischen Vokabular bedeutet der primäre Krankheitsgewinn die Vorteile, die eine Person aus Symptomen oder einer Krankheit ziehen kann, die aber unmittelbar in der Person oder ihrem Verhalten begründet sind. So kann das Symptom einer Konfliktmeidung dienen etwa wenn ein Anfall dazu führt, dass deshalb die betroffene Person nicht an einer Prüfung teilnehmen kann, vor der sie Angst hat (Mentzos 1992).

5 Ein sekundärer Krankheitsgewinn beschreibt in der Psychoanalyse die Vorteile, die eine Person aus Symptomen oder Krankheiten zieht, die aber nicht in ihrer eigenen Person oder unmittelbarem personenbezogenen Verhalten begründet sind, sondern im Verhalten der Umwelt. So ist es z. B. ein Vorteil eines Anfalls, dass dadurch der betroffenen Person sehr viel persönliche und medizinische Aufmerksamkeit geschenkt wird (Mentzos 1992).

Phänomene, wie etwa der Todd'schen Lähmung oder dem Landau-Kleffner-Syndrom, eine zu enge Definition sein könnte, wurde bereits erwähnt. Vor diesem Hintergrund erscheint es sehr interessant, dass es gerade bei dissoziativen, psychogenen Anfällen einen großen Dissenz zwischen behandelnden klinischen Neurologen und Psychiatern gibt. So glauben nach einer Untersuchung von Harden und Mitarbeitern (2003) nur 18 % der behandelnden Psychiater an die Validität der auf einer Videotelemetrie beruhenden Diagnose bei Menschen mit dissoziativen Anfällen. Worin dies begründet sein könnte, wird weiter unten und in ▸ **Kapitel 6** diskutiert.

4.12.2 Epidemiologie dissoziativer Anfälle

Dissoziative Anfälle sind ein häufiges Phänomen in der Epileptologie. Nach einer Untersuchung von Blumer und Mitarbeitern (1995) litt jeder 4. Patient, der sich in einer auf Epilepsie spezialisierten Ambulanz vorstellte, und jeder 5. Patient, der diesbezüglich videotelemetrisch untersucht wurde, an dissoziativen Anfällen. Nach populationsbasierenden Studien wird die Prävalenz immerhin noch mit 2–33/100 000 (Benbadis und Hauser 2000) angegeben und die Inzidenz auf 1.4–3/100 000 (Sigurdadottir und Olafsson 1998) eingeschätzt. Damit kommen etwa auf 25 Menschen mit Epilepsie einer mit einem dissoziativen Anfallsleiden, was die Bedeutung einer richtigen Diagnostik betont. Frauen sind häufiger betroffen als Männer. Interessanterweise ist eine Kombination von epileptischen und dissoziativen Anfällen gerade an Epilepsiezentren sehr häufig. In einer Untersuchung von Reuber und Elger (2003) hatten 101 von 313 konsekutiv diagnostizierten Patienten mit dissoziativen Anfällen zusätzlich genuine epileptische Anfälle. Das bedeutet, dass immerhin ein knappes Drittel der Patienten mit dissoziativen Anfällen auch genuine Anfälle haben und lässt erneut die Frage nach pathogenetischen Zusammenhängen im Sinne von paraepileptischen Pathomechanismen aufkommen (▸ **Kap. 6**).

Viele Menschen mit Epilepsie leiden also zusätzlich nach epileptologischen Kriterien an nicht-epileptischen Anfällen. Auch diese Zusammenhänge sind vor dem Hintergrund klassischen Denkens nur schwer zu verstehen. Mithilfe des in ▸ **Kapitel 6** vorgestellten Konzepts der paraepileptischen Pathomechanismen sind sie dagegen gut zu integrieren.

Faktoren, die bei Epilepsiepatienten mit der Zusatzdiagnose nicht-epileptischer, psychogener Anfälle vergesellschaftet auftreten, sind

- weibliches Geschlecht,
- Auffälligkeiten im visuellen Gedächtnis als Hinweis auf rechts-temporale Funktionsstörungen,
- globale neuropsychologische Defizite und
- ein niedriger IQ (Reuber et al. 2003).

Aus klinischer Perspektive besonders problematisch ist ein *nicht-epileptischer dissoziativer Status epilepticus*, da in einem solchen Fall oft weitreichende intensivmedizinische Maßnahmen ergriffen werden, um den vermeintlich lebensgefährlichen Anfallsstatus zu durchbrechen. Diese Fehldiagnose ist der häufigste Grund für ein fehlendes Ansprechen auf eine antikonvulsive Medikation in der Notfallsituation (Shorvon 1994) und sollte daher im intensivmedizinischen Kontext stets bedacht werden.

4.12.3 Klinik dissoziativer Anfälle

Bevor die klinischen Charakteristika dissoziativer Krampfanfälle in Abgrenzung von genuinen epileptischen Anfällen beschrieben werden, sei zunächst darauf hingewiesen, dass eine sichere Differenzialdiagnose nur aufgrund der klinischen Semiologie der Symptomatik nicht möglich ist. Dies ist insbesondere dann der Fall, wenn man sich in seinem Urteil allein auf die beobachtbare Querschnittssymptomatik weniger Anfälle stützt. Hier können auch erfahrene Kliniker sich immer wieder irren.[6]

Tab. 22: Klinische Charakteristika, welche eher für einen dissoziativen oder genuin epileptischen Anfall sprechen (modifiziert nach LaFrance et al. in Engel und Pedley 2008; Kanner et al. in Engel und Pedley 2008 sowie Schmitz und Trimble 2005)

Generalisierter tonisch-klonischer Anfall	Kriterium	Dissoziativer Anfall
Kein emotionaler Stressor erkennbar, spezifische Reflexmechanismen, feste Bindung an Schlafentzug	**Auslöser**	Emotionale Stressreaktionen
Klassische epileptische Aura, stereotyp, eher kurz	**Aura**	Diffuse und variable Symptome, zunehmender Anspannungszustand
Sehr abrupt, Sturz mit Verletzungen	**Beginn des Anfalls**	Dahingleiten, absacken, in sich zusammensacken, eher selten schwere sturzbedingte Verletzungen
Tonisch-klonische Zuckungen, behaviorale repetitive Stereotypien, können bei frontalen Anfällen sehr bizarr sein	**Anfallssemiologie**	Häufig buntes Bild an vielgestaltigen Bewegungsschablonen, ausladende expressive Bewegungen, Arc de cercle

6 Aus eigener Erfahrung kann ich hier von einer Weiterbildungsveranstaltung in Oxford im Jahre 1998 berichten, bei der aus ganz England über 50 epileptologische Spezialisten teilnahmen. Bei einer Quizveranstaltung, bei der es darum ging, aufgrund der Semiologie temporale, frontale und dissziative psychogene Anfälle zu differenzieren, waren die Meinungen innerhalb der Spezialistengruppe zum einen sehr heterogen und um anderen entsprach das Ergebnis annähernd Zufallsniveau. Natürlich waren besonders akzentuierte Fälle präsentiert worden. Dennoch ist diese Erfahrung dazu angetan, das Vertrauen auch in die eigenen diagnostischen Fähigkeiten in Hinblick auf eine sichere klinische Differenzialdiagnose rein aufgrund der Anfallssemiologie in Frage zu stellen.

Generalisierter tonisch-klonischer Anfall	Kriterium	Dissoziativer Anfall
Tonisch-klonisch mit Descrescendodynamik	**Anfallsdynamik**	Undulierende Dynamik, An- und Abschwellen der Bewegungen
Eher kurz, 1–3 Minuten	**Anfallsdauer**	Eher lang, häufig länger als 5 Minuten
Dysarthrophon, bizarr, unnatürlich	**Vokalisationen**	Geformte Laute, teilweise Sprache, Schimpfen, schreien
Meist initial geöffnet	**Augen**	Oft fest zugekniffen, Blick oft gesenkt
Lichtstarre, geweitete Pupillen (Mydriasis)	**Pupillenmotorik**	Mydriasis kann vorkommen, selten Lichtstarre
Apnoe, reduzierte Sauerstoff-sättigung, Zyanose	**Atmung**	Normal oder Atempausen, keine Zyanose
Zungenbiss, heftige Verletzungen, oft lateral oder Wangenverletzungen	**Verletzungen**	Meist keine oder geringe Verletzungen, eher an Zungenspitze, Schürfverletzungen
Stuhl- und Urininkontinenz möglich	**Inkontinenz**	Selten, v. a. Stuhlinkontinenz
Komplett; bei frontaler Epilepsie partiell	**Amnesie**	Meist partiell oder auflösbar
Langsame Reorientierung, Babinski Zeichen, Todd'sche Lähmung	**Postiktuale Phase**	Oft rasche Rekonvaleszenz, Schreien, Wimmern, Stöhnen, staunendes Augenreiben
Postiktual	**Kopfschmerzen**	Präiktual als Teil des zunehmenden Anspannungszustands
Positive Kriterien für dissoziativen Anfall		
Variabel	**Krankheitsmodell bei Erstanfall**	Krankheitsmodell erkennbar
Nicht erkennbar	**Psychosozialer Konflikt**	Erkennbar
Nicht vorhanden	**Primärer Krankheitsgewinn**	Vorhanden
Nicht vorhanden	**Sekundärer Krankheitsgewinn**	Vorhanden

Dennoch gibt es klinische Charakteristika, die eher für einen dissoziativen oder einen genuin epileptischen Anfall sprechen. Diese sind in ▸ **Tabelle 22** für das klinische Bild eines generalisierten tonisch-klonischen Anfalls zusammengefasst.

Ein Charakteristikum, welches genuin epileptische Anfälle meistens kennzeichnet und bei dissoziativen Anfällen oft nicht in der gleichen Qualität und Quantität vorhanden ist, ist die *Stereotypie der Anfallssymptomatik*. Dies gilt für generalisierte tonisch-klonische, aber gerade auch für komplex fokale Anfälle. Das Anfallsbild bei dissoziativen Anfällen ist oft sehr bunt, vielgestaltig und ausdrucksstark, gelegentlich auch sehr bizarr. Von Anfall zu Anfall kann es zu größeren Variationen kommen. Oft meint man zu sehen, das der betroffene Mensch einen Anfall inszeniert, wie er oder sie ihn sich vorstellt. Allerdings ist das Bizarre auch typisch für frontale Anfälle. Die Klinik frontaler Anfälle kann so seltsam und intentional anmuten, dass sie von manchen Autoren auch als »Pseudo-Pseudo-Anfälle« bezeichnet werden.

Sowohl dissoziative als auch frontale Anfälle

- können mit hoher Frequenz auftreten,
- sind mit Vokalisationen vergesellschaftet,
- gehen mit hypermotorischen und oft sehr bizarr anmutenden Bewegungsschablonen und Automatismen einher,
- weisen eine unvollständige Amnesie auf und
- sind mit einer raschen Reorientierung verbunden (Daygi et al. 1992).

Allerdings sind frontale Anfälle meist von kurzer *Dauer* und treten oft aus dem Schlaf heraus auf, während dies für dissoziative Anfälle eher untypisch ist. Doch dieses Unterscheidungskriterium kann täuschen, da dissoziative Anfälle auch aus scheinbarem Schlaf heraus auftreten können. Damit wird die diagnostische Wertigkeit auch dieses Kriteriums wiederum in Frage gestellt (Benbadis et al. 1996).

Die *präiktuale Phase* unterscheidet sich häufig bei epileptischen und dissoziativen Anfällen. Während sich bei Epilepsien häufig klassische Aurasyndrome im Sinne einfach fokaler Anfälle finden, beobachtet man bei dissoziativen Anfällen häufiger einen sich anbahnenden emotionalen Anspannungszustand mit diffusen und oft für die Betroffenen schwer in Worte zu fassenden Symptomen. Auch Derealisationen oder Depersonalisationen können Teil dieser Phase mit tendenzieller Crescendodynamik bei dissoziativen Anfällen sein. Allerdings kann eine solche für dissoziative Anfälle eher typische Anbahnung durchaus schwer von präiktualen dysphorischen Störungen bei Epilepsie zu unterscheiden sein (▸ **Kap. 7.7.1**).

Im eigentlichen Anfallsgeschehen gibt es einige weitere Unterschiede, die in ▸ **Tabelle 22** zusammengefasst wurden, die aber alle für sich genommen nicht trennscharf die eine oder andere Diagnose ausschließen. Auch ein abgeschwächter Kornealreflex (oder auch Lidschlussreflex genannt) oder eine ausgeprägte Analgesie kann Teil eines nicht-epileptischen Anfalls sein. Letztere ist etwa für dissoziative Anspannungszustände bei Borderline-Persönlichkeitsstörungen geradezu typisch. Vermeintlich typische epileptische Phänomene wie Zungenbiss und Inkontinenz, kommen bei bis zu 44 % von Patienten mit nicht-epileptischen Anfällen vor (Peguero et al. 1995).

Auch die in ▸ **Tabelle 22** genannten positiven Kriterien für eine dissoziative Anfallsdiagnose sind mit Vorsicht zu bewerten. So haben natürlich viele Epilepsiepatienten ein bekanntes Krankheitsmodell vor Augen, sofern es sich um eine familiäre Epilepsie handelt. Ein primärer Krankheitsgewinn kann auch bei dissoziativen Anfällen oft nicht erkannt werden. Natürlich haben auch Patienten mit Epilepsie einen sekundären Krankheitsgewinn im Sinne der medizinischen und interpersonellen Zuwendung, die ihnen krankheitsbedingt zuteil wird. Es kann durchaus schwer sein, bei dissoziativen Anfällen einen emotionalen Auslöser zu identifizieren und umgekehrt kann Stress epileptische Anfälle triggern (Luciano et al. 1992).

4.12.4 Diagnostik

Die Domäne einer korrekten Diagnose ist nach wie vor die EEG-Diagnostik. Allerdings können sich auch hier Schwierigkeiten auftun. So weisen bis zu 37 % der Patienten mit dissoziativen Anfällen EEG-Pathologien auf, von denen bis zu 12 % die Form epilepsietypischer Potenziale haben (Cohen und Sutter 1982).

Goldstandard der EEG-Diagnostik ist die Videotelemetrie, bei der die habituellen Anfälle und zeitgleich ein EEG aufgezeichnet werden. Nur so kann relativ zuverlässig dokumentiert werden, ob mit den habituellen Anfällen eine EEG-Pathologie im Sinne einer epileptischen Anfallserkrankung vergesellschaftet ist – oder nicht. Allerdings können in einzelnen Fällen auch hier Probleme auftauchen. So kann es durchaus der Fall sein, dass insbesondere bei frontalen Anfällen keine EEG-Auffälligkeiten im Oberflächen-EEG sichtbar werden, v. a. wenn sich der epileptische Fokus orbitofrontal oder in mesial-frontalen Hirnarealen befindet.

Um die Differenzialdiagnostik hilfreich und einfach durchzuführen, sind sorgfältige neurologische Untersuchungen nach einem unklaren Anfallsereignis unerlässlich. Ein Babinski-Zeichen oder Symptome im Sinne einer Todd'schen Lähmung wie

- fokale Lähmungen nach fokal-motorischen Anfällen,
- Aphasien nach temporalen Anfällen oder
- Gesichtsfelddefekte nach okzipitalen Anfällen

sind ein starkes Indiz für *epileptische Anfälle*, da sie bei dissoziativen Anfällen praktisch nicht vorkommen.

Die *Kreatinkinase (CK)* steigt in 90 % der Grand-mal-Anfälle auf das bis zu 10-Fache der Norm an. Das ist bei dissoziativen Anfällen nur dann der Fall, wenn es z. B. bei Stürzen zu relevanten Muskelverletzungen gekommen ist. Die erhöhten CK-Werte sind bis zu 72 Stunden nach dem Anfallsereignis nachweisbar (Bauer 2000 in Schmidt und Schachter 2000).

Eine weitere Hilfe bei der Differenzialdiagnose kann die Bestimmung des *Prolaktinspiegels im Serum* sein. Dieser steigt unmittelbar nach einem Grand mal an, fällt nach etwa 1 Stunde aber auch wieder ab. Es sollte ein Profil mit Messungen innerhalb der ersten 30 Minuten nach dem Anfall, nach 2 und 24 Stunden erstellt werden, da ein isolierter Einzelwert ohne Kenntnis des basalen Prolaktinspiegels wenig aussagekräftig ist. Patienten, die Antipsychotika einnehmen, können einen deutlich erhöhten basalen Prolaktinspiegel aufweisen. Bei wiederholten Grand-mal-Anfällen, aber auch bei komplex fokalen Anfällen und insbesondere bei frontalen Anfällen, muss es nicht unbedingt zu Prolaktinerhöhungen kommen, was die differenzialdiagnostische Wertigkeit dieses Instruments einschränkt.

Bei Patienten mit dissoziativen Anfällen sind *suggestive Methoden* oft sehr erfolgreich beim iatrogenen Triggern der habituellen Anfälle. Dies können

- hypnotische Suggestionen,

- Infusionen von vermeintlich anfallsinduzierenden Substanzen oder aber
- auch klassische Anfallsinduktionsmethoden wie Flackerlicht oder Schlafentzug

sein, die auf eine suggestive Art und Weise kommuniziert werden. Inwieweit dies ethisch vertretbar erscheint und die Arzt-Patient-Beziehung untergraben kann, ist umstritten.

4.12.5 Pathophysiologie

Die Pathophysiologie dissoziativer Anfälle ist seit über 100 Jahren, nachdem Charcot und Freud sich dieser Thematik widmeten, und trotz des methodischen Fortschritts der Neurowissenschaften nach wie vor unklar. Selbst auffällige Befunde bei bildgebenden Untersuchungen wie der SPECT oder Zeichen einer Hippocampussklerose in den strukturell bildgebenden Untersuchungen schließen die Diagnose eines dissoziativen Anfallsleidens nicht aus (Benbadis et al. 2000). Und auch die Tatsache, dass eine sehr große Untergruppe von Menschen mit dissoziativen Anfällen eine Anamnese neurologischer Vorschädigungen (Nežádal et al. 2011) am häufigsten im Sinne von Schädel-Hirn-Traumata haben (Lancman et al. 1993), sowie die beschriebenen häufigen EEG-Pathologien rütteln de facto nur wenig an dem in neurologischen und epileptologischen Kreisen dominanten Credo, dass es sich hierbei im Kern um psychoreaktive Stresserkrankungen handele.

Die Skepsis der Autoren dieses Buches gegenüber diesem Deutungsansatz – zumindest sofern er auf alle Patienten mit dissoziativen Anfällen ausgedehnt wird – wurde mehrfach zum Ausdruck gebracht. Sie wird im folgenden Kapitel vor allem im Abschnitt zur Borderline-Persönlichkeitsstörung erneut aufgegriffen.

4.12.6 Überlegungen zur Therapie dissoziativer Anfälle

Die Therapie dissoziativer Anfälle wird ausführlich in ▸ **Kapitel 8.10** thematisiert. An dieser Stelle sollen nur einige allgemeine Anmerkungen dazu vorangestellt werden.

Ein wichtiger Baustein in der Therapie dissoziativer Anfälle ist sicherlich die korrekte Diagnosestellung, aber auch eine angemessene Mitteilung der Diagnose. Wenn diagnostizierende Ärzte das Gefühl entwickeln, von den Patienten mit dissoziativen Anfällen getäuscht worden zu sein oder etwa, dass ihre Patienten »ja gar keine richtigen Anfälle« haben, so wirkt sich dies unweigerlich auf die Patienten aus. Sie fühlen sich in der Regel missverstanden und kämpfen am Ende umso mehr um ihre »organische Störungsdiagnose«.

Wie bei vielen neuropsychiatrischen Erkrankungen ist die Entwicklung eines angemessenen Krankheitskonzepts und -modells für Arzt und Patient von zentraler Bedeutung. Gerade bei Patienten mit dissoziativen Anfällen mit relevanten neuroanatomischen und neurophysiologischen zerebralen Auffälligkeiten sollte nach Auffassung der Autoren die Möglichkeit erwogen werden, dass hier ebenso organische Pathomechanismen – im Sinne inhibitorischer oder entkoppelnder, paraepileptischer Pathomechanismen (▸ **Kap. 6.6**) – wirken wie bei Epilepsien mit exzitativ-hypersynchroner elektrophysiologischer Pathogenese. Dies könnte sich am Ende als die angemessenere Sichtweise des Krankheitsprozesses herausstellen. Gleiches könnte möglicherweise bei manchen psychiatrischen Störungsbildern gelten (▸ **Kap. 6.6**).

Viele Autoren raten vehement von einer antikonvulsiven Behandlung von Menschen mit dissoziativen Anfällen ab. Vor diesem Hintergrund erstaunt es, dass 4 Jahre nach Diagnosestellung 41 % der Patienten noch oder wieder Antikonvulsiva einnehmen (Reuber et al. 2003)! Für diese empirische Beobachtung scheinen nur zwei Erklärungen denkbar: Entweder halten Patienten und verschreibende Ärzte stur an einem epileptischen Krankheitsmodell fest und verschreiben und nehmen die Medikamente trotz fehlender Wirksamkeit oder es fand sich auf klinischer Ebene doch ein überzeugender Effekt der antikonvulsiven Medikation unabhängig von der Einstufung des Leidens als epileptisch oder dissoziativ.

Sicher ist der Auffassung zuzustimmen, dass antikonvulsive Medikamente nicht ohne überzeugende Wirksamkeit auf das Zielsymptom Anfälle oder andere Symptome wie emotionale Instabilität, Impulsivität oder aber auch dissoziative Zustände verordnet werden sollten. Allerdings ist ein nicht richtungweisendes Ergebnis einer videotelemetrischen Untersuchung kein überzeugendes Argument für das Absetzen des Antikonvulsivums, wenn es zuvor überzeugend gewirkt hat. Denn dies ist die klassische Situation therapeutischen Verhaltens von Ärzten in der Psychiatrie und Psychotherapie. Das heißt, sie verschreiben u. a. auch Antikonvulsiva in Situationen, in denen keine Epilepsie vorliegt. Die Beobachtung der hohen Retentionsrate antikonvulsiver Medikation bei Patienten mit dissoziativen Anfällen unterstützt – sofern man rationales Denken unterstellt – möglicherweise die Annahme der in ▸ **Kapitel 6.6** propagierten paraepileptischen Pathomechanismen, die zumindest bei einer Untergruppe von Patienten mit nicht-epileptischen dissoziativen Anfällen eine positive Rolle spielen könnten.

Davon völlig unbenommen ist die Tatsache, dass psychotherapeutische Verfahren sich in diesem Bereich mittelfristig sicher als therapeutische Methode der Wahl etablieren werden. Erste Konzepte wurden diesbezüglich bereits entwickelt (LaFrance et al. 2009) und publiziert und erste kontrollierte Studien zeitigen sehr positive Ergebnisse (Goldstein et al. 2010). Auch dies wird in ▸ **Kapitel 8** ausführlich thematisiert.

4.12.7 Prognose dissoziativer nicht-epileptischer Anfälle

Zur Prognose dissoziativer Anfälle existieren widersprüchliche Daten. Auf der einen Seite scheint eine rasche Diagnosestellung früh im Verlauf der Störung mit einer hohen Rate an Spontanremissionen auch ohne weitere Therapie einherzugehen. So waren in einer Untersuchung von Kanner und Mitarbeitern (1999) 13 von 45 Patienten unmittelbar nach Mitteilung der korrekten Diagnose anfallsfrei. Auf der anderen Seite gilt die globale Prognose für die Gesamtgruppe dieser Patienten als schlechter als die der Epilepsiepatienten. So litten nach einer Untersuchung von Reuber und Mitarbeitern (2003) über 70 % der Betroffenen nach etwa 4 Jahren nach Diagnosestellung weiter an Anfällen. Diese Daten veranschaulichen

- eine sehr variable Prognose,
- die Wichtigkeit einer frühen und korrekten und möglichst umfassenden neuropsychiatrischen Diagnostik und
- die Möglichkeit, dass sich innerhalb der großen Gruppe der nicht-epileptischen »psychogenen« Anfallserkrankungen möglicherweise aus pathogenetischer Perspektive unterschiedliche Untergruppen befinden.

5 Epileptische Phänomene in der Psychiatrie

Das Thema dieses Buchkapitels sollen mögliche Verbindungen epileptischer Phänomene mit Krankheiten sein, die primär in der Psychiatrie und Psychotherapie thematisiert werden (► **Tab. 23**). Es handelt sich dabei nicht um eine systematische Aufarbeitung der Literatur zu den jeweiligen Unterthemen. Dennoch soll basierend auf neuesten Übersichtsartikeln der Kenntnisstand zu folgenden Fragen für die ausgewählten Krankheitsgruppen zusammengefasst werden:

- Wie häufig finden sich EEG-Pathologien bei den jeweiligen Störungsbildern und welcher Natur sind sie?
- Wie häufig findet sich eine Komorbidität zwischen einer epileptischen Erkrankung und dem jeweiligen Störungsbild?
- Ist das psychiatrische Störungsbild ein Risikofaktor für die spätere Entwicklung einer Epilepsie?

Die Literatur zu diesen Themen ist vergleichsweise dünn gesät. Das liegt daran, dass es sich bei dieser Thematik sowohl innerhalb der Psychiatrie als auch innerhalb der Neurologie und Epileptologie um ein randständiges Thema handelt. Denn mit der Trennung der beiden großen klinisch-neurowissenschaftlichen Fächer im letzten Jahrhundert, gerieten die klassisch neuropsychiatrischen Themen, wie Epilepsie, aber auch die dissoziativen Störungen, ins Niemandsland zwischen den Disziplinen. Daher gibt es zum Thema »Relevanz epileptischer Pathomechanismen in der Psychiatrie« – zumindest was die klinische Forschung anbelangt – deutlich weniger Literatur als zu den bisher in diesem Buch besprochenen Themen.

5.1 ADHS

Bei der Aufmerksamkeitsdefizit-Hyperaktivitätsstörung (ADHS) handelt es sich um eine Krankheit des Kindesalters, die durch die seit früher Kindheit bestehenden Symptome

- Aufmerksamkeitsstörung (v. a. Störung der Daueraufmerksamkeit),
- motorische Hyperaktivität,
- Impulsivität und
- emotionale Instabilität

gekennzeichnet ist. Bei einer Untergruppe der Betroffenen bessern sich die Symptome in Laufe der 2. Dekade; bei einer relevanten Untergruppe bestehen sie bis ins Erwachsenenalter hinein fort.

Dachte man noch vor 20 Jahren in erster Linie an eine Absence-Epilepsie, wenn von einem Schulkind mit Aufmerksamkeitsproblemen berichtet wurde, so wird diese wichtige Differenzialdiagnose heutzutage oft vergessen. Auch gehören EEG-Untersuchungen nicht mehr überall zur Routinediagnostik bei der diagnostischen Abklärung von Patienten mit Verdacht auf ADHS. Ist das gerechtfertigt?

Tab. 23: EEG-Pathologien bei primärpsychiatrischen Störungsbildern

Störungsbild	Ergebnis	Art der EEG-Auffälligkeiten	Anmerkungen	Quelle
ADHS	Epilepsietypische Potenziale, 25 % bei Kindern mit ADHS in Routinediagnostik (davon 50 % fokal)	Epilepsietypische Potenziale, etwa 50 % fokal	97.5 % bei Schlafableitungen und nur etwa 7 % bei Ableitungen im Wachen	Millichap et al. 2011
Autismus	Epilepsietypische Potenziale bei bis zu 60 %	Epilepsietypische Potenziale	Hohe Rate auch bei hochfunktionalem Autismus	Spence und Schneider 2009
Schizophreniforme Störungen	20–60 %	Epilepsietypische Potenziale und andere EEG-Auffälligkeiten	Häufiger bei Patienten mit positiver Familienanamnese	Shelley et al. 2008
Affektive Störungen	20–40 %	Small-Sharp-Spikes (SSS), 6-Hz-Spike-Wave-Komplexe, rechtsseitig mehr als linksseitig, epilepsietypische Potenziale und andere EEG-Auffälligkeiten	Häufiger bei Frauen als bei Männern mit bipolarer Störung, bei Manien, bei negativer Familienanamnese, bei spätem Beginn der affektiven Symptomatik	Shelley et al. 2008
Borderline-Persönlichkeitsstörung	5.8–46 %	Epileptiforme Dysrhythmien und diffuse Verlangsamungen	7 und 14 Hz positive Spike-Aktivität assoziiert mit Impulsivität, 6-Hz-Phantom-Spikes assoziiert mit interpersonellen Interaktionsproblemen	Shelley et al. 2008

5.1.1 EEG-Befunde bei ADHS

Auf die Frage nach der Häufigkeit von EEG-Pathologien bei ADHS gibt eine neuere Untersuchung von Millichap und Mitarbeitern (2011) klaren Aufschluss.

In der von ihnen untersuchten Stichprobe fanden sich bei jedem 4. Kind, welches sich zur diagnostischen Abklärung bei Verdacht auf ADHS vorstellte, EEG-Pathologien im Sinne von epilepsietypischen Potenzialen. Allerdings wurden 97.5 % der Auffälligkeiten bei Schlaf- oder Schlafentzugsableitungen im Vergleich zu nur 7 % bei vorherigen Untersuchungen im Wachen gefunden. Bei einem Review der relevanten Literatur stellen die Autoren darüber hinaus fest, dass dies regelhaft über die unterschiedlichsten Studien der Fall ist. Das heißt, es finden sich vergleichsweise geringe EEG-Pathologien bei Routine-Wach-EEGs, während die Zahlen bei Schlaf- oder Schlafentzugs-EEGs drastisch ansteigen. Sie schlussfolgern, dass sogar eine Schlaf-EEG-Ableitung zur Routinediagnostik bei Verdacht auf ADHS gehören sollte. Die Autoren weisen ferner darauf hin, dass eine medikamentöse Behandlung mit Methylphenidat bei Kindern mit Epilepsie und ADHS zwar sicher ist, sofern sie antikonvulsiv behandelt werden, dass bei ADHS-Kindern mit unerkannten epilepsietypischen Potenzialen die Behandlung mit Stimulantien die Anfallsgefahr aber erhöhen könnten. Denn bei Patienten mit Epilepsie oder subklinischen EEG-Pathologien, die nicht antikonvulsiv behandelt würden, sei vor allem die Gabe von retardierten Methylphenidatpräparaten mit einem erwiesen höheren Anfallsrisiko verbunden.

Von großem Interesse ist ein Fallbericht von einem Kind mit ADHS und subklinischen epilepsietypischen Potenzialen, bei dem der Zusammenhang zwischen einer antikonvulsiven Medikation der EEG-Auffälligkeiten und kognitiven Symptomen sowie der Häufigkeit dieser subklinischen epilepsietypischen Potenziale systematisch im Einzelfall untersucht wurde (Laporte et al. 2002). Dieses Vorgehen widerspricht der allgemeinen epileptologischen Regel, nicht die Symptome des EEGs zu behandeln. Der Verlauf zeigte aber, dass es zu einer Besserung des EEG-Befunds und der kognitiven Symptome bei ADHS kam und die beiden Dimensionen miteinander in zeitlichem Zusammenhang standen. Die Autoren folgern, dass zumindest in ausgewählten Fällen davon abgesehen werden sollte, nicht-iktuale EEG-Pathologien für klinisch irrelevant zu halten!

5.1.2 Epilepsien als Risikofaktor für ADHS

In den letzten Jahren hat sich die Erkenntnis einer hohen Komorbidität von Epilepsie und ADHS mehr und mehr durchgesetzt (▸ **Tab. 24**). Wenigstens 20 % der Kinder mit Epilepsie leiden ebenfalls an einer ADHS (Kaufmann et al. 2009). Dabei zeigt sich, dass Patienten mit einer frontalen Epilepsie, einer Rolando-Epilepsie oder einer Absence-Epilepsie des Kindesalters besonders betroffen sind (Parisi et al. 2010).

5.1.3 ADHS als Risikofaktor für Epilepsien

Umgekehrt ist die Primärdiagnose einer ADHS auch mit einem höheren Risiko vergesellschaftet, später eine Epilepsie zu entwickeln (▸ Tab. 25). In einer populationsbasierten Studie bei 358 Kindern mit ADHS und 728 Kontrollkindern war das Risiko, eine Epilepsie zu entwickeln bei Kindern mit ADHS um das 2.7-Fache erhöht (95 % Konfidenzintervall: 0.94–7.76; Davis et al. 2010).

5.2 Autistische Syndrome

Bei den Autismus-Spektrum-Störungen handelt es sich um klinische Syndrome, die, wie bei der ADHS, bis ins Kindesalter zurückverfolgt werden können. Sie sind charakterisiert durch

- Probleme mit der sozialen Wahrnehmung und Kompetenz,
- Kommunikationsprobleme im Rahmen der verbalen und non-verbalen Sprache,
- einem hohen Bedürfnis nach Routinen und geregelten Tagesabläufen sowie
- Besonderheiten der Wahrnehmung, Aufmerksamkeitssteuerung und Interessenmodulation.

Dachte man früher beim Begriff Autismus häufig nur an schwere Formen frühkindlichen Autismus ohne jede Sprachkompetenz, so setzt sich in den letzten Jahren zusehends die Erkenntnis durch, dass es sich beim Autismus, wie auch bei der ADHS, um eine Spektrumserkrankung handelt (Autismus-Spektrum-Störung). Die neuesten Studien auf der Grundlage großer populationsbasierter Untersuchungen weisen auf eine Prävalenzrate in der Größenordnung von bis zu 2.7 % hin (Kim et al. 2011). Neben einer Gruppe von sekundären autistischen Störungen im Kontext klar identifizierter neurologischer Erkrankungen, wie etwa der tuberösen Hirnsklerose oder dem fragilen-X-Syndrom (syndromaler Autismus), gibt es eine große Untergruppe mit oft familiärer, aber deutlich leichterer Ausprägung der autistischen Syndromatik. Sie wird in der Psychiatrie und Psychotherapie häufig nicht als Basisstörung erkannt und eher unter Sekundärdiagnosen, wie atypischen Depressionen, atypischen Angsterkrankungen, atypischen Psychosen oder atypischen Persönlichkeitsstörungen, insbesondere Borderline-Persönlichkeitsstörungen, behandelt (Tebartz van Elst 2013).

Zwischen den Autismus-Spektrum-Störungen und ADHS scheint es eine bislang wenig verstandene Verbindung zu geben. ADHS ist die häufigste Erstdiagnose bei Kindern mit Autismus. In der Tat weisen viele Menschen mit Autismus klinisch Besonderheiten der Aufmerksamkeitsmodulation auf, die sehr an eine ADHS erinnern. Kommen dann noch die sehr häufigen impulsiven Verhaltensweisen hinzu, z. B. wenn Routinen unterbrochen oder Erwartungen enttäuscht werden, kann schnell der Eindruck einer ADHS entstehen. Aber auch echte Komorbiditäten sind häufig.

5.2.1 EEG-Befunde bei autistischen Syndromen

Die Rate an EEG-Auffälligkeiten bei Menschen mit Autismus-Spektrum-Störungen ist besonders hoch. Sie wird variabel mit bis zu 60 % in Hinblick auf subklinische epilepsietypische Potenziale angegeben (Spence und Schneider 2009).

Interessanterweise fand eine kürzlich veröffentliche Studie differenzialdiagnostische Zusammenhänge zwischen der Lokalisation paroxysmaler EEG-Entladungsmuster und autistischen bzw. ADHS-Symptomen. Während frontale Paroxysmen und eine gestörte Hintergrundaktivität des EEGs eher mit autistischen Syndromen vergesellschaftet waren, wurden zentrotemporale Auffälligkeiten eher bei der ADHS-Gruppe gefunden (Kawatani et al. 2012).

In einer weiteren Untergruppe von Menschen mit Autismus kommt es zu einer sogenannten autistischen Regression. Das bedeutet, dass eine zuvor normale Entwicklung neurokognitiver und psychomotorischer Fähigkeiten zum Stillstand kommt oder sich sogar ein Rückschritt einstellt. Die Rolle, die subklinische epilepsietypische Potenziale für diese Regression spielen könnte, wird in der Literatur zunehmend diskutiert. In Anlehnung an das oben bereits beschriebene Landau-Kleffner-Syndrom wird dabei u. a. die Meinung vertreten, dass – unabhängig von nicht-vorhandenen Anfällen – die EEG-Auffälligkeiten eine kritische Rolle für die autistische Regression spielen könnte. Damit sollten diese möglicherweise in diesem speziellen Zusammenhang doch zum Therapieziel erklärt werden (Hrdlicka 2008).

In einer weiteren Studie wurden Videotelemetrieuntersuchungen bei autistischen Menschen mit Verdacht auf epileptische Anfälle untersucht. Dabei wurden in 60 % der Fälle teilweise sehr ausgeprägte EEG-Pathologien in Form von fokalen Sharp-Waves, Spike-Wave-Komplexen, multifokalen Sharp-Waves, aber auch generalisierter paroxysmaler Aktivität mit Poly-Spikes gefunden. Die Autoren betonen, dass in 73 % der Fälle, in denen Verhaltensparoxysmen untersucht werden konnten, interiktuale epileptiforme EEG-Auffälligkeiten vorhanden waren, allerdings in keinem einzigen Fall in dem Sinne, dass nach epileptologischen Kriterien eine Epilepsie hätte diagnostiziert werden können (Kim et al. 2006). Auch die Autoren dieser Studien bringen ihre Skepsis darüber zum Ausdruck, dass man in solchen Konstellationen die Verhaltensparoxysmen als rein dissoziative bzw. rein psychoreaktive Stressreaktionen begreifen sollte. Sie stellen aber sachlich richtig fest, dass es sich dabei nicht um eine Epilepsie handelte.

Tab. 24: Epilepsie als Risikofaktor für psychiatrische Störungen

Störungsbild	Ergebnis	Anmerkungen	Quelle
ADHS	Über 20 % der Kinder mit Epilepsie haben eine ADHS	Besonders häufig bei frontaler Epilepsie, Rolando-Epilepsie, Absence-Epilepsie der Kindheit	Kaufmann et al. 2009
Entwicklungsstörungen (ADHS- und Autismus-Spektrum) bei komplizierter und unkomplizierter Epilepsie	23.1 % der Kinder mit unkomplizierten und 81.1 % derer mit komplizierten Epilepsien zeigen Entwicklungsstörungen im Sinne eines ADHS-Autismus-Spektrums	Studie an spezialisiertem Zentrum	Berg et al. 2011
Schizophrenie	Inzidenz bei Epilepsie mit 3.53 im Vergleich zu 0.46 auf 1000 Personenjahren signifikant erhöht (Hazzard Ration 7.65, 95 %; Konfidenzintervall 6.04–9.69)	Große populationsbasierte epidemiologische Studie	Chang et al. 2011
Affektive Störungen	Lebenszeitprävalenz depressiver Störungen von 22.1 % im Vergleich zu 12.1 % in der Allgemeinbevölkerung erhöht	Große kanadische epidemiologische, populations-basierte Studie an 36 984 Menschen	Tellez-Zenteno et al. 2007
Borderline-Persönlichkeitsstörungen	Juvenile Myoklonusepilepsie ist mit Persönlichkeitsstörungen (26.5 %) und einer Borderline-Persönlichkeitsstörung (6.5 %) vergesellschaftet	Relativ große Studie an 170 Epilepsiepatienten mit juveniler Myoklonusepilepsie	Gélisse et al. 2001

5.2.2 Autismus als Risikofaktor für Epilepsien

Autismus ist ein klarer, seit langem erkannter und unstrittiger Risikofaktor für die Entwicklung einer späteren Epilepsie (▸ **Tab. 25**). Wiederum variieren die konkreten Zahlen abhängig von den Stichproben stark. Insgesamt wird das Risiko, bei einer autistischen Erkrankung später eine Epilepsie zu entwickeln, mit 5 % bis 46 % angegeben (Spence und Schneider 2009).

In einer populationsbasierten Untersuchung fanden sich sogar bei 38 % der autistischen Menschen im weiteren Verlauf epileptische Anfälle (Danielsson et al. 2005). Als spezifische Prädiktoren für das Auftreten von Epilepsien konnten

- das Alter der untersuchten Stichproben (am höchsten bei Adoleszenten und jungen Erwachsenen),

- das Vorhandensein einer leichten bis moderaten mentalen Retardierung sowie
- rezeptive Sprachprobleme

identifiziert werden (Tuchman und Rapin 2002). Häufig finden sich dabei komplex fokale und sekundär generalisierende sowie primär generalisierte Anfälle (Hara 2007). Inwieweit subklinische EEG-Pathologien aber von ursächlicher Bedeutung für die Entwicklung autistischer Symptome sind oder alternativ nur mit diesen korrelierend auftreten, ist nach wie vor nicht geklärt. Hier können keine klaren therapeutischen Empfehlungen auf evidenzbasierter Grundlage ausgesprochen werden.

5.2.3 Epilepsien als Risikofaktor für Autismus

Bei bestimmten Epilepsien, etwa im Zusammenhang mit der tuberösen Hirnsklerose, werden häufig komorbide autistische Syndrome beobachtet. Letztere machen nach Levy et al. (2009) etwa 2 % der autistischen Syndrome aus.

Bei unkomplizierten Epilepsien ist die Entwicklung autistischer Syndrome dagegen deutlich seltener. Allerdings liegen hier nur wenige Zahlen vor, da insbesondere leichtere Formen von hochfunktionalem Autismus heutzutage häufig noch gar nicht als eigenständiges Problem erfasst werden.

In einer prospektiven Untersuchung von Berg und Mitarbeitern (2011) fanden sich immerhin bei 23.1 % der unkomplizierten, bereits in der Kindheit beginnenden Epilepsien und 81.1 % der komplizierten Epilepsien im weiteren Verlauf neurokognitive Entwicklungsstörungen. Dabei dominierte die ADHS-Variante deutlich im Vergleich zum Autismus-Spektrum. Zu ähnlichen Ergebnissen kam eine populationsbasierte Erhebung von Davies und Mitarbeitern (2003). Bei beiden Studien wurden allerdings die behavioralen Probleme wenig differenziert, so dass eine spezifische Diagnosestellung von Autismus-Spektrum-Störungen schwierig bleibt.

5.3 Schizophreniforme Syndrome

Die schizophreniformen Störungen wurden bereits in ▸ **Kapitel 2** und exemplarisch anhand der einleitenden **Kasuistik 1** (S. 23) thematisiert. Die Ideengeschichte zu möglichen Zusammenhängen zwischen Epilepsien und schizophreniformen Störungen ist lang. Wie erwähnt ging Meduna im vergangenen Jahrhundert zunächst von einem Antagonismus zwischen Epilepsie und Schizophrenie aus und führte vor diesem Hintergrund die Elektrokrampftherapie in der Schizophreniebehandlung ein. Einige Jahrzehnte später stellte Slater basierend auf einer erhöhten Prävalenz von schizophreniformen Störungen bei Temporallappenepilepsie die Temporallappenhypothese zur Schizophrenie vor. In den letzten Dekaden geriet das Thema insbesondere in der Schizophrenieforschung in den Hintergrund. Allerdings finden sich in den jüngst vergangenen Jahren wieder vermehrt Publikationen, die eindrücklich einen Zusammenhang zwischen diesen beiden neuropsychiatrischen Störungsbildern dokumentieren, der im Detail noch unverstanden ist.

5.3.1 EEG-Befunde bei schizophreniformen Störungen

Obwohl es unzählige Studien zu den verschiedensten EEG-Phänomenen bei schizophreniformen Störungen gibt, finden sich vor allem in der jüngeren Literatur wenige Untersuchungen zu klinischen EEG-Auffälligkeiten bei Schizophreniepatienten. Entsprechende Untersuchungen wurden vor allem im letzten Jahrhundert durchgeführt als die EEG-Technologie deutlich unpräziser war als heute. Dennoch wurden, wie bereits in ▸ **Kapitel 2** thematisiert, erhöhte Prävalenzen von pathologischen EEG-Befunden bei Menschen mit Schizophrenien in der Größenordnung von zwischen 20–60 % gefunden (Hughes 1996; Shelley und Trimble 2008).

5.3.2 Epilepsien als Risikofaktor für schizophreniforme Erkrankungen

Stellen Epilepsien einen Risikofaktor für die Entwicklung von psychiatrischen Störungen dar? Eindrückliche Zahlen liefert hier eine kürzlich veröffentlichte populationsbasierte Studie, die eine klare Verbindung dokumentiert zwischen dem Risiko an einer Epilepsie sowie konsekutiv an schizophreniformen, psychotischen oder auch bipolaren Störungen zu erkranken. Dabei wurden basierend auf einer Analyse des finnischen Krankenhausregisters die Krankengeschichten von 9653 Indexfamilien mit Epilepsie und 23 404 Nachkommen zwischen 1946 und 1990 untersucht (Clarke et al. 2012). Demnach war das Risiko für Menschen mit Epilepsie, an einer psychotischen Störung zu erkranken, 5.5-fach erhöht. Das Risiko, an einer Schizophrenie zu erkranken, war für diese Population sogar um das 8.5-Fache erhöht und das Risiko, eine bipolare Störung zu entwickeln, um das 6.3-Fache.

Litten Eltern an einer Epilepsie, so hatten die Nachkommen ein um das Zweifache erhöhte Risiko, eine Psychose zu entwickeln, im Vergleich zu Menschen mit Eltern ohne Epilepsie.

In einer großen retrospektiven Kohortenstudie aus Taiwan wurde untersucht, wie häufig komorbide Schizophrenien bei Menschen mit Epilepsie auftreten (▸ **Tab. 24**; Chang et al. 2011). Dazu wurden 11 527 Patienten mit neudiagnostizierter Epilepsie identifiziert und mit 46 032 Kontrollprobanden verglichen. Die Inzidenz von Schizophrenien war dabei mit 3.53 im Vergleich zu 0.46 auf 1000 Personenjahren statistisch signifikant erhöht (Hazzard Ration 7.65, 95 % Konfidenzintervall 6.04–9.69).

Tab. 25: Psychiatrische Störung als Risikofaktor für eine Epilepsie

Störungsbild	Ergebnis	Anmerkungen	Quelle
ADHS	2.7-fach erhöhtes Epilepsierisiko bei Kindern mit ADHS		Davis et al. 2010
Autismus	5–46 % der Menschen mit Autismus entwickeln eine Epilepsie		Spence und Schneider 2009
Autismus, populationsbasierte Studie	38 % der autistischen Menschen entwickeln eine Epilepsie		Danielsson et al. 2005
Schizophrenie	Inzidenz von Epilepsien bei den Schizophreniepatienten mit 6.99 im Vergleich zu 1.19 auf 1000 Personenjahren signifikant erhöht [Hazzard Ratio: 5.88, (95 % Konfidenzintervall 4.71–7.36)].	Große taiwanesische populationsbasierte Studie an 5195 Indexpatienten und 20 776 Kontrollprobanden	Chang et al. 2011
Affektive Störungen	Patienten mit einer Major Depression haben ein 6-fach erhöhtes Risiko einen unprovozierten Anfall zu entwickeln (95 % Konfidenzintervall, 1.56–22)	Fall-Kontroll-Studie	Hesdorffer et al. 2000
Borderline-Persönlichkeitsstörung	Keine Daten	Keine Daten	Keine Daten

5.3.3 Schizophrenien als Risikofaktor für Epilepsien

Die gleiche Studie (► Tab. 25; Chang et al. 2011) untersuchte das Risiko, bei schizophrenen Neuerkrankungen im weiteren Verlauf eine Epilepsie zu entwickeln. Dazu wurden 5195 Patienten mit der Indexdiagnose einer Schizophrenie verglichen mit 20 776 Kontrollen. Es zeigte sich, dass die Inzidenz von Epilepsien bei den Schizophreniepatienten mit 6.99 im Vergleich zu 1.19 auf 1000 Personenjahren signifikant erhöht war (Hazzard Ratio: 5.88, 95 % Konfidenzintervall 4.71–7.36).

Die oben bereits zitierte Studie (Clarke et al. 2012) zum transgenerationalen Risiko aus Finnland untersuchte auch das Risiko, eine Epilepsie zu entwickeln, wenn zuvor bei Eltern eine psychotische Erkrankung diagnostiziert worden war. Demnach war das Risiko bei Kindern von Eltern mit einer psychotischen Erkrankung 2.7-fach erhöht, eine generalisierte Epilepsie zu entwickeln. Aufwendige statistische post-hoc-Analysen konnten zeigen, dass diese Assoziationen nicht durch eine mögliche zufällige Komorbidität von Epilepsie und Psychosen in der Elterngeneration bedingt waren (Clarke et al. 2012).

Zu ähnlichen Ergebnissen, eines wechselseitig erhöhten Risikos eine Schizophrenie und Epilepsie zu entwickeln, kam auch eine weitere kürzlich veröffentlichte genetische Linkage-Studie (Wotton und Goldacre 2012).

Ettinger und Mitarbeiter (2010) untersuchten in einer Studie die Krankheitsverläufe von erwachsenen Menschen, die spät im Leben neu eine Epilepsie entwickelten. Die Autoren analysierten die psychische Gesundheit im Vorlauf zu diesen neu aufgetretenen Epilepsien. Sie fanden, dass prämorbide psychische Störungen bei Menschen mit neu diagnostizierten Epilepsien im Vergleich zu Kontrollen deutlich erhöht waren. Das betraf

- Depressionen (17 % vs. 12 %),
- Angstsyndromen (12 % vs. 8 %),
- Psychosen (12 % vs. 5 %) und
- Substanzmissbrauch (8 % vs. 4 %).

Nach statistischer Kontrolle in Hinblick auf intervenierende Variablen blieb allein das Vorhandensein von Psychosen als relevanter Risikofaktor für die Entwicklung einer Epilepsie übrig (Odds Ratio = 1.4, Konfidenzintervall 1.2–1.6).

5.4 Depressive Syndrome

Ein möglicher Zusammenhang oder auch Antagonismus zwischen depressiven Störungen und den Epilepsien ist aus klinischer Perspektive ein besonders spannendes Thema. Der Grund dafür ist, dass die Elektrokrampftherapie (EKT), d. h. die Behandlung von Depressionen durch die künstliche Induktion von epileptischen Krampfanfällen, nach wie vor die effektivste antidepressive Therapiemethode darstellt.

Wie sehen nun die Zusammenhänge zu EEG-Pathologien und wechselseitige Komorbiditäten zwischen Depressionen und Epilepsien aus? Es fällt auf, dass die diesbezügliche Literatur relativ alt ist und überwiegend aus der zweiten Hälfte des letzten Jahrhunderts stammt, während das Interesse an dieser Thematik trotz hoher berichteter Prävalenzraten in den letzten Dekaden nachgelassen zu haben scheint.

5.4.1 EEG-Befunde bei depressiven Störungen

Wie bereits in ▸ **Kapitel 2** thematisiert, ist die Rate an pathologischen EEG-Befunden für affektive Störungen mit 20–40 % hoch (Shelley et al. 2008). Dabei werden neben den klassischen epilepsietypischen Potenzialen und rhythmischen Verlangsamungen auch immer wieder Normvarianten, wie etwa 14 und 6 Hz positive Spikes und Small-Sharp-Spikes (SSS) als häufige Phänomene beschrieben. Bei späten Erstmanifestationen depressiver Störungen wurden insbesondere temporale langsame Wellen gefunden (Motomura et al. 2002). Während im Allgemeinen rechtsseitige Auffälligkeiten dominierten (Flor-Henry 1985), war bei bipolaren Depressionen die Rapid-Cycling-Variante vor allem mit bitemporalen epileptischen Entladungen vergesellschaftet (Levy et al. 1988). Interessanterweise war in einer Studie das Vorhandensein von epileptischen Entladungen bei bipolaren Patienten ein Indikator für schlechtes Ansprechen auf eine Therapie mit Lithium.

Solche Befunde illustrieren, dass EEG-Befunde durchaus eine praktische Relevanz für die klinische Therapie von depressiven Störungen haben könnten. Umso mehr verwundert es, dass diese Forschungstradition in den letzten Dekaden weitgehend eingebrochen ist.

5.4.2 Epilepsie als Risikofaktor für depressive Störungen

Depressionen sind ein häufiges Problem bei Menschen mit Epilepsie (Hoppe und Elger 2011). Bereits in ▸ **Kapitel 5.1** wurde auf die sehr hohe Häufigkeit von depressiven Syndromen bei Menschen mit chronisch therapierefraktärer Epilepsie hingewiesen (▸ **Tab. 24**). Diese bezogen sich in einer großen Untergruppe auf sekundäre Depressionen in zeitlichem Zusammenhang mit den Anfällen im Sinne der in ▸ **Kapitel 5.5** beschriebenen prä- und postiktualen Dysphorie (Kanner und Blumer 2008). Allerdings ist es oft schwierig, Zahlen, die an spezialisierten Zentren und an bestimmten Untergruppen von Patienten erhoben wurden, auf die Gesamtbevölkerung bzw. auf die Grundgesamtheit von Epilepsiepatienten zu verallgemeinern. Dazu werden populationsbasierte große epidemiologische Untersuchungen benötigt.

In einer solchen großen kanadischen populationsbasierten Studie fand sich bei Epilepsiepatienten eine Lebenszeitprävalenz depressiver Störungen von 22.2 % im Vergleich zu 12.2 % in der Allgemeinbevölkerung (Tellez-Zenteno et al. 2007). Dabei wurden die oben geschilderten epilepsiespezifischen dysphorischen Störungen nicht berücksichtigt. Diese Zahlen stimmen insgesamt gut mit den eigenen etwas höheren Prävalenzraten in der Größenordnung von 36 % überein, da in der Freiburger Stichprobe die dysphorischen Störungen in der Größenordnung von etwa 20 % zusätzlich erfasst wurden (▸ **Abb. 8**).

> Zusammenfassend illustrieren diese Untersuchungen, dass Depressionen nicht nur bei chronisch therapierefraktären Menschen mit Epilepsie, sondern auch in der Grundgesamtheit der Epilepsiepatienten erhöht sind.

5.4.3 Depressionen als Risikofaktor für Epilepsien

Zur Frage, ob Depressionen ein Risikofaktor für die Entwicklung von späteren epileptischen Anfällen sein könnten, existieren kaum Studien. Allerdings fand sich in einer Untersuchung von Hesdorffer und Mitarbeitern (2000, ▸ **Tab. 25**) tatsächlich, dass bei Patienten mit einer Major Depression ein 6-fach erhöhtes Risiko für das Auftreten unprovozierter Anfälle besteht (95 % Konfidenzintervall, 1.56–22). Auch nach statistischer Kontrolle die intervenierenden Faktoren betreffend blieb dieser Befund signifikant. Die Autoren folgerten, dass unbekannte pathogenetische Faktoren zu einer erhöhten Anfallsbereitschaft bei Depressionen führen.

5.5 Borderline-Persönlichkeitsstörung und emotional instabile Syndrome

Die Borderline-Persönlichkeitsstörung (BPS) ist charakterisiert durch Symptome wie

- emotionale Instabilität,
- Impulsivität,
- Instabilität des Selbstbilds und der interpersonellen Beziehungsgestaltung,
- chronische Suizidalität,
- Auftreten von dissoziativen Anspannungszuständen und
- häufige selbstverletzende Verhaltensweisen.

Schon früh wurden aufgrund unterschiedlicher Indizien von verschiedenen Autoren Querbezüge von der BPS zu epileptischen Syndromen hergestellt. So wiesen etwa Andrulonis und Mitarbeiter schon 1982 darauf hin, dass 27 % adoleszenter Borderline-Patienten EEG-Befunde im Sinne einer epileptischen Erkrankung aufwiesen. Andere Autoren beschrieben, dass sich Antikonvulsiva in einer großen Untergruppe von Patienten als wirksam bei der Reduktion von paroxysmalen Psychopathologien erwiesen (Cowdry und Gardner 1988).

Die Anzahl von Studien in Hinblick auf EEG-Pathologien oder wechselseitigen Assoziationen mit den Epilepsien ist wie bei den anderen neuropsychiatrischen Störungen gering. Es handelt sich hier wiederum eher um ein Niemandsland wissenschaftlicher Forschung zwischen den großen klinisch neurowissenschaftlichen Fächern. Um diese Problematik zu veranschaulichen, sei eine weitere Kasuistik vorgestellt.

Kasuistik:
Fall 3: Eine junge Frau mit Borderline-Persönlichkeitsstörung und Spike-Wave-Komplexen im EEG (Tebartz van Elst et al. 2011):
Die bei der Vorstellung 19-jährige Studentin klagte über wiederkehrende Zustände mit extremer und aversiver innerer Anspannung seit dem 15. Lebensjahr. Die Studentin beschrieb intensive Depersonalisations- und Derealisationsepisoden, bei denen sich die Welt und ihr Körper anders anfühlten (»wie im Film«, »wie in Watte gepackt«). Sie entwickelten sich graduell in sehr aversive

Anspannungszustände. Diese Episoden konnten 15–30 Minuten, aber auch Stunden oder Tage andauern. Häufig kam es dann zu selbstverletzenden Verhaltensweisen durch Ritzen mit einem Rasiermesser, um diese unangenehmen Anspannungszustände zu durchbrechen, was auch meist gelang. Abgesehen davon gab es eher frustinduzierte selbstverletzende Verhaltensweisen, die nicht unmittelbar aus solchen Anspannungszuständen resultierten. Unabhängig davon beschrieb sie eine ausgeprägte emotionale Instabilität und Stimmungsschwankungen, impulsive Verhaltensweisen und chronische Suizidgedanken seit Jahren. In den Jahren vor der Vorstellung war es zu insgesamt 13 stationären Aufnahmen, oft mit Fixierungen wegen der massiven Selbstverletzungen, gekommen. Die häufigsten Diagnosen neben der Borderline-Persönlichkeitsstörung waren dissoziativer Stupor, Alpträume, Substanzmissbrauch oder schizoide Persönlichkeitsstörung. Die Familienanamnese war ebenso wie die somatische Vorgeschichte unauffällig. Es gab keine Hinweise auf Epilepsien oder andere neuropsychiatrische Erkrankungen in der Vorgeschichte oder der Familie. Allerdings beschrieb die Patientin einen Vorfall, bei dem sie Haschisch gegessen hatte, wobei es zu einer absenceartigen Episode gekommen war. Es bestanden keinerlei Hinweise auf Missbrauchserfahrungen in der Kindheit. Die psychosozialen Rahmenbedingen waren unauffällig.

Die Laborbefunde waren ebenso wie ein MR des Gehirns unauffällig. Im initialen klinischen Routine-EEG zeigten sich allerdings intermittierende rhythmische Theta-Aktivitäten im Kontext eines unauffälligen Hintergrund-EEGs (► **Abb. 11**).

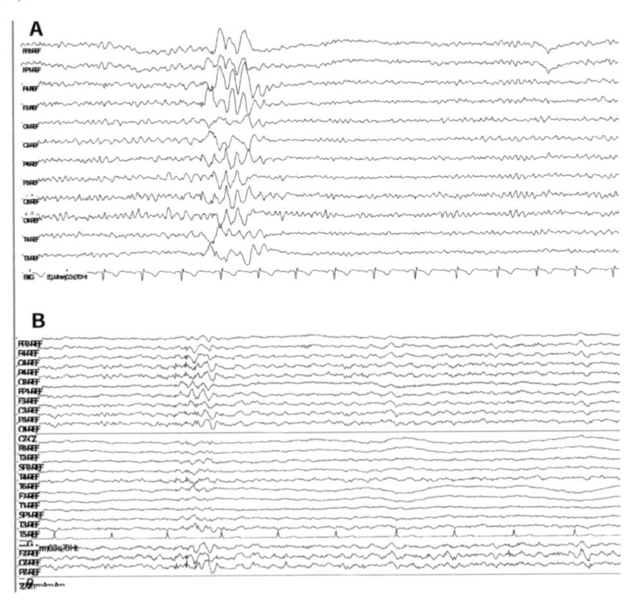

Abb. 11: A: Klinisches Routine-EEG mit generalisierten rhythmischen Theta-Aktivitäten bei einer 19-jährigen Patientin mit Borderline-Persönlichkeitsstörung; B: 5-Hz-Spike-Wave-Komplexe bei der gleichen Patientin im Rahmen eines hochauflösenden EEGs bei der Videotelemetrie

Nach medikamentöser Therapie mit Valproat kam es zu einer raschen und klaren Besserung der Anspannungszustände und der selbstverletzenden Verhaltensweisen, da diese eine Reaktion auf die Anspannungszustände darstellten.

Im Rahmen einer epileptologischen videotelemetrischen Diagnostik über 8 Tage unter einem therapeutischen Valproatspiegel konnten klare generalisierte 5-Hz-Spike-Wave-Komplexe mit einer Dauer von 1000–1500 Millisekunden nachgewiesen werden. Nach Absetzen des Valproats kam es zu einer deutlichen Zunahme von Frequenz und Dauer der generalisierten 5-Hz-SWCs auf etwa 28/Tag mit einer Dauer von 1000–2000 Millisekunden.

Mit einer Latenz von etwa 24 Stunden kam es dann wieder zu dem habituellen dissoziativem Syndrom mit intensiver Derealisation und Depersonalisation, extremer innerer Anspannung, Mutismus und ausgeprägten selbstverletzenden Verhaltensweisen (Kopf an die Wand schlagen). Daher wurde die Patientin auf die psychiatrische Intensivstation verlegt, wo sie wegen der Autoaggression fixiert werden musste.

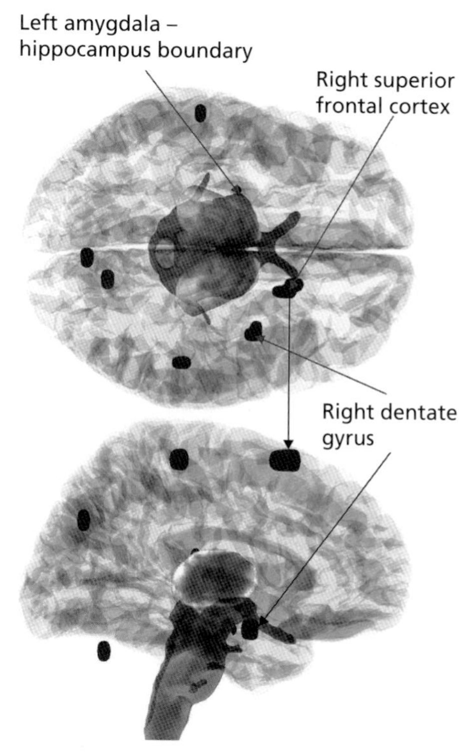

Abb. 12: fMRI-Korrelate der paroxysmalen EEG-Aktivität in der Patientin mit Borderline-Störung illustrieren die funktionelle Relevanz dieses EEG-Phänomens

Für die pathogenetische Interpretation dieser Symptomatik ist es wichtig, dass das Video-EEG, welches während der Entwicklung dieser klinischen Symptomatik aufgezeichnet wurde, klar nachweisen konnte, dass es zwar eine Frequenz-

und Dauerzunahme der ETPs gab, aber keine epileptischen Anfallsmuster im Sinne eines non-konvulsiven Status epilepticus auftraten. Damit konnte im Sinne epileptologischer Kriterien nachgewiesen werden, dass diese Patientin nicht an einer Epilepsie litt.

Im weiteren Verlauf wurde wieder mit Valproat behandelt. Innerhalb einiger Wochen konnte eine Vollremission hinsichtlich der Anspannungszustände und der Selbstverletzungen erreicht werden. Über die folgenden 2 Jahre hat die Patientin diese Medikation vier weitere Male beendet. Jedes Mal kam es innerhalb von Wochen bis Monaten zu einem erneuten Auftauchen der massiven dissoziativen Anspannungszustände mit Selbstverletzungen. Sie erforderten jeweils eine stationäre Aufnahme. Durch das erneute Ansetzen einer antikonvulsiven Medikation konnten sie erfolgreich behandelt werden.

Um die funktionellen Korrelate dieses pathologischen EEG-Musters bei der Patientin näher zu charakterisieren, wurde eine simultane EEG/fMRI-Untersuchung durchgeführt. ▸ **Abbildung 12** zeigt, dass parallel zu den EEG-Paroxysmen Areale im Bereich des linken Amygdala-Hippocampus-Übergangs und des rechten superioren frontalen Gyrus aktiviert und im Bereich des rechten Gyrus dentatus deaktiviert wurden. Damit konnte belegt werden, dass die paroxysmale EEG-Aktivität auch das BOLD-Signal des Gehirns beeinflusst. Dennoch bleibt die genaue neurophysiologische Dimension dieses Phänomen unerklärt.

Die Kasuistik ist für dieses Buch neben **Kasuistik 1** (s. S. 23) deshalb von zentraler Bedeutung, weil sie illustriert, dass es wenigsten einige Fälle von klassischen primärpsychiatrischen klinischen Präsentationen gibt, in denen allein EEG-Befunde darauf hinweisen, dass besondere und epilepsieassoziierte Pathomechanismen eine Rolle in der Genese des psychiatrischen Krankheitsbildes spielen könnten. In diesem Fall gibt es offensichtlich eine Beziehung zwischen der Häufigkeit und der Dauer der epilepsietypischen Potenziale und der Klinik der dissoziativen Anspannungszustände der Patientin, wobei es sich offensichtlich nicht um eine Epilepsie handelt. Dies konnte gemäß epileptologischen Kriterien im Rahmen der Videotelemetrie ausgeschlossen werden.

Bevor auf der Grundlage dieser Kasuistik die Frage nach nicht-epileptischen, aber epilepsiebezogenen Pathomechanismen erneut thematisiert werden wird, soll zuvor die Frage nach der Häufigkeit von EEG-Pathologien bei der Borderline-Persönlichkeitsstörung und nach einer klinischen Vergesellschaftung mit den Epilepsien beantwortet werden.

5.5.1 EEG-Befunde bei Borderline-Persönlichkeitsstörungen

Epilepsieverdächtige EEG-Pathologien bei BPS wurden zuerst 1975 von Monroe beschrieben. Cowdry und Mitarbeiter fanden in einer Untersuchung von 1986 bei 46 % paroxysmale EEG-Auffälligkeiten, v. a. mit Spikes und Sharp-Wave-Aktivität. Ähnliche Befunde werden von verschiedenen anderen Autoren berichtet, allerdings mit teilweise deutlich niedrigeren Prävalenzen (Shelley et al. 2008). In einer der jüngsten Arbeiten berichten de la Fuente und Mitarbeiter (1998) von einer Häufigkeit von langsamen EEG-Pathologien von 40 %. Insgesamt ist die Studienqualität aber eher schlecht, d. h. es handelt sich überwiegend um unkontrollierte Untersuchungen an kleinen Stichproben.

5.5.2 Epilepsie als Risikofaktor für Borderline-Persönlichkeitsstörungen

Zur Frage, ob eine Epilepsie ein Risikofaktor für die spätere Entwicklung einer BPS sein könnte, gibt es keine spezifischen Studien. Allerdings wurde schon in ▶ **Kapitel 4.9** darauf hingewiesen, dass bei der juvenilen Myoklonusepilepsie Persönlichkeitscharakteristika beschrieben wurden, die zumindest Parallelen zu einer BPS aufweisen.

In einer Fall-Kontroll-Studie fanden Mendez und Mitarbeiter (1993), dass solche Persönlichkeitsstörungen bei Epilepsiepatienten eher mit epileptischen Auren und seltener mit sekundär generalisierten Anfällen vergesellschaftet waren.

In einer Studie von Gelisse und Mitarbeitern (2001; ▶ **Tab. 24**) wurde die Häufigkeit von Persönlichkeitsstörungen in einer Gruppe von 170 konsekutiv diagnostizierten Menschen mit juveniler Myoklonusepilepsie analysiert. Sie fanden 45 Patienten mit einer Persönlichkeitsstörung (26.5 %). 11 Patienten litten an einer Borderline-Persönlichkeitsstörung (6.5 %), was ebenfalls deutlich oberhalb der Prävalenzrate der Allgemeinbevölkerung liegt.

Inwieweit auch andere Epilepsieformen möglicherweise mit emotional-instabilen Persönlichkeitsstörungen vergesellschaftet sein könnten, ist unklar. Dazu liegen bislang keine Studien vor.

In einer sehr interessanten Arbeit haben dagegen Reuber und Mitarbeiter (2004) auf eine Häufung von Persönlichkeitsstörungen im Sinne einer Borderline-Persönlichkeitsstörung bei Menschen mit nicht-epileptischen, dissoziativen Anfallserkrankungen hingewiesen. Dazu verglichen sie die psychometrischen Profile von 85 Patienten mit nicht-epileptischen, dissoziativen Anfällen mit denen von 100 Gesunden und 63 Menschen mit Epilepsie. Sie fanden, dass 43 der 85 Patienten mit dissoziativen Anfällen (50.6 %) das Persönlichkeitsprofil einer Borderline-Persönlichkeitsstörung aufwiesen. Dieser Befund ist bemerkenswert, auch vor dem Hintergrund der oben geschilderten **Kasuistik 3**. Denn auch diese junge Frau litt an einer Persönlichkeitsstörung und hatte, wie wahrscheinlich die meisten der Patienten in der Studie von Reuber, EEG-Auffälligkeiten. Auch bei ihr konnte die Videotelemetrie belegen, dass es sich nicht um eine Epilepsie handelt.

Ob in solchen Fällen ein rein-psychoreaktives Krankheitsmodell im Sinne einer reinen Stressverursachung angemessen ist, die Genese der klinischen Symptomatik zu erklären, erscheint den Autoren dieses Buches fraglich. Vielmehr könnten sich hinter solchen Fällen genau die paraepileptischen Pathomechanismen verbergen, die im folgenden Kapitel thematisiert werden sollen.

5.5.3 Borderline-Persönlichkeitsstörungen als Risikofaktor für Epilepsien

Zur Frage, ob eine BPS ein Risikofaktor für die spätere Entwicklung von Epilepsien sein könnte, liegen keine direkten Studien vor.

Erwähnenswert in diesem Zusammenhang ist eine Arbeit von Harris und Mitarbeitern (2002), in der sie darauf hinweisen, dass aus klinisch-phänomenologischer Sicht insbesondere die dissoziativen Anspannungszustände bei Menschen mit BPS große Ähnlichkeit mit komplex fokalen Anfällen haben. Ferner fanden sie, dass die neuropsychologischen Profile von Patienten mit BPS sich mit denen von Menschen mit Temporallappenepilepsie ähneln. Dies könnte auf Funktionsstörungen im Temporallappen hinweisen. Dafür gibt es bei BPS auch Evidenz aus dem Bereich der bildgebenden Untersuchungen (Tebartz van Elst et al. 2003; Tebartz van Elst et al. 2007).

Auch solche Beobachtungen können nach Auffassung der Autoren dieses Buches besser durch paraepileptische Pathomechanismen erklärt werden als durch die Annahme, dass es sich bei der klinischen Symptomatik einer BPS um verdeckte epileptische Anfälle handelt. Dies wird im folgenden Kapitel genauer betrachtet.

6 Pathomechanismen in der Neuropsychiatrie

Thema dieses theoretischen Kapitels sollen die pathogenetischen Modelle sein, mit deren Hilfe Ärzte und Patienten versuchen, die Genese von psychischen Symptomen zu verstehen. Auch wenn solche Modelle und Verstehensmetaphern immer bruchstückhaft und vereinfachend waren und dies auch bleiben, so spielen sie doch nicht nur für die Wissenschaft, sondern auch für das Selbstverständnis der betroffenen Menschen eine wichtige Rolle.

6.1 Die Phrenologie

Einer der Begründer des modernen Denkens über die Organisation von mentalen Leistungen und Symptomen im Gehirn war der Arzt und Anatom Franz Joseph Gall (1758–1828). Er gilt als Gründer der Phrenologie, die besagt, dass spezifische geistige Leistungen und Eigenschaften ganz spezifischen Gehirnarealen zuzuordnen sind. Da ein Zusammenhang zwischen der Schädelform und dem darunter liegenden Gehirn angenommen wurde, wurden diese mentalen Leistungen auf bestimmte Schädeloberflächenareale projiziert. Daraus entstanden die inzwischen berühmten phrenologischen Darstellungen dieses Zusammenhangs (► **Abb. 13**).

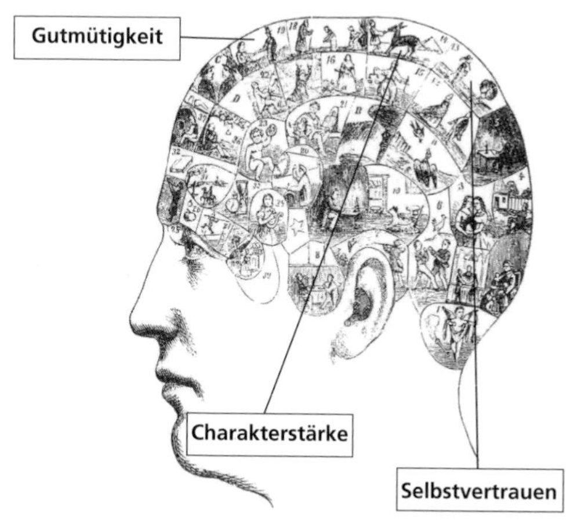

Abb. 13: Darstellung eines phrenologischen Kopfes (© akg-images)

Auf der Grundlage des heutigen Wissens über Neuroanatomie und Neurophysiologie werden solche Vorstellungen eher belächelt. Allerdings sollte man sich dabei vergegenwärtigen, dass dieser Denkansatz über mentale Leistungen und Symptome in der damaligen Zeit durchaus einen großen Fortschritt darstellte. Viele Zeitgenossen hingen noch der Humuralpathologie an und einige – Aristoteles folgend – hielten das Herz für das Organ der fühlenden Seele.

Im Folgenden werden die aktuellen Modellvorstellungen zur neuroanatomischen Organisation von mentalen Leistungen und Symptomen vorgestellt. Dabei sei darauf hingewiesen, dass es sich auch hierbei um vereinfachende Modelle handelt, die der Komplexität der heute bekannten Anatomie nicht komplett gerecht werden. Allerdings basieren die vorgestellten Modelle im Wesentlichen auf anatomischem Wissen und nicht auf Spekulationen. Sie erscheinen den Autoren didaktisch hilfreich, um angemessene Vorstellungen über die Pathogenese von Anfallserkrankungen zu entwickeln.

6.2 Die frontobasalen Schleifensysteme

Schon seit einigen Dekaden ist auf der Grundlage von Läsionsstudien und systematischen neurowissenschaftlichen, in den letzten Dekaden auch bildgebenden, Forschungsarbeiten klar geworden, dass in der Tat bestimmte Gehirnareale von kritischer Bedeutung für die Organisation bestimmter mentaler Leistungen sind. So ist das okzipitale Gehirn kritisch für visuelle Leistungen. Das Parietalhirn spielt eine zentrale Rolle in der Organisation von Räumlichkeit, bei mathematischen Leistungen und für die Orientierung im Raum. Die Temporallappen, insbesondere mesiale Temporallappenstrukturen wie der Hippocampus, sind kritisch für mnestische Leistungen. Dabei ist in der Regel der linkshirnige Temporallappen für sprachassoziierte Gedächtnisfunktionen und der rechte für figurale Gedächtnisfunktionen kritisch. Auch spielt bei Rechtshändern meist der linke Temporallappen (Wernicke-Areal) eine kritische Rolle als semantisches Sprachlexikon, während das frontale Brocaareal für die Sprachmotorik von zentraler Bedeutung ist. Insgesamt werden präfrontale Gehirnareale mit den sogenannten Exekutivfunktionen in enge Verbindung gebracht. Dies sind mentale Leistungen, die bestimmte Aspekte des Denken und der Verhaltensorganisation beschreiben, wie etwa die Fähigkeit zur Impulskontrolle, die Fähigkeit Pläne zu entwickeln und Verhalten zielorientiert zu organisieren, die mentale Flexibilität und Umstellungsfähigkeit in wechselnden Umwelten, die Fähigkeit problemorientierte Lösungsstrategien zu generieren oder auch die Antriebsorganisation.

Seit den richtungweisenden Arbeiten von Alexander und Mitarbeitern in den 80-er Jahren des letzten Jahrhunderts wurde aber klar, dass die Leistungen nicht als lokalisiert im phrenologischen Sinne, sondern vielmehr als Ausdruck von Netzwerkleistungen begriffen werden müssen. Alexander und Mitarbeiter (1986) arbeiteten basierend auf etabliertem anatomischem Wissen die Existenz von 5 sogenannten präfronto-striato-thalamo-präfrontalen Rückkopplungsschleifen des Frontalhirns heraus. Von diesen 5 präfronto-striato-thalamo-präfrontalen Schleifensystemen sind zwei mit primär motorischen und drei mit eher mentalen Leistungen befasst. Letztere sollen hier vorgestellt werden.

▶ **Abbildung 14** illustriert skizzierend das Schleifensystem des orbitofrontalen Präfrontalkortex. Dieses nimmt seinen Ursprung in orbitofrontalen und lateralen Arealen des Präfrontalhirns und strahlt über Stationen des Striatums (Nucleus caudatus und Putamen), des Pallidums und über den Thalamus wieder zurück in die Ursprungsregion, so dass ein geschlossener Regelkreis entsteht. Alle 5 präfronto-striato-thalamo-präfrontalen Regelschleifen sind insofern strukturgleich und parallel aufgebaut, als dass sie von ihren differenten präfrontalen Ursprungsarealen in je benachbarte Gebiete des Striatums (Caudatoputamen), des Pallidums, und des Thalamus ausstrahlen und den Regelkreis schließen.

Diesen frontobasalen Schleifensystemen können konkrete mentale Leistungen bzw. im Falle einer Funktionsstörung bestimmte mentale Symptome zugeordnet werden. So können etwa dem in ▶ **Abbildung 14** (oben) skizzierten Regelkreis des orbitofrontalen Kortex inhibitorische mentale Leistungen, wie Trieb- und Impulskontrolle sowie Affektregulation, zugeordnet werden. Das heißt, dass es im Falle einer Funktionsstörung im Verlauf dieses Regelkreises zu Symptomen wie Impulsivität, Reizbarkeit und emotionaler Instabilität kommt.

▶ **Abbildung 15** illustriert 3 der 5 präfronto-striato-thalamo-präfrontalen Regelschleifen mit ihren mentalen Kernleistungen. Der Regelkreis des dorsolateralen Präfrontalkortex (DLPFC) ist eng mit kognitiven mentalen Leistungen wie dem Planen von Problemlösungen und Handlungsabläufen befasst. Die Regelschleife des anterioren Cingulums wird hauptsächlich mit psychomotorischen Leistungen wie Motivation und Antrieb in Verbindung gebracht.

An dieser Stelle sollen nicht in erster Linie die differenzierten mentalen Leistungen vorgestellt werden, welche durch die entsprechenden Regelkreise organisiert werden. Diesbezüglich sei auf die entsprechende Fachliteratur verwiesen (Mega und Cummings 1994). Vielmehr soll der konzeptuelle Fortschritt in Hinblick auf ein Verständnis der neuroanatomischen Organisation mentaler Leistungen anhand dieses Modells erläutert werden. Denn die Organisation mentaler Leistungen in Netzwerken und Regelkreisen erklärt mühelos, wieso unterschiedliche Läsionen und Funktionsstörungen des Gehirns klinisch relativ ähnliche Symptome hervorrufen können.

Unabhängig davon, ob etwa das orbitofrontale Schleifensystem im kortikalen Bereich, im Bereich des Striatums, des Pallidums, des Thalamus oder der diese Relaisstationen verbindenden weißen Substanz gestört wird, resultiert in all diesen Fällen eine einheitliche Symptomatik: Impulskontrollstörungen, Reizbarkeit oder emotionale Instabilität. Das Modell erklärt also, wieso unterschiedliche Störungsorte zu einer ähnlichen klinischen Symptomatik führen können. Zusätzlich kann erklärt werden, wieso in anderen Fällen einheitliche Läsionsorte zu einer bunten Psychopathologie führen können. Wenn etwa ein Entzündungsherd im Bereich des basalen Vorderhirns zu Funktionsstörungen führt, sind in diesem Bereich alle drei Regelkreise betroffen und es können Symptome aus dem Bereich der Impuls-

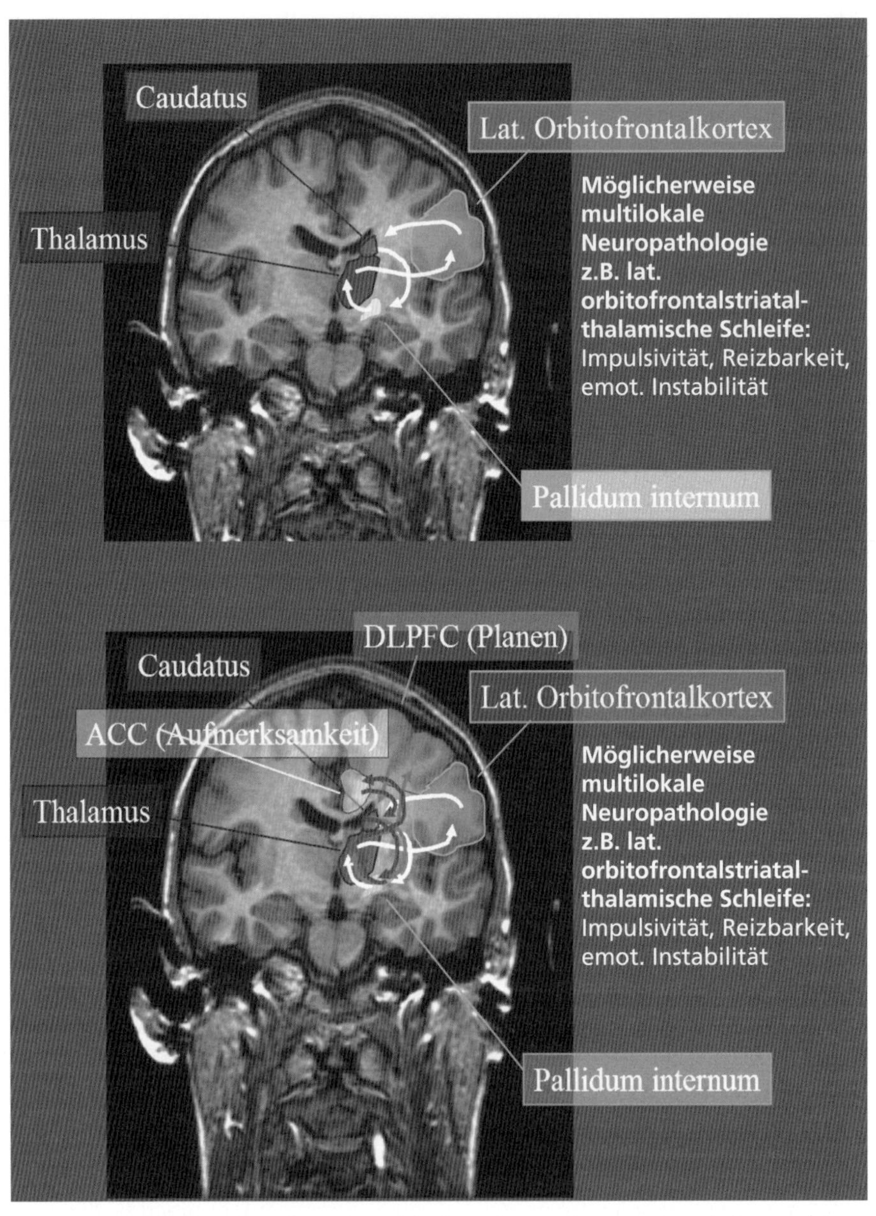

Abb 14: Vereinfachte Darstellung des orbitofrontalen präfronto-striato-thalamo-präfrontalen Regelkreises (oben) und aller drei »mentaler« Schleifensysteme (unten)

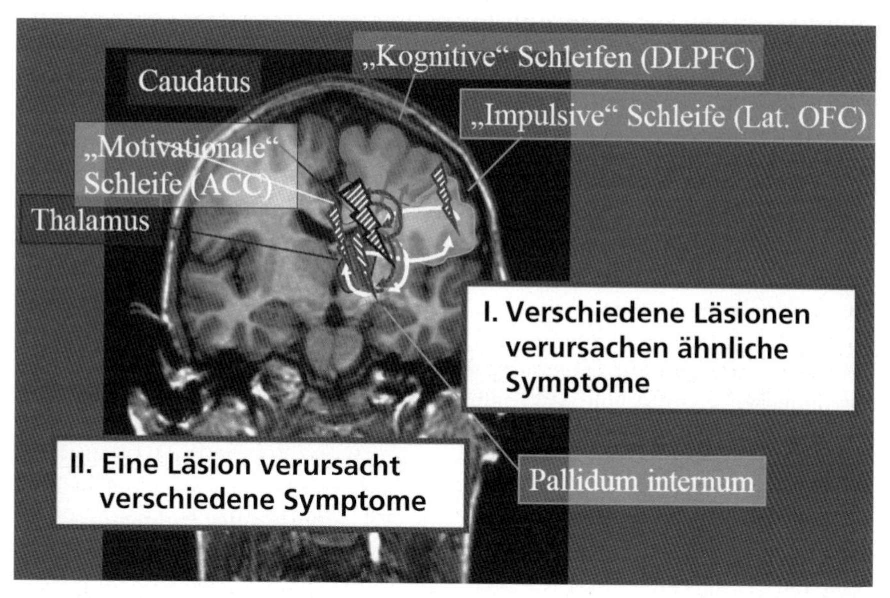

Abb. 15: Schematische Illustration der Störungsmöglichkeiten der »mentalen« präfrontobasalen Schleifensysteme

kontrolle, der kognitiven Planung (Exekutivfunktionen) und der Psychomotorik (amotivationale, antriebsarme Syndrome) resultieren.

Das Modell der frontobasalen Schleifensysteme erklärt also das komplexe und heterogene Beziehungsgefüge zwischen Störungsort und resultierender Klinik bei Hirnfunktionsstörungen.

An dieser Stelle sei nur am Rande darauf hingewiesen, dass im bisher präsentierten Modell die für neuropsychiatrische und Anfallserkrankungen so wichtigen limbischen Strukturen des Temporallappens wie Amygdala und Hippocampus noch nicht integriert sind. Dies ist in neueren Ausarbeitungen dieses grundlegenden Modells im Kontext des Konzepts der Extended Amygdala und der Organisation des ventralen Vorderhirns auf überzeugende Art gelungen. Diesbezüglich sei auf die entsprechende Fachliteratur verwiesen (besonders auf Heimer et al. 2008).

6.3 Die Relation Symptom – Pathogenese – Ätiologie

Das oben geschilderte Modell illustriert die komplexe Relation zwischen klinischen Symptomen oder Syndromen und den zugrundeliegenden neuroanatomischen

Strukturen und Regelkreisen. Es macht auch klar, dass es einen bedingt relationalen Zusammenhang zwischen einem klinischen Symptom und einer neuroanatomischen Funktionsstörung (Pathogenese) gibt. Denn ein Symptom wie eine Impulskontrollstörung lässt vor dem Hintergrund des skizzierten Modells mit Wahrscheinlichkeit auf eine Funktionsstörung irgendwo im Verlauf des orbitofrontalen Schleifensystems schlussfolgern.

Allerdings muss darauf hingewiesen werden, dass damit noch keine Erkenntnisse zur Ursächlichkeit eines solchen Symptoms gewonnen wurde. Denn allein aufgrund der klinischen Betrachtungsweise bleibt unklar, wo sich genau der Ort der Funktionsstörung befindet. Vor allem aber ist mit Feststellung des Störungsortes noch kein notwendiger Erkenntnisgewinn zur Störungsursache gemacht. Denn ob etwa eine kortikale Funktionsstörung im orbitofrontalen Kortex durch einen entzündlichen Prozess, eine Mikroblutung, einen kleinen Infarkt, einen epileptischen Herd, einen Tumor oder einen Pathomechanismus im Sinne einer Spreading Depression wie bei Migräne verursacht wurde, kann weder aufgrund der Kenntnis des Symptoms noch des Störungsortes geschlossen werden. Dies verdeutlicht, dass mit rein lokalisatorischen Methoden eher Erkenntnisse zur Pathogenese von Symptomen und nicht unbedingt zu deren Ursächlichkeit gewonnen werden (vgl. auch Tebartz van Elst 2007).[7]

6.4 Die Rolle von Transmittersystemen

Bei neuropsychiatrischen Erkrankungen allgemein, besonders aber bei primär psychiatrischen Erkrankungen wie depressiven oder schizophreniformen Störungen, muss über die Neuroanatomie hinaus die Neurochemie des Gehirns mitbedacht werden. So werden die oben beschriebenen frontobasalen Schleifensysteme und weitere neuronale Netzwerke durch klar strukturierte und anatomisch im Hirn weit verzweigte Neurotransmittersysteme dynamisch beeinflusst und in ihrer Funktion moduliert. Das soll anhand des wichtigen dopaminergen Systems veranschaulicht werden. ▸ **Abbildung 16** illustriert die Anatomie des dopaminergen Systems.

Das dopaminerge System besteht aus 2 Schenkeln, dem nigrostriatalen System und dem mesolimbischen System. Der nigrostriatale Schenkel des dopaminergen Systems nimmt seinen Ursprung in der Substantia nigra und innerviert die Basalganglien. Es ist vor allem als Ort der zentralen Neurodegeneration beim Morbus Parkinson bekannt. Das zweite und für die Psychiatrie und Psychotherapie wahrscheinlich noch wichtigere dopaminerge Subsystem ist das mesolimbische

7 Diese Einsicht ist im Übrigen auch bei der Interpretation der inflationären Befunde aus der klassischen funktionellen Bildgebung hilfreich. Denn in diesem Zusammenhang werden sowohl in der Rezeption als auch bei der Darstellung und Interpretation der Ergebnisse diese beiden Erkenntnisebenen oft verwechselt.

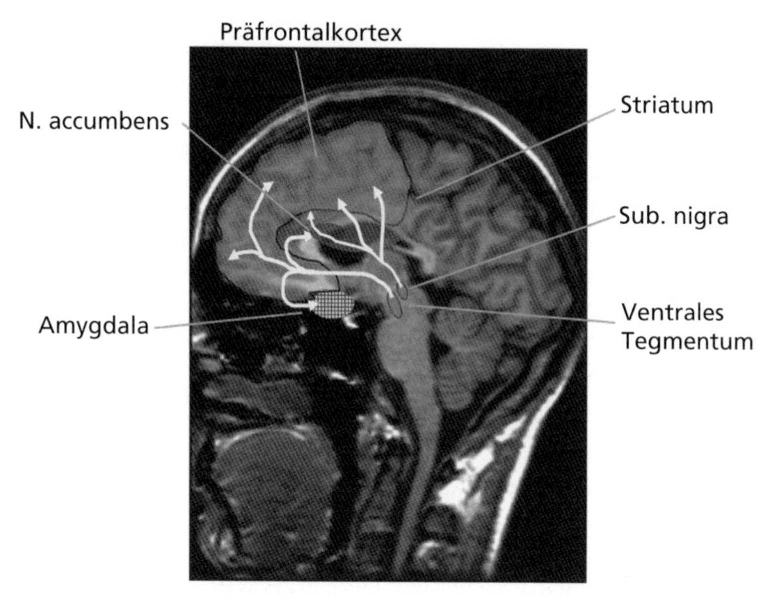

Abb. 16: Nigrostriataler und mesolimbischer Schenkel des dopaminergen Systems modulieren die Funktion striataler (Putamen, Pallidum etc.), limbischer (Amygdala, Hippocampus, Nucleus accumbens etc.) und präfrontaler Neuronenverbände

System. Dessen dopaminerge Kerne liegen im ventralen Tegmentum und innervieren limbische Strukturen wie die Amygdala, Strukturen des ventralen Vorderhirns (wie den Nucleus accumbens) und weite Teile des Präfrontalhirns. Bereits die Anatomie dieses dopaminergen Systems macht klar, dass es die Funktionen der oben geschilderten frontobasalen Schleifensysteme an verschiedenen Orten, wie dem präfrontalen Kortex, dem Striatum und dem basalen Vorderhirn, modulieren kann.

Ähnliches gilt für die anderen großen Transmittersysteme, wie z. B. das noradrenerge, serotonerge oder cholinerge System. Beim Verständnis der Organisation und Störung mentaler Funktionen müssen also neuroanatomische Modelle, wie das der frontobasalen Schleifensysteme, mit Modellen der neurochemischen und Transmitterorganisation zusammengedacht werden, um ein umfassendes Verständnis der Physiologie und Pathophysiologie des Mentalen zu entwickeln.

6.5 Epileptische Funktionsstörungen

Wie sehen nun vor diesem Hintergrund die klassischen epileptischen Funktionsstörungen aus?

Gemeinsames Merkmal der Epilepsien im Sinne der in ▸ **Kapitel 3.1** vorgestellten Definition ist neben der Anfallssemiologie die parallel dazu auftretende pathologische Hyperexzitabilität und Synchronisation größerer neuronaler Verbände. Diese finden ihren Ausdruck in den klassischen im EEG ableitbaren epilepsietypischen Potenzialen. Hier sind in erster Linie die sogenannten Sharp-Waves, Spikes und Spike-Slow-Wave-Komplexe zu nennen (▸ **Abb. 17**).

Diese epilepsietypischen Potenziale sind Ausdruck einer pathologischen synchronen exzitatorischen Aktivität größerer Neuronenverbände. Was dies funktionell für die lokalen neuronalen Netzwerke und die zerebrale Informationsverarbeitung genau bedeutet, ist im Detail nach wie vor unverstanden.

So kommen epilepsietypische Potenziale bei vielen Epilepsien im interiktualen Intervall, aber vereinzelt auch bei völlig gesunden Menschen (▸ **Kap. 2**) vor, ohne dass damit erkennbare klinische Symptome verbunden wären. Dennoch sind sie auch in diesen Fällen Ausdruck einer zumindest auffälligen neuronalen Aktivität.

Etwa bei den Pyknolepsien (▸ **Kap. 3.1.4**) kommt es, verbunden mit den typischen 3-Hz-Spike-Wave-Komplexen, zu einer Aufmerksamkeitsstörung wahrscheinlich im Sinne eines Ausfallssyndroms betroffener Hirnareale oder Netzwerke. Bei tonischen oder klonischen Anfällen ist die im EEG beobachtbare epilepsietypische Aktivität begleitet von einer exzessiven motorischen Funktion. Das heißt, die Entladungen gehen mit einem Zuviel an efferenter Exzitabilität einher, was an der Motorik der betroffenen Menschen abgelesen werden kann. Beispielsweise nach Grand-mal-Anfällen kann es wie bei einer protrahierten (verzögerten) Todd'schen Lähmung zu länger anhaltenden Hemiparesen oder Aphasien kommen, die meist als Ausfallerscheinungen infolge von Inhibitionen oder Ermüdungsphänomenen zuvor exzessiv aktivierter Netzwerke verstanden werden, auch wenn meist nicht klar ist, was hier Ermüdung oder Inhibition im neurophysiologischen Sinne genau bedeutet.

Von besonderem Interesse für die in diesem Buch vorgetragenen Überlegungen sind die interiktualen epilepsietypischen Potenziale. Ihnen wird in der Epileptologie und der Psychiatrie meist dann wenig Bedeutung beigemessen, wenn keine korrelierenden klinisch bekannten und akzeptierten Syndrome im Sinne eines epileptischen Anfalls identifiziert werden können. Hintergrund dieser konservativen und vorsichtigen Interpretation solcher EEG-Auffälligkeiten ist die Sorge einer medikamentösen Überbehandlung von Menschen mit EEG-Auffälligkeiten ohne klinische Symptomatik.

Das Credo, dass die klinische Symptomatik und keine EEG-Auffälligkeiten behandelt werden sollten, wird von den meisten Neurologen, Epileptologen und Neuropsychiatern geteilt. Auch die Autoren dieses Buches unterstützen es vorbehaltlos. Allerdings ist es ein zentrales Anliegen dieses Buches, gerade für den Bereich der Psychiatrie und Psychotherapie in Frage zu stellen, wie eng die Definition des Begriffs »klinische Symptomatik« in diesem Zusammenhang gewählt werden sollte. Schon durch die einleitende **Kasuistik 1** (S. 23) eines Jugendlichen mit Spike-Wave-Komplexen und klinischer Symptomatik eines schizophreniformen Syndroms, welches sehr gut auf eine antikonvulsive Medikation mit Valproat ansprach, wird klar, dass die im epileptologischen Kontext gelegentlich vertretene Auffassung, klinisch-psychiatrische Syndrome seien nicht als relevante

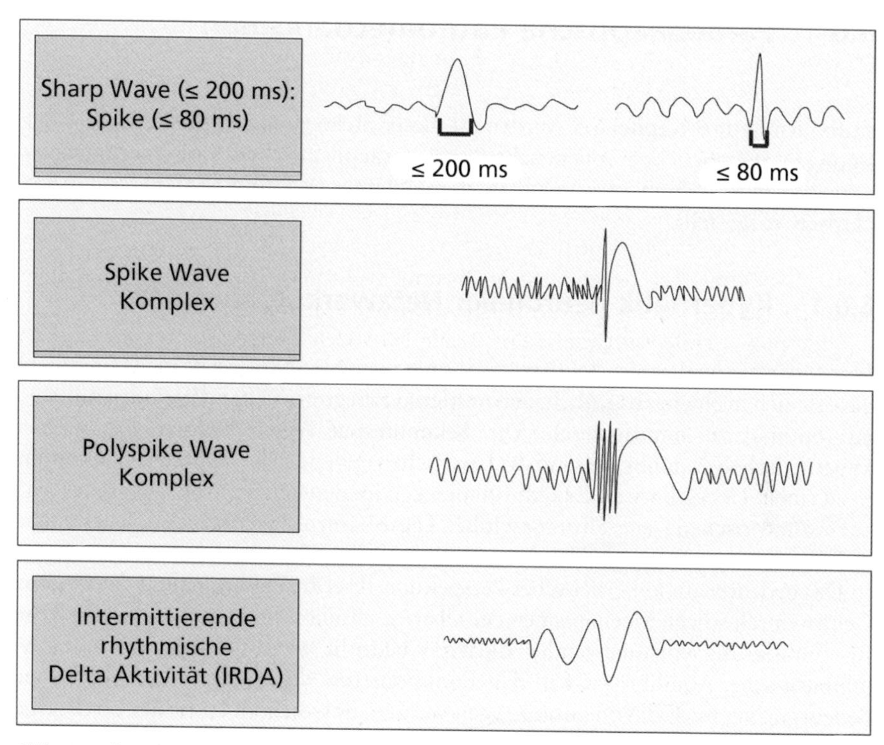

Abb. 17: Illustration epilepsietypischer EEG-Potenziale

Hirnfunktionsstörungen im Kontext von auffälligen EEG-Befunden zu interpretieren, von den Autoren dieses Buches nicht geteilt wird.

Hier wird nicht die Auffassung vertreten, dass etwa das in **Kasuistik 1** (s. S. 23) geschilderte paranoid-halluzinatorische Syndrom als klinisches Anfallsleiden verstanden werden sollte. Die zeitliche Dynamik des Auftretens der entsprechenden Symptome wie Halluzinationen, Denkstörungen, Ich-Störungen oder Affektstörungen passt keineswegs zu den in ▸ **Kapitel 3** geschilderten Anfallserkrankungen, seien sie nun epileptisch oder nicht. Daher wird hier auch nicht die Auffassung vertreten, dass der in **Kasuistik 1** geschilderte Patient an einer Anfallserkrankung oder gar einer Epilepsie litt. Dies ist ganz offensichtlich laut der aktuellen Definition von Epilepsien nicht der Fall. Denn die telemetrische Untersuchung wies zwar häufige epilepsietypische Potenziale auf, konnte aber keine klinische Symptomatik im Sinne eines Anfallsäquivalents nachweisen.

Vielmehr trägt dieses Buches die begründete Auffassung vor, dass es neben den klassischen epileptischen Pathomechanismen (▸ **Kap. 3**), auch noch andere, *paraepileptische Pathomechanismen* gibt. Diese haben zwar einen wesentlichen Bezug zu der epilepsietypischen Anfallsbereitschaft bzw. neuronalen Netzwerkinstabilität, sind aber nicht identisch mit dem klassischen exzitatorischen Pathomechanismus der Epilepsie eine Hyperexzitabilität und pathologische Netzwerksynchronisierung von epileptischen Anfällen betreffend.

6.6 Paraepileptische Pathomechanismen

Aufbauend auf ▸ **Kapitel 6.5** werden an dieser Stelle zunächst theoretische Überlegungen zu möglichen epileptischen und paraepileptischen Pathomechanismen vorgetragen und dann zwei mögliche paraepileptische Pathomechanismen exemplarisch vorgestellt.

6.6.1 Kybernetik neuronaler Netzwerkorganisation

Eine theoretische Analyse der Organisation neuronaler Netzwerke macht deutlich, dass sie sich in einem ausgeglichenen mittleren Erregungszustand befinden müssen, um optimal zu funktionieren. Die bekanntesten Abweichungen von diesem kybernetischen Äquilibrium sind die klassischen epileptischen Anfälle. Hier kommt es zu einem Überschuss an Exzitation, der sich im neuronalen Netz ausbreitet und zur exzitatorischen Generalisierung führt. Diese kann als hypersynchrone Aktivität in Form der epilepsietypischen Potenziale auch im EEG abgelesen werden.

Das bedeutet aus kybernetischer Perspektive, dass die Funktionalität des Organs Gehirn durch solche Mechanismen der Überexzitabilität und Generalisierung bzw. Rhythmisierung von neuronaler Aktivität bedroht wird. Da das exzitatorisch-inhibitorische Äquilibrium für das Funktionieren des Gehirns von kritischer Bedeutung ist, muss davon ausgegangen werden, dass sich im Laufe der zerebralen Entwicklungsgeschichte (Phylogenese) gegenregulatorische Mechanismen auf verschiedenen Organisationsstufen entwickelt haben, die sicherstellen, dass die dysfunktionale exzitatorische Aktivität sich nicht unangemessen in den neuronalen Netzwerken ausbreitet. Eine der Gegenreaktionen ist gegeben in Form der bekannten inhibitorischen GABA-ergen Interneurone, welche fast ubiquitär in den lokalen neuronalen Netzwerken dafür sorgen, dass Überaktivität gegenregulatorisch inhibiert wird. Bei epileptischen Anfällen bricht das beschriebene funktionelle Äquilibrium zusammen und es resultieren in unmittelbarem zeitlichen Zusammenhang die epilepsietypischen klinischen Anfälle und EEG-Phänomene.

Wie aber sieht nun die Situation im Falle der nicht-iktualen epilepsietypischen Potenziale aus? Und wie bei dem bei psychiatrischen Erkrankungen gehäuft anzutreffendem Phänomen der rhythmischen generalisierten Delta-Wellen (IRDAs, ▸ **Abb. 17**)?

Die genannten EEG-Phänomene sind sogar im relativ unsensitiven Oberflächen-EEG nachzuweisen. Es ist allgemeiner Konsens, dass solche EEG-Phänomene Ausdruck eines hypersynchronen Entladens großer Neuronenzellverbände sind. Deshalb ist die Wahrscheinlichkeit, dass sie funktionell keinerlei Bedeutung für das Gehirn haben, theoretisch betrachtet gering. Es gibt keinen Hinweis darauf, dass dies im »normalen« Wachzustand physiologisch sein könnte. Auch wurde in ▸ **Kapitel 2** geklärt, dass sie bei streng definierten gesunden Stichproben kaum zu beobachten sind.

Natürlich kann die pathophysiologische Bedeutung praktisch vernachlässigbar sein. Wenn klinisch keinerlei Symptome zu beobachten sind, ist es ein Gebot der praktischen Vernunft, solche instrumentellen Beobachtungen nicht über zu bewerten. Problematisch in diesem Zusammenhang ist nur, dass aus klassisch epileptologischer Sicht, psychiatrische Symptome manchmal nicht als relevant im Zusammenhang mit solchen EEG-Auffälligkeiten angesehen werden, sofern sie nicht der allgemein akzeptierten Phänomenologie (Semiologie) epileptischer Anfälle entsprechen. Dies ist aus Sicht der Autoren in Frage zu stellen. Denn es stellt sich gerade aus psychiatrischer Perspektive die Frage, welche Rolle diese Phänomene möglicherweise bei der psychiatrischen Symptomatik spielen könnten. In diese Richtung tendieren die Kasuistik in ▸ **Kapitel 2** (s. S. 23, des jungen Mannes mit einer schizophreniformen Klinik) oder die Kasuistik in ▸ **Kapitel 5** (s. S. 117, der jungen Frau mit einer Borderline-Persönlichkeitsstörung). Der ganze Kontext dieser Fälle spricht dagegen, dass die gefundenen EEG-Pathologien irrelevant für die Klinik sind. Und dennoch handelt es sich offensichtlich nicht um epileptische Anfälle.

Ein kritisches epileptologisches Argument für die Bedeutungslosigkeit dieser EEG-Phänomene trotz einer bestehenden psychiatrischen Symptomatik ist in der Regel die fehlende zeitliche Kopplung des EEG-Phänomens mit dem Vorhandensein der klinischen Symptomatik. Diese zeitliche Kopplung ist für die Definition epileptischer Anfälle mithilfe des epileptologischen diagnostischen Goldstandards, der Videotelemetrie, von entscheidender Bedeutung.

An dieser Stelle kommen die hier postulierten paraepileptischen Pathomechanismen als heuristische Modelle ins Spiel. Denn sie erlauben es, die fehlende zeitliche Kopplung der pathologischen EEG-Phänomene und der psychiatrischen Klinik plausibel zu erklären. ▸ **Tabelle 26** fasst etablierte epileptische und postulierte paraepileptische Pathomechanismen zusammen.

6.6.2 Paraepileptische Pathomechanismen

Aus kybernetischer Sicht ist es wahrscheinlich, dass das Gehirn bei fokal oder generalisiert verursachter Netzwerkinstabilität verbunden mit dysfunktionaler exzitatorischer Aktivität kybernetische Gegenmaßnahmen ergreift, um das für sein Funktionieren kritische Äquilibrium zu erhalten. Zwei denkbare autoregulatorische Prozesse wären:

- eine lokale oder generalisierte Netzwerkinhibition oder
- eine lokale oder generalisierte Netzwerkentkopplung.

Netzwerkinhibition

Bei der postulierten Netzwerkinhibition kommt es in Reaktion auf eine dysfunktionale exzitatorische neuronale Aktivität zu einer neuronalen Inhibition im lokalen Bereich der Exzitation. Diese könnte z. B. durch eine vermehrte Aktivität inhibitorischer GABA-erger Neurone repräsentiert werden oder durch Funktions-

Tab. 26: Etablierte epileptische und postuliert paraepileptische Pathomechanismen

Epileptische und theoretisch mögliche paraepileptische Pathomechanismen				
Pathomechanismus	***Prozess***	***Ausbreitung***	***Klinik***	***Relation zum EEG-Befund***
Etablierte epileptische Pathomechanismen	Exzitatorische Hypersynchronisation	Generalisiert	Generalisierte Anfälle	Zeitgleich gekoppelt
		Fokal	Fokale Anfälle	Zeitgleich gekoppelt
	Kindling*	Generalisiert	Unklar	Unklar
		Fokal	Unklar	Unklar
Hypothetische paraepileptische Pathomechanismen	Netzwerkinhibition	Generalisiert	Unklar	Zeitlich entkoppelt
		Fokal	Unklar	Zeitlich entkoppelt
	Netzwerkentkopplung (Dyskonnektion)	Generalisiert	Unklar	Zeitlich entkoppelt
		Fokal	Unklar	Zeitlich entkoppelt
	Weitere Mechanismen =?	...	...	...

* Unter Kindling versteht man das neurophysiologische Phänomen, dass auf bestimmte neurophysiologische Reizmuster die so stimulierten Zielregionen mit einer fortschreitenden Reizantwort reagieren.

änderungen etwa der Astroglia- oder Mikroglianetzewerke in den entsprechenden Arealen.

Wichtig für die Beurteilung des Zusammenhangs zu möglichen klinischen Symptomen ist die Analyse der wahrscheinlichen zeitlichen Dynamik solch autoregulatorischer Prozesse. Denn sie setzen natürlich mit einer zeitlichen Verzögerung zum auslösenden Trigger (ETPs) ein. Auch werden sie mit Wahrscheinlichkeit für eine gewisse Zeit anhalten und dann wieder zurückfahren. Es handelt sich also um eine zeitlich träge Dynamik mit unbekannter Zeitkonstante (Geschwindigkeit und Dynamik). Kommt es zu häufigen Triggern im Sinne von nicht-iktualen ETPs, ist es denkbar, dass sich ein solcher autoregulatorischer inhibitorischer Prozess mehr und mehr aufbaut (inhibitorisches Kindling). Letztlich könnte eine neuronale Funktionsstörung Ergebnis der gegenregulatorischen Inhibition und nicht so sehr der sie auslösenden exzitatorischen ETPs sein (vgl. auch **Kasuistik 2**, S. 78 und **Kasuistik 3**, S. 117). In diesem Fall könnten die nicht-iktualen ETPs im klinischen EEG als Marker eines potenziellen pathophysiologischen Prozesses verstanden werden, den sie zwar anstoßen, aber nicht mehr unmittelbar repräsentieren. Ein solcher Pathomechanismus wäre z. B. für die Patienten aus den **Kasuistiken 1–3** (S. 23, 78, 117) durchaus denkbar.

Netzwerkentkopplung

Angesichts der wahrscheinlichen Bedeutung, die das funktionelle Äquilibrium neuronaler Netze für deren Funktionieren hat, ist es darüber hinaus denkbar und theoretisch betrachtet wahrscheinlich, dass es weitere Prozesse der Autoregulation gibt. Sie setzen ein, wenn etwa mithilfe der lokalen Netzwerkinhibition das funktionale Äquilibrium nicht erreicht werden kann. Ein weiterer Prozess könnte die funktionale und strukturelle Entkopplung verschiedener neuronaler Netzwerke sein.

Es ist denkbar, dass beispielsweise verletzungsbedingt in einem Hirnareal ein chronischer und mit lokal inhibitorischen Mitteln nicht zu behebender epileptischer Fokus entstanden ist. Das Gehirn könnte derart reagieren, dass das Areal funktionell und langfristig, möglicherweise auch strukturell von anderen Gehirnarealen entkoppelt wird, um eine funktionelle Ausbreitung der in diesem Areal generierten pathologischen neuronalen Aktivität zu unterbinden. Weiterhin ist denkbar, dass die entsprechenden »entkoppelnden Maßnahmen« davon abhängen,

- ob ein solcher epileptischer Störherd fokal oder generalisiert ist,
- welche Form das neurophysiologische Störsignal genau hat und
- in welche neuronalen Netzwerke die Störquelle integriert ist.

Hier wären also zahlreiche unterschiedliche funktionell oder strukturell entkoppelnde Pathomechanismen möglich, die je nach Art und Weise zu unterschiedlichen funktionellen Konsequenzen für die Arbeitsweise des Gehirns führen. Dies kann auf der phänomenologischen und klinischen Ebene mit Symptomen wie Leistungsdefiziten, möglicherweise aber auch mit Vorteilen verbunden sein. Die so entkoppelten lokalen Hirnareale bringen Leistungen hervor, welche ohne Entkopplung eventuell nicht möglich gewesen wären. Nach Eindruck der Autoren dieses Buches könnte dies z. B. bei einigen autistischen Syndromen der Fall sein. Diese sind bekanntermaßen mit Epilepsien und häufig auch nicht-iktualen EEG-Pathologien vergesellschaftet aber gelegentlich auch mit Teilleistungen und Sonderbegabungen, die bei Gesunden selten zu finden sind.

Wieso sollen die vorgeschlagenen Pathomechanismen der Netzwerkinhibition oder Netzwerkentkopplung paraepileptisch genannt werden, obwohl z. B. die Patienten der **Kasuistiken 1–3** nach aktueller (und akzeptierter) Definition gar nicht an einer Epilepsie leiden?

Der Grund dafür ist, dass im hier entwickelten Verständnis epilepsietypische Aktivität (also exzitatorische und hypersynchrone neuronale Entladungsmuster) die entscheidenden Trigger für die Entwicklung der hypostasierten paraepileptischen Pathomechanismen sind. Insofern spielen sie – sollten sich die Modelle als richtig erweisen – eine kausale Rolle für die daraus resultierende lokal inhibitorische oder entkoppelnde (dissoziative) Pathophysiologie, obwohl sie nicht mehr zeitlich unmittelbar daran geknüpft sind.

Angesichts dieser angenommenen kausalen Relevanz der epilepsietypischen Aktivität für die hypostasierten sekundären paraepileptischen neuronalen Inhibitionen oder Entkopplungen, erscheint es aber sinnvoll, den Terminus *»paraepileptische Pathomechanismen«* zu wählen. Denn der Begriff Epilepsie bezieht sich, auch im aktuellen Verständnis nicht nur auf die klinisch oder elektrophysiologisch beobachtbaren Anfälle, sondern ebenfalls auf die erhöhte Anfallsbereitschaft, für die das Vorhandensein von epilepsietypischen Potenzialen ein starkes Indiz darstellt.

Die beiden genannten paraepileptischen Pathomechanismen der lokalen Netzwerkinhibition und der Netzwerkentkoppelung sollen nun genauer vorgestellt und in Bezug auf ihren Erklärungswert für ausgewählte Kasuistiken überprüft werden.

Local Area Network Inhibition (LANI)

Das Modell der »Local Area Network Inhibition« oder LANI wurde anhand der **Kasuistiken 1–3** entwickelt in einem Versuch, die Fakten dieser Fälle plausibel zu integrieren (Tebartz van Elst et al. 2011).[8] Daher sollen zunächst die Schlussfolgerungen der beschriebenen Kasuistiken analysiert werden, bevor darauf aufbauend das LANI-Modell als paraepileptischer Pathomechanismus detailliert vorgestellt wird.

In **Kasuistik 1** (S. 23) wurde der Fall eines jungen Mannes bzw. Jugendlichen mit einer Symptomatik im Sinne einer paranoid-halluzinatorischen Schizophrenie vorgestellt, bei dem sich bei genauer EEG-Analyse 3-Hz-Spike-Wave-Komplexe fanden. Während eine medikamentöse Behandlung mit Neuroleptika nur zu einer diskreten Besserung der Symptomatik führte, resultierte eine Behandlung mit Valproat in einer deutlichen Besserung des EEGs und einer klinisch psychiatrischen Vollremission (Tebartz van Elst et al. 2011). Der Fall illustriert, dass es zumindest einige Menschen mit paranoid-halluzinatorischen Schizophrenien und epileptiformen EEG-Auffälligkeiten ohne Epilepsie gibt, in denen sowohl die klinisch-psychotische Symptomatik als auch die EEG-Auffälligkeiten auf eine antikonvulsive Medikation ansprechen.

In **Kasuistik 2** (S. 78) wurde der Fall einer Frau vorgestellt, die im Rahmen der telemetrischen Epilepsiediagnostik mit liegenden tiefen Hirnelektroden in Hippocampus und Amygdala beidseits eine Serie von komplex fokalen Anfällen ohne sekundäre Generalisierung erlitt, in deren Folge sich eine zunehmend lange und schwere postiktuale nicht-flüssige Aphasie im Sinne einer Todd'schen Lähmung entwickelte (Schulze-Bonhage und Tebartz van Elst 2010). Nach dem 5. Anfall entwickelte sich dann nach einem unauffälligen (luziden) Intervall von wenigen Stunden eine klassische postiktual-psychotische Symptomatik. Aufgrund der liegenden tiefen Hirnelektroden konnte nachgewiesen werden, dass es sich hierbei nicht um eine unentdeckte Symptomatik im Sinne eines epileptischen Anfalls handelte. Der Fall illustriert, dass sich postiktual psychotische Episoden in Analogie zu Todd'schen Lähmungen entwickeln können. Damit können sie bereits als allgemein epileptologisch akzeptiertes Beispiel eines paraepileptischen, inhibi-

8 Das LANI-Modell wurde in einem 2011 veröffentlichen Fachartikel bereits publiziert. Bei dem folgenden Textabschnitt handelt es sich im Wesentlichen um eine modifizierte Rückübersetzung dieses Textes in die deutsche Sprache.

torischen Pathomechanismus verstanden werden. Denn üblicherweise wird davon ausgegangen, dass es sich bei den postiktualen Todd'schen Lähmungen um eine Form von postiktualer neuronaler Funktionsstörung auf der pathogenetischen Grundlage einer »neuronalen Ermüdung« oder »Inhibition« handelt.

Kasuistik 3 (S. 117) repräsentiert strukturell eine ähnliche Konstellation wie **Kasuistik 1**, indem eine klassisch primär-psychiatrische Klinik hier im Sinne einer Borderline-Persönlichkeitsstörung mit einer epileptiformen EEG-Pathologie in Form von generalisierten 5-Hz-Spike-Wave-Komplexen (SWC) auftrat.

Bemerkenswert an diesem Fall war die Längsschnittbeobachtung. Eine medikamentöse Therapie mit Valproat führte zu einem Sistieren der aversiven dissoziativen Anspannungszustände verbunden mit einer Reduktion der Frequenz der SWCs. Allerdings traten auch unter antikonvulsiver Therapie noch 8 SWCs/Tag auf. Das heißt, das Vorhandensein von seltenen SWCs an sich war noch nicht mit einer relevanten psychiatrischen Symptomatik verknüpft. Erst nach Absetzen des Valproats erhöhte sich die Frequenz der SWCs auf 28/Tag, worunter es dann zur habituellen episodischen Psychopathologie mit aversiven, mutistischen Anspannungszuständen und Selbstverletzungen kam. Der weitere Längsschnittverlauf konnte zudem zeigen, dass ein Absetzen der Antikonvulsiva regelhaft innerhab von wenigen Wochen bis Monaten zur habituellen Klinik führte, die dann nach Wiederbeginn der antikonvulsiven Medikation zuverlässig wieder koupiert werden konnte. Auch in diesem Fall konnte videotelemetrisch klar belegt werden, dass es sich bei der Symptomatik nicht um eine Epilepsie handelt.

All diese Beobachtungen können unter dem vereinheitlichenden pathogenetischen Erklärungsmodell der *»Local Area Network Inhibition«* oder *LANI* zusammengefasst werden. Das LANI-Modell postuliert, wie in ▸ **Kapitel 6.6.1** und **6.6.2** theoretisch hergeleitet, dass dysfunktionale exzitatorische neuronale Entladungen zu lokal begrenzten gegenregulatorischen Netzwerkinhibitionen im Bereich des exzitatorischen Fokus führen. Sinn dieser gegenregulatorischen Maßnahme ist es, eine weitere Ausbreitung der dysfunktionalen Exzitation zu verhindern und das funktionelle Äquilibrium des lokalen neuronalen Netzwerks wieder herzustellen. Dementsprechend weist die gegenregulatorische inhibitorische Maßnahme eine regelhafte zeitliche Dynamik auf. Denn sie wird getriggert durch die dysfunktionale exzitatorische Aktivität, die in den pathologischen EEG-Phänomenen wie SWCs, IRDAs oder IRTAs ihren Ausdruck finden. Das heißt, LANI entwickelt sich in zeitlichem Anschluss an manche epileptische Entladungsmuster (SWCs, IRDAs oder IRTAs).

Weiter ist anzunehmen, dass die LANI eine Weile fortbesteht, bevor sie sich bei Sistieren der Trigger wieder zurückbildet. Über die konkrete zeitliche Dynamik kann nur spekuliert werden. Die Beobachtungen bei Todd'schen Lähmungen oder **Kasuistik 2** legen aber nahe, dass die zeitliche Dynamik sehr variabel sein kann und von Minuten über Stunden bis hin zu Tagen dauern kann, abhängig von den Rahmenbedingungen und den konkreten Triggerfaktoren, in deren Kontext sie sich entwickelt. Das bedeutet, dass sowohl die Lokalisation als auch die Frequenz und Dauer sowie Begleitfaktoren, wie etwa die Einnahme von das ZNS-modulierenden Medikamenten oder Drogen, die LANI-Dynamik mit Wahrscheinlichkeit beeinflussen.

Die Beobachtungen aus **Kasuistik 3** zeigen, dass gegenregulatorische LANI-Mechanismen nicht notwendig zu einer klinischen Symptomatik führen müssen. Denn 8 SWCs/Tag unter Medikation mit Valproat führten bei der Patientin wie beschrieben nicht zu den habituellen dissoziativen Anspannungszuständen. Anscheinend reichte die triggerfreie Zeit zwischen den SWCs aus, damit sich die gegenregulatorische Inhibition ohne erkennbare funktionelle Folgen für das neuronale System abbauen konnte. 28 SWCs/Tag waren dagegen mit der habituellen Klinik verbunden. Wahrscheinlich führten die höherfrequenten und möglicherweise lokal auch konzentrierteren SWC-Trigger dazu, dass sich sukzessive eine zunehmende lokale Netzwerkinhibition aufbaute. Diese führte schlussendlich zu Funktionsstörungen, die als psychiatrische Symptomatik imponierten.

Das LANI-Modell postuliert also, dass seltene dysfunktionale exzitatorische Entladungen reaktive inhibitorische neurogliale Netzwerkmechanismen triggern, die sich aus funktioneller Perspektive folgenlos zurückbilden können. Sofern die exzitatorischen Trigger aber eine kritische Frequenz, Dauer, Lokalisation oder Stärke erreichen, kann sich die reaktive Inhibition aufbauen und zu einer Funktionsstörung des betroffenen Gebiets und verbundener Netzwerke führen.

a: Seltene und diffuse SWCs verursachen folgenlose Netzwerkinhibition

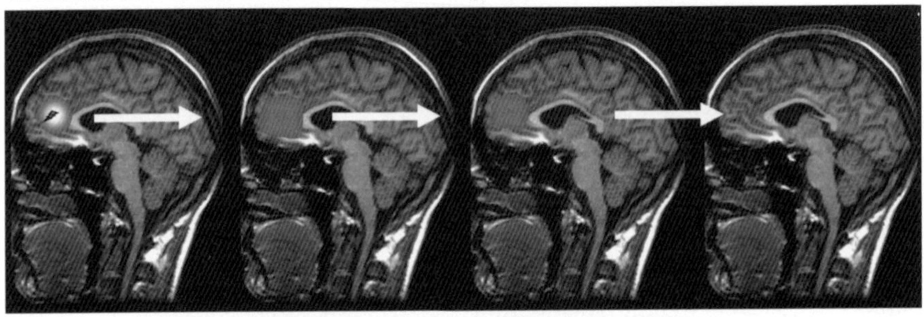

b: häufige und lokale SWCs verursachen zunehmende Inhibition mit Funktionsverlust

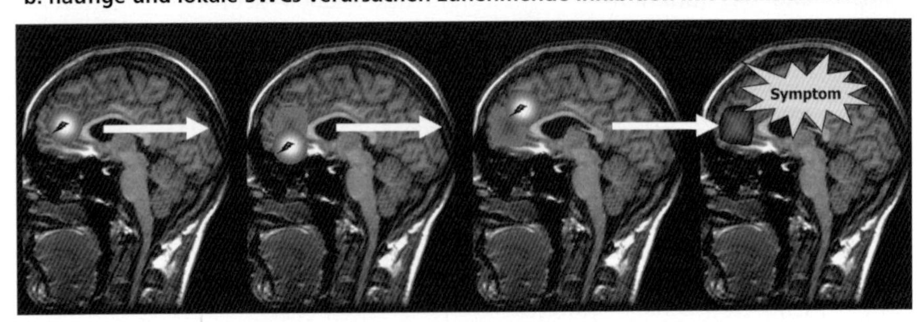

Abb. 18: Seltene und diffuse exzitatorische Spike-Wave-Komplexe triggern unterschwellige inhibitorische Reaktionen, die ohne funktionelle Konsequenzen abebben (a), während höherfrequente und fokal konzentrierte SWCs eine im Verlauf zunehmende und schließlich funktionell relevante LANI induzieren (b) (modifiziert nach Tebartz van Elst et al. 2011)

In diesem Erklärungsmodell sind die neuropsychiatrischen Symptome in ihrer zeitlichen Dynamik nicht mehr unmittelbar gekoppelt an die kausal relevanten exzitatorischen Trigger in Form der ETPs sondern an die dadurch angestoßene reaktive Netzwerkinhibition mit variabler zeitlicher Dynamik. **Abbildung 18** illustriert das LANI-Modell grafisch.

Erklärungswert des LANI-Modells in Hinblick auf die Kasuistiken 1–3

Die drei beschriebenen Kasuistiken seien noch einmal vor dem Hintergrund des nun vorgestellten LANI-Modells betrachtet.

Im Fall der postiktualen Psychose (**Kasuistik 2**, S. 78) kam es nach jedem der 5 habituellen komplex fokalen Anfälle zu einer zunehmend langen und schweren nicht-flüssigen Aphasie und schließlich zu einer postiktualen Psychose in Form einer Todd'schen Lähmung. Im Sinne des LANI-Modells verursachten die Anfallsereignisse postiktuale Inhibitionen mit zunehmender Ausdehnung, Schwere und Dauer wahrscheinlich im Bereich des linken Temporallappens. Klinisch korrespondierten dazu die nicht-flüssigen Aphasien als wahrscheinlich temporofrontale Hirnsyndrome. Die zunehmende Schwere und Dauer der Aphasien könnte als Indiz für eine zunehmende Schwere und Ausbreitung des inhibitorischen Prozesses gedeutet werden. Möglicherweise wurden nach dem 5. komplex fokalen Anfall auch weitere Areale des Frontallappens mit in den reaktiven inhibitorischen Prozess einbezogen. Das könnte die paranoid-halluzinatorische Symptomatik als komplexes frontotemporales Syndrom erklären. Insofern ist das LANI-Modell also tatsächlich dazu in der Lage, die Dynamik der Symptomentfaltung in dieser Kasuistik zu erklären.

In **Kasuistik 1** (S. 23) kam es in Zusammenhang mit 3-Hz-SWCs zu einer paranoid-halluzinatorischen Symptomatik, die sich unter Therapie mit einem Neuroleptikum besserte, aber unter antikonvulsiver Therapie voll remittierte, wobei sich auch die EEG-Pathologie besserte. Im Lichte des LANI-Modells könnten die durch die SWCs verursachten frontotemporalen Netzwerkfunktionsstörungen zur Entwicklung der parnoid-halluzinatorischen Symptomatik geführt haben. Eine antikonvulsive Medikation führte zu einer Besserung des EEGs und mit einer Latenz von Wochen bis Monaten zu einer klinisch psychiatrischen Vollremission. Auch hier kann das LANI-Modell die Dynamik der klinischen und elektrophysiologischen Untersuchungsbefunde widerspruchsfrei erklären.

In **Kasuistik 3** (S. 117) war die Entwicklung von dissoziativen Anspannungszuständen und konsekutiven Selbstverletzungen vor dem Hintergrund einer Borderline-Persönlichkeitsstörung vergesellschaftet mit generalisierten 5-Hz-SWCs beschrieben worden. Unter antikonvulsiver Medikation und einer Frequenz von 8 SWCs/Tag sistierten die habituellen Anspannungszustände, während nach Absetzen der Antikonvulsiva wiederholt die Frequenz und Dauer der SWCs anstieg. Mit einer Latenz von Wochen bis Monaten entwickelte sich in der Folge die übliche Klinik in schwerer Form mit nötiger Hospitalisierung und Fixierung immer wieder aus.

Das LANI-Modell erklärt auch die Dynamik dieser Symptomatik: Seltene SWCs führten zu reaktiven Inhibitionen, die aber Zeit genug hatten, folgenlos abzuebben. Häufigere SWCs führten zu einem kondensatorartigen Aufbau der lokalen reaktiven Inhibition und nach Überschreiten einer kritischen Schwelle schließlich zu der beschriebenen klinischen Symptomatik. In der EEG-/fMRI-Untersuchung konnte nachgewiesen werden, dass die im EEG nachweisbaren IRTAs bzw. SWCs (je nach Auflösung und technischem Stand der EEG-Apparatur) tatsächlich mit dem fMRI-BOLD-Signal in frontotemporalen Strukturen korrelierte.

Aus funktionell neuropsychiatrischer Sicht spricht in diesem Fall vieles für das anteriore Cingulum (anteriorer cingulärer Cortex, ACC) als kritischem Ort der LANI. Denn das ACC ist von kritischer Bedeutung für

- die Modulation von Aufmerksamkeitsprozessen (Derealisation, Depersonalisation; Fan et al. 2011; Kanske und Kotz 2010; Gruber et al. 2010; Posner und Rothbart 2009; Tomasi et al. 2009; Li et al. 2009) sowie
- die Affektregulation (aversive Natur des dissoziativen Zustands; Fujiwara et al. 2009; Savitz und Drevets 2009; Drevets et al. 2008; Rogers et al. 2004).

Ferner finden sich zahlreiche Berichte über strukturelle und neurochemische Auffälligkeiten des ACC bei Patienten mit BPS (Tebartz van Elst et al. 2003; Rusch et al. 2010; Rusch et al. 2007; Whittle et al. 2009; Minzenberg et al. 2008; Minzenberg et al. 2007). Schließlich spielt das ACC eine wichtige Rolle

- als tertiäres Schmerzzentrum und
- bei der Modulation von Schmerzerfahrungen (selbstverletzende Verhaltensweisen als Versuch, die aversiven Anspannungszustände zu durchbrechen; Niedtfeld et al. 2010; Wiech et al. 2009; Gong et al. 2010; Chai et al. 2010; Gu et al. 2010; Yoshino et al. 2010).

Vor dem Hintergrund dieser Überlegungen könnten die selbstverletzenden Verhaltensweisen der Patientin auch als Versuch interpretiert werden, im Sinne eines Bio-Feedback-Mechanismus eine hypostasierte Inhibition im Bereich des ACC zu durchbrechen. Selbstverletzendes Verhalten aus dieser neuropsychiatrischen Perspektive könnte als Stimulationsversuch neuronaler Netzwerke im Bereich des ACC interpretiert werden.

LANI und neuropsychiatrische Symptome

Es muss betont werden, dass das LANI-Modell ein unbewiesenes und hypothetisches, aber in den Augen der Autoren ein plausibles Modell mit hohem Erklärungswert zumindest für ausgewählte Fälle darstellt.

Insbesondere für **Kasuistik 3** (S. 117) kann es nicht nur den Zusammenhang zwischen EEG-Pathologie und Klinik erklären, sondern auch die von der Patientin (und vielen Menschen mit BPS) beschriebene phänomenologische Dynamik des sich langsam über Stunden aufbauenden dissoziativen Anspannungszustands.

Dieser könnte ein phänomenologisches Korrelat der sich entsprechend aufbauenden Inhibition, z. B. in Arealen oder Netzwerken des ACCs, sein. Ferner kann es die Rolle der selbstverletzenden Verhaltensweisen als eine Art von Selbststimulation und Bio-Feed-Back veranschaulichen. Schließlich kann es auch die destabilisierende Wirkung von dem bei Patienten mit emotional-instabilen Syndromen häufigem Substanzmissbrauch erklären. Denn kurzfristig könnten diese über ihre stimulierende oder auch sedierende Wirkung positive Effekte auf das Befinden der Konsumenten haben. Mittelfristig wirken aber die meisten dieser Substanzen prokonvulsiv und würden damit die Häufigkeit der für den sich entwickelnden pathogenetischen LANI-Prozess wichtigen epileptiformen Entladungsmuster erhöhen.

Es ist wichtig darauf hinzuweisen, dass es sich bei dem LANI-Modell, ebenso wie beim klassischen epileptischen Geschehen, um einen Pathomechanismus handelt. Er ruft nicht ein bestimmtes Symptom hervor, sondern repräsentiert einen Mechanismus.

Die daraus resultierenden neuropsychiatrischen Symptome hängen davon ab, an welchem Ort und in welchem funktionellen Netzwerk oder Schleifensystem der LANI-Mechanismus seine Wirkung entfaltet. Kommt er etwa im Okzipitalhirn zum Tragen, so würden visuelle Symptome resultieren. Entfaltet er seine Wirkung im linken Temporallappen, könnten Wortfindungsstörungen oder Halluzinationen die Folge sein. Im Frontallappen könnte der LANI-Pathomechanismus zu kognitiven oder schizophreniformen Denkstörungen führen und im ACC zu aversiven Anspannungszuständen wie bei einer BPS. Das heißt, dass die aus dem LANI-Mechanismus resultierenden Symptome ganz wie bei klassischen epileptischen Phänomenen nicht vom Pathomechanismus an sich, sondern von der Lokalität des Pathomechanismus abhängen. Es wird betont, dass es sich beim LANI-Modell um ein theoretisches Modell handelt, welches noch verifiziert werden muss. Denkbare technische Methoden, dies zu tun, wären etwa kombinierte fMRI- und MR-Spektroskopiestudien oder PET- und SPECT-Untersuchungen bei Menschen mit psychiatrischen Syndromen und EEG-Auffälligkeiten im Sinne von SWCs, IRDAs oder IRTAs.

Ideengeschichte zum LANI-Modell

Die Grundidee, dass inhibitorische Pathomechanismen Ursache für unterschiedliche neuropsychiatrische Symptome sind, ist nicht neu. Auf entsprechende Konzepte im Kontext der Todd'schen Lähmung wurde bereits hingewiesen (Fisher und Schachter 2000). Im Zusammenhang mit epileptischen Psychosen und Schizophrenien wurden ähnliche Modelle in der Vergangenheit immer wieder diskutiert (Blumer 2002). So hatte – wie erwähnt – schon Meduna (1937) auf einen möglichen Antagonismus zwischen Epilepsien und Schizophrenien hingewiesen, nachdem er beobachtete, dass die Elektrokrampftherapie sich auch bei Menschen mit Schizophrenien als wirksam erwies. Beobachtungen von Tellenbach (1965), der die alternativen Psychosen beschrieb (► **Kap. 4.6.3**), und von Landolt (1953, 1963), der das EEG-Phänomen der forcierten Normalisierung erstbeschrieb (► **Kap. 4.6.3**), unterstützten diese Annahmen. Verschiedene Autoren vertraten die Auffassung, dass die Entwicklung von Psychosen im Kontext von Epilepsien Ausdruck einer fortlaufenden epileptischen Aktivität mit sekundär getriggerter kortikaler Inhibition sein könnten (Wolf 1976; Wolf 1985; Schmitz und Wolf in Devinsky und Theodore 1991; Trimble und Schmitz 2008; Krishnamoorthy und Trimble in Trimble und Schmitz 1998; Stevens 1999; Bruton et al. 1994; Stevens 1988). Autoren wie Stevens (1999) haben in diesem Zusammenhang den Begriff des »inhibitory surround« zu einem angenommenen epileptischen Fokus in limbischen Strukturen wie der Extended Amygdala geprägt, welches konzeptuell Parallelen zum hier vorgestellten LANI-Modell hat. Sie postulierte dabei, dass solche limbisch-epileptischen Foci mit sekundär induzierten Netzwerkinhibitionen verantwortlich für die Entwicklung von Schizophrenien in manchen Fällen sein könnten (vgl. auch Bruton et al. 1994). In diesem Zusammenhang wies Stevens (1995) auch darauf hin, dass die gute antipsychotische Wirksamkeit der Substanz Clozapin möglicherweise mit ihrer ausgeprägt prokonvulsiven Wirkung zusammenhängen könnte. Diese findet ihren Ausdruck in entsprechenden EEG-Veränderungen. Denn die Wirkung würde zu einer Überwindung der in diesen Fällen vorliegenden kortikalen Überinhibition bei Menschen mit Schizophrenien führen.

Diese Überlegungen stimmen im Wesentlichen mit dem hier vorgetragenen LANI-Modell überein. Letzteres kann als eine Weiterentwicklung und Spezifizierung des Modells des »inhibitory surrounds« von Stevens verstanden werden. Es passt auch gut zu Überlegungen von Wolf (1976; 1985) im Zusammenhang mit inhibitorischen Pathomechanismen im Kontext der forcierten Normalisierung. Im Gegensatz zu Stevens, die sich primär mit Schizophrenien auseinandersetzte und Wolff, der seine Ideen am Modell der forcierten Normalisierung bei Epilepsien entwickelte, entstand das LANI-Modell vor allem im Zusammenhang mit der **Kasuistik 3** (S. 117) aus dem Bereich der Borderline-Persönlichkeitsstörung. **Kasuistik 1** (S. 23) weist Parallelen zu den Konzepten von Stevens auf und **Kasuistik 2** (S. 78) zu den Ideen von Wolf.

Der spezifische Mehrwert des LANI-Modells gegenüber den Konzepten von Stevens und Wolf besteht darin, dass im Vergleich zum weniger ausformulierten Konzept des »inhibitory surrounds« die zeitliche Dynamik von exzitatorischen Triggerreizen und reaktiven inhibitorischen Prozessen genauer definiert wurde. Dadurch kann erklärt werden, wieso etwa das Vorhandensein von 8 SWCs/Tag in **Kasuistik 3** keine erkennbaren neuropsychiatrischen Symptome verursacht, während dies bei 28 SWCs/Tag im Sinne eines »inhibitorischen Kindlings« doch der Fall ist. Das LANI-Modell kann also sowohl erklären, wieso neuropsychiatrische Symptome bei vorhandenen epilepsietypischen Potenzialen im EEG vorhanden sind, als auch wieso sie nicht unbedingt vorhanden sein müssen. Ferner ist es in den Augen der Autoren ein Vorteil, dass das LANI-Modell nicht auf bestimmte neuropsychiatrische Symptome, wie epileptische Psychosen oder die Schizophrenien, hin formuliert wurde. Denn in Analogie zum epileptischen Pathomechanismus kann der paraepileptische LANI-Pathomechanismus alle möglichen neuropsychiatrischen Symptome abhängig von der Lokalisation seines Einwirkens verursachen.

Abschließend soll an dieser Stelle noch einmal darauf hingewiesen werden, dass der Begriff *Inhibition* im LANI-Modell am ehesten metaphorisch verstanden werden sollte. Streng inhaltlich ist damit eine zeitlich träge Alteration der Netzwerkfunktion sekundär zu exzitatorischer epilepsietypischer Aktivität gemeint. Diese könnte zwar durch inhibitorische neuronale Mechanismen in Form einer vermehrten lokalen GABA-ergen neuronalen Aktivität repräsentiert werden. Dies ist aber weder empirisch erwiesen noch notwendig für das Modell. Alternative funktionale Netzwerkalterationen könnten beispielsweise in Funktionsänderungen der Astrogliazellen, etwa durch Lösen der Tight Junctions oder aber durch Funktionsänderungen des Mikroglianetzwerks, als Reaktion auf die epileptiforme neuronale Aktivität bestehen. Hier könnte die zukünftige Forschung mehr Klarheit schaffen und dieses Modell empirisch testen.

Zusammenfassend kann in Hinblick auf das LANI-Modell festgehalten werden, dass exzitatorische nicht-iktuale epileptiforme neuronale Entladungen reaktive Inhibitionen oder Alterationen der lokalen Netzwerkaktivität induzieren. Diese werden als träge Phänomene konzeptualisiert, die sich nach einer gewissen Zeit wieder zurückbilden. Bei seltenen und diffusen epileptiformen Triggern führt die reaktive Netzwerkalteration zu keiner klinisch fassbaren Symptomatik. Bei hochfrequenter, ausgeprägter und fokaler Stimulation baut sich die reaktive Netzwerkinhibition auf. Beim Überschreiten einer kritischen Schwelle ruft die reaktive Netzwerkalteration klinische Symptome hervor. Diese können abhängig von der Lokalisation bzw. den involvierten Schleifensystemen in Form perzeptiver, affektiver, motorischer oder kognitiver mentaler Phänomene beobachtbar werden. In der klinischen Praxis könnte das LANI-Modell Bedeutung für einige Fälle mit postiktualen Psychosen, aber auch bei schizophreniformen, depressiven oder emotional-instabilen Syndromen, haben.

Wegen der Häufigkeit von Syndromen im Sinne einer Borderline-Persönlichkeitsstörung bei Menschen mit nicht-epileptischen dissoziativen Anfällen und der in diesem Kontext ebenfalls häufig anzutreffenden EEG-Auffälligkeiten, stellt sich zudem die Frage, ob in diesem Zusammenhang möglicherweise mehr Fälle mit einer ähnlichen Dynamik wie **Kasuistik 3** (S. 117) zu finden sind. Aber auch bei schizophreniformen Syndromen ist es unklar, wie häufig Konstellationen wie bei **Kasuistik 1** (S. 23) anzutreffen sind, da nur selten entsprechend intensive EEG-Untersuchungen durchgeführt werden. Angesichts der in ▸ **Kapitel** 2 und 5 thematisierten hohen Häufigkeit von EEG-Pathologien bei den unterschiedlichsten primär psychiatrischen Störungsbildern stellt sich die Frage, ob solche paraepileptischen Pathomechanismen im primärpsychiatrischen und psychotherapeutischen Setting nicht möglicherweise viel häufiger zum Tragen kommen, als dies den meisten Behandlern aktuell bewusst ist.

Aus wissenschaftlicher Perspektive ist die Beantwortung der folgenden Forschungsfragen in den Augen der Autoren dieses Buches daher dringlich:

1. Sollten alle Patienten mit primärpsychiatrischen Störungsbildern primär eine EEG-Diagnostik erhalten?
2. Sollten Patienten mit primärpsychiatrischen Störungsbildern und EEG-Auffälligkeiten (SWCs, IRDAs, IRTAs) einer intensiveren EEG-Diagnostik mit Schlafentzugs-EEG und Videotelemetrie zugeführt werden?
3. Sollten Patienten mit entsprechenden EEG-Auffälligkeiten probatorisch mit Antikonvulsiva wegen ihrer psychischen Symptome behandelt werden?

Die Antwort auf diese Fragen könnte weitreichende Konsequenzen für die Diagnostik, das konzeptuelle Selbstbild und die Therapie einer Untergruppe von Menschen mit psychischen Störungen haben.

Paraepileptische Netzwerkentkoppelungen (dissoziative Netzwerkstörungen)

Der zweite hypothetische paraepileptische Pathomechanismus, der hier vorgeschlagen und diskutiert werden soll, ist der der epilepsiegetriggerten Netzwerkentkoppelung. Auch diese Idee der neuronalen Netzwerkdyskonnektion oder Hyperkonnektion ist nicht neu.

Autismus als Dyskonnektionssyndrom

Von Autoren wie Belmote und Mitarbeitern (2004) sowie Geschwind und Levitt (2007) wurde vorgeschlagen, dass die gemeinsame pathogenetische Endstrecke bei autistischen Störungen durch charakteristische Alterationen der neuronalen Konnektivität gekennzeichnet sein könnte. Diese soll dadurch charakterisiert sein, dass weit entfernte Hirnareale, die normalerweise durch lange Projektionsfasern, z. B. über das Corpus callosum, miteinander verbunden sind, bei autistischen Syndromen weniger intensiv und dicht entwickelt sind. Die fehlende oder lichtere Konnektivität entfernter Hirnareale führe dazu, dass solche mentalen Leistungen, die auf einer Integration verschiedener und damit räumlich entfernter psychophysiologischer Modalitäten beruhen, vergleichsweise schlechter ausgebildet seien. Das könnte insbesondere die soziale Informationsverarbeitung betreffen, da diese auch gemäß phänomenologischer Analyse die Integration ganz verschiedener mentaler Leistungen benötigt (Erkennen der Mimik, Erkennen der Stimmmelodie (Prosodie), Erkennen von Syntax und Semantik des Gesprochenen, Integration kontextueller Informationen etc.).

Diese Dyskonnektivitätstheorie zu autistischen Syndromen kann auch als eine neurophysiologische Spezifizierung der Theorie der gestörten zentralen Kohärenz verstanden werden (Frith und Happé 1994). Im Gegensatz dazu sind gemäß dieser Theorie Konnektivitäten in lokalen Netzwerken intensiver und dichter entwickelt, was möglicherweise auch Folge der fehlenden »Kontrolle« durch die integrierende Wirkung entfernter Hirnareale als Resultat der »neuronalen Entkopplung« ist. Das könnte die neurophysiologische Grundlage dafür sein, dass derart entkoppelte lokale neuronale Netze autochtone Netzwerkeigenschaften entwickeln können, die wiederum neurophysiologisches Substrat der kognitiven Sonderbegabungen vieler autistischer Menschen sein könnten.

Autismus und Epilepsie

Bereits in ▸ **Kapitel 5.2** wurde darauf hingewiesen, dass autistische Syndrome sowohl mit EEG-Auffälligkeiten (bis zu 60 %, ▸ **Tab. 17**, s. S. 70) als auch mit der Entwicklung von Epilepsien (bis zu 38 %, ▸ **Tab. 19**, s. S. 82) vergesellschaftet sind. Ferner wurde in ▸ **Kapitel 4.5** auf die epileptologische Besonderheit des Landau-Kleffner-Syndroms (erworbene Aphasie) hingewiesen, bei dem es im Zusammenhang mit der Entwicklung von fokalen oder multifokalen EEG-Pathologien und epileptischen Anfällen zu einem Verlust bzw. einer Regression von bis dato unauffällig entwickelten sprachlichen Fähigkeiten kommt. Von besonderer Bedeutung für die sprachliche Regression scheinen dabei nicht unbedingt die klinischen Anfälle, sondern das EEG-Phänomen der »continuous spike and wave during slow sleep« (CSWS) zu sein. In einer Vielzahl von Fällen gehen die sprachliche Regression und eine Erholung dieser Sprachfunktionen mit der CSWS-Aktivität einher.

Autistische Regression als epileptisch getriggertes Phänomen?

In Analogie werden bei den autistischen Syndromen auch solche unterschieden, die sich primär seit der Geburt mit klar erkennbaren Besonderheiten der Betroffenen entwickeln und solche, bei denen es nach einer initial unauffälligen Entwicklung im frühen Kindesalter zu einer sogenannten autistischen Regression kommt (Lewine et al. 1999). Bis zu einem Drittel der autistischen Syndrome sollen nach Rapin (1995) dem Muster einer solchen autistischen Regression folgen, nachdem zuvor eine wenige Jahre dauernde unauffällige Entwicklung stattfand. Dabei kann es im Einzelfall sehr schwer sein, eine solche Unauffälligkeit der Entwicklung in den ersten etwa 3 Lebensjahren zu objektivieren.

Diese autistische Regression wird von vielen Autoren, in Analogie zum Landau-Kleffner-Syndrom, in einen Zusammenhang mit epileptischer neurophysiologischer Aktivität gebracht (Nass et al. 1998; Deonna und Roulet-Perez 2010). Andere schlagen vor, dass das Landau-Kleffner-Syndrom als Extremvariante eines Kontinuums von idiopathisch genetischen fokalen Epilepsien betrachtet werden sollte, an dessen leichtem und gutartigem Ende die deutlich häufigere benigne Rolando-Epilepsie zu identifizieren sei. Denn auch dabei hätte sich gezeigt, dass wesentlich leichter ausgeprägte kognitive und behaviorale Symptome aufträten, die möglicherweise Resultat nicht-iktualer epileptischer Aktivität sein könnten (Deonna und Roulet-Perez 2010). Diese Position wird teilweise durch empirische Daten unterstützt, die zeigen, dass eine autistische Regression mit einer erhöhten epileptischen Aktivität vergesellschaftet ist (Oslejskova et al. 2008; Nass und Devinsky 1999).

Allerdings gibt es warnende Stimmen, die auf Unterschiede zwischen EEG-Pathologien im Rahmen einer autistischen Regression und dem Landau-Kleffner-

Syndrom hinweisen. So betont etwa Kanner (2000), dass die für das Landau-Kleffner-Syndrom charakteristischen CSWS bei der autistischen Regression in der Form kaum zu beobachten sei. Insbesondere warnt er diesbezüglich vor neurochirurgischen Operationen im Sinne multipler subpialer Transsektionen (MST). Beim Landau-Kleffner-Syndrom wurden sie teilweise erfolgreich eingesetzt, bei einigen Fällen mit autistischer Regression aber ohne durchgreifenden Erfolg unternommen (Nass et al. 1999). Ferner weist er auf die Notwendigkeit hin, auch medikamentöse Therapieversuche mit Antikonvulsiva und Steroiden bei autistischer Regression im Rahmen von systematischen Studien zu evaluieren.

Zusammenfassend kann festgehalten werden, dass sich sowohl Parallelen als auch Differenzen zwischen dem Landau-Kleffner-Syndrom und einer autistischen Regression ergeben. Parallelen sind zu erkennen, da sich bei beiden Störungskonstellationen neurokognitive und behaviorale Funktionsänderungen im Zusammenhang mit neu einsetzenden oder sich verstärkenden, oft nicht-iktualen epileptiformen Entladungen entwickeln. Für das Landau-Kleffner-Syndrom und das verwandte epileptologische Syndrom des bioelektrischen Status epilepticus des Schlafs (electrical status epilepticus in sleep, ESES) scheinen es aber klassische epileptische Pathomechanismen im Sinne nicht-konvulsiver epileptischer Status zu sein, die von kritischer Bedeutung für die mentalen Symptome sind.

Für die autistische Regression dagegen ist dies weniger klar. Zwar können in vielen Fällen EEG-Pathologien als pathophysiologisches Korrelat der klinischen Regression identifiziert werden. Doch diese sind meist diffuser, multifokaler und weniger einheitlich als beim Landau-Kleffner-Syndrom.

Paraepileptische Netzwerkdyskonnektion (PND)

An dieser Stelle soll das Modell der paraepileptischen Netzwerkdyskonnektion (PND) vorgeschlagen werden. Gemäß dieser Theorie gibt es im Sinne des in ▸ **Kapitel 6.1.1** beschriebenen Prinzips vom Erhalt des funktionellen neuronalen Äquilibriums autoregulatorische neuronale Mechanismen, die verhindern dass dysfunktionale exzitatorische neuronale Aktivität sich über die verschiedenen Unternetzwerke und Regionen des Gehirns ungehindert ausbreiten kann.

Schon das LANI-Modell war konzeptuell diesem kybernetischen Grundprinzip zugeordnet. Sollten aber lokale inhibitorische Mechanismen einen oder mehrere exzitatorische Foci nicht unterdrücken können, ist es aus kybernetischer Perspektive durchaus wahrscheinlich, dass die Gehirne von höheren Lebewesen und Menschen in ihrer Phylogenese Mechanismen entwickelt haben, die verhindern, dass sich eine dysfunktionale exzitatorische Aktivität über alle zerebralen Unterregionen ungehemmt ausbreiten kann.

Solche postulierten neuronalen Mechanismen würden also bei bestehenden und lokal nicht zu kontrollierenden, nicht-iktualen epileptiformen Entladungsmustern das Gehirn dazu veranlassen, die funktionelle und strukturelle Konnektivität zu den kritischen Arealen derart zu modifizieren bzw. zu reduzieren, dass eine Ausbreitung der epileptischen Aktivität gehemmt wird. Die genaue Form der Dyskonnektion würde in diesem Modell natürlich von der genauen Lokalisation und Neurophysiologie der epileptischen Entladungsmuster abhängen.

Die resultierenden neurokognitiven und behavioralen Dyskonnektionssyndrome hingen natürlich wieder – wie beim LANI-Modell – von der genauen Natur der triggernden exzitatorischen Reize und v. a. von der genauen Anatomie der daraus resultierenden sekundären Netzwerkdyskonnektion ab.

Zumindest für eine Untergruppe von autistischen Menschen, und vor allem bei solchen mit autistischer Regression, wäre es aber durchaus denkbar, dass epileptiforme Entladungsmuster solche autoregulatorischen neurophysiologischen Mechanismen getriggert haben könnten. Das führt zu einem Dyskonnektionssyndrom, welches zumindest Teilaspekte der autistischen Stärke-Schwäche-Cluster erklären könnte. ▸ **Abbildung 19** veranschaulicht grafisch die Prinzipien des Modells paraepileptischer Netzwerkdyskonnektion.

6.6.3 Theoretische und klinisch-praktische Einordnung der Modelle paraepileptischer Pathomechanismen

Abschließend sei noch einmal darauf hingewiesen, dass es sich bei den sogenannten paraepileptischen Pathomechanismen um Theorien bzw. pathogenetische Modelle handelt, die bislang noch nicht positiv bewiesen sind. Aber sie sind plausibel und können klinische und elektrophysiologische sowie bildgebende Befunde sinnvoll erklären und zusammenführen. Das konnte anhand des LANI-Modells für die **Kasuistiken 1–3** aufgezeigt werden.

Organisch, psychogen – oder was?

Die genannten Modelle sind aus der klinischen Erfahrung und der Auseinandersetzung mit der Frage nach der Pathogenese von neuropsychiatrischen Syndromen und Krankengeschichten am Einzelfall entstanden. Das heißt, am Anfang der beiden Modelle stand jeweils die Frage: Wie könnten der vorliegende Befund und die Krankengeschichte zusammenpassen? Was passiert im Gehirn dieses Menschen und wie kann man die vorliegenden Symptome erklären?

Die eigene klinische Erfahrung der Autoren zeigt, dass es oft Auseinandersetzungen in Hinblick auf die Bewertung von neuropsychiatrischen Syndromen im Grenzgebiet der klinisch neurowissenschaftlichen Fächer Neurologie, Epileptologie sowie Psychiatrie und Psychotherapie gibt. Interessanterweise verlaufen die Diskussionen häufig so, dass

- die Psychiater ein Krankheitsgeschehen für »organisch« bedingt halten (also etwa für epileptologisch verursacht),

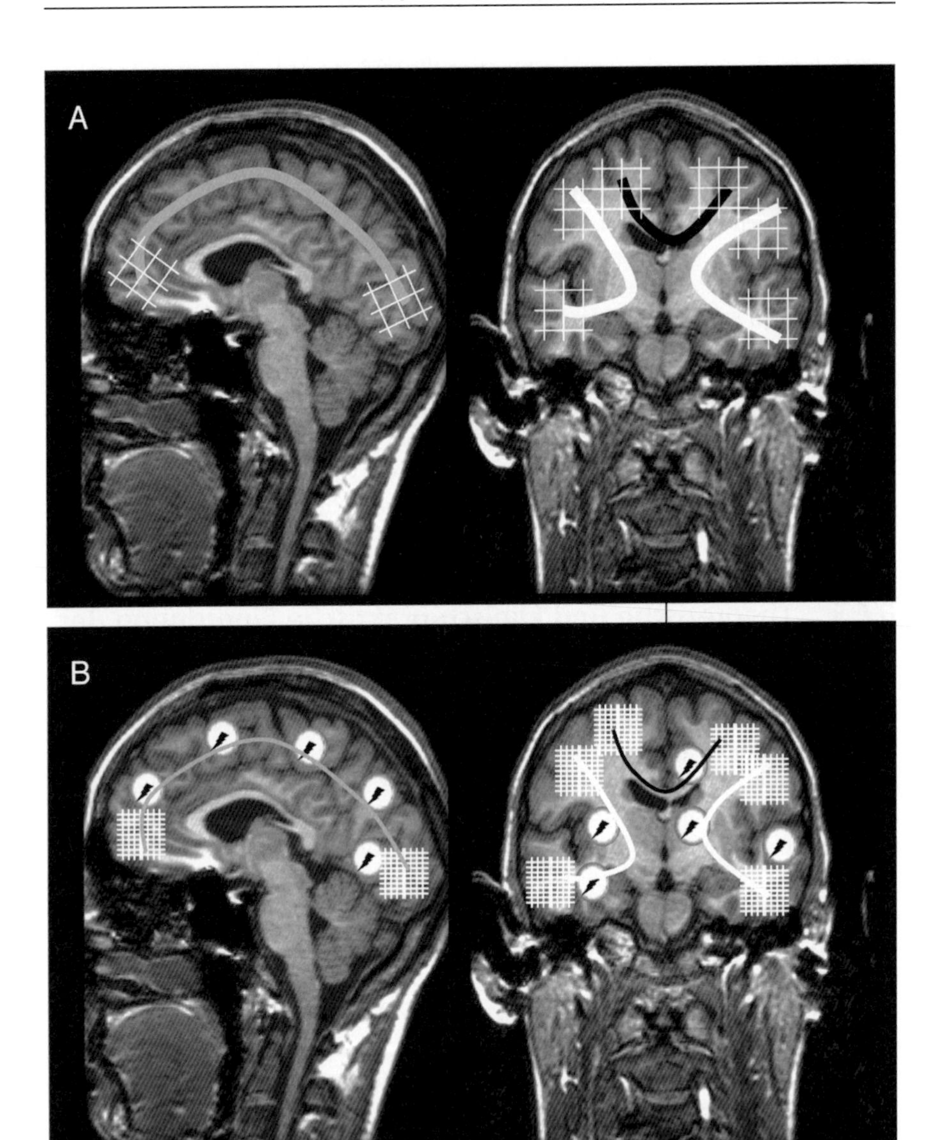

Abb. 19: Grafische Darstellung des Modells der paraepileptischen Netzwerkdyskonnektion (PND-Modell). A: Neurotypische Variante mit hoher Konnektivität entfernter Hirnareale und geringerer lokaler Konnektivität; B: Situation, in der epileptiforme Foci eine Entkoppelung entfernter Hirnareale induziert haben und die lokalen Netzwerke idiosynkratische Konnektivitäten aufbauen

- während Neurologen und Epileptologen nach intensiver diagnostischer Auseinandersetzung mit einem Fall zu dem Schluss kommen, dass keine relevante organische Hirnerkrankung bzw. keine Epilepsie vorliegt.

Oft werden solche neuropsychiatrischen Krankheitsbilder im Grenzgebiet der klinisch neurowissenschaftlichen Fächer von dieser Seite als psychogen oder als Konversionsstörung interpretiert. Als Beleg für diese Interpretation wird auf eine stressbedingte oder psychoreaktive Modulation bestimmter klinischer Symptome verwiesen. Dieser Argumentation begegnet dann die andere Seite mit Hinweis auf die Tatsache, dass auch klar organisch verursachte Syndrome, wie die Epilepsien, oder extrapyramidale Bewegungsstörungen,wie die Dystonien oder das Gilles-de-la-Tourette-Syndrom, psychoreaktiv moduliert werden und lange fälschlicherweise als psychogen interpretiert wurden. Eine solche Diskussion kann endlos und nicht selten fruchtlos weiter gehen.

Bezogen auf neuropsychiatrische Phänomene und Syndrome im Dunstkreis epileptischer Erkrankungen und im Kontext von EEG-Pathologien als Indiz für eine vorliegende neuronale Netzwerkinstabilität soll der Vorschlag der paraepileptischen Pathomechanismen auf die Möglichkeit eines dritten Weges hinweisen.

Die Dichotomisierung in »organisch versus psychogen«, die den oben beschriebenen oft unfruchtbaren Diskussionen meist implizit zugrunde liegt, ist nach Überzeugung der Autoren zumindest in Hinblick auf die epileptischen Funktionsstörungen zu kurz gegriffen. Das gilt zumindest dann, wenn als einziger organisch relevanter Pathomechanismus für epilepsieassoziierte neuropsychiatrische Störungsbilder die exzitatorisch-epileptischen Pathomechanismen in ihrer klassisch akzeptierten Form begriffen werden. Dass dies im klinisch neurologischen Alltag pragmatisch schon jetzt nicht mehr der Fall ist, zeigt der Verweis auf die Todd'schen Lähmungen, die allgemein als epilepsieassoziiertes Phänomen begriffen werden, obwohl ihnen offensichtlich kein klassisch epileptischer Pathomechanismus zugrunde liegt.

Die Ausarbeitung der hypostasierten paraepileptischen Pathomechanismen soll also einen dritten Weg in der Interpretation neuropsychiatrischer klinischer Syndrome im Dunstkreis der Epilepsie öffnen, der in Form der Theoriebildung zu den Todd'schen Lähmungen innerhalb der Neurologie bereits angelegt war. Auch soll noch einmal betont werden, dass sie auf einer intensiven Diskussion der psychiatrisch-neuropsychiatrischen Auseinandersetzung der letzten Dekaden aufbaut und diese aufgreift. Das bedeutet, es handelt sich nicht um neue, sondern um ausgearbeitete Konzepte, die so oder in ähnlicher Form schon von anderen Autoren vorgeschlagen wurden.

Die Bedeutung des pathogenetischen Modells für die Patienten

Aus der Distanz betrachtet scheint die Diskussion um Pathomechanismen sehr akademisch und auf den ersten Blick von geringer Relevanz für die betroffenen Patienten zu sein.

Dies ist nach Überzeugung der Autoren jedoch de facto nicht der Fall. Zwar ist es richtig, dass etwa für den Patienten mit schizophreniformer Symptomatik aus **Kasuistik 1** (S. 23), die Patientin mit postiktualer Psychose aus **Kasuistik 2** (S. 78) oder die Patientin mit Borderline-Symptomatik aus **Kasuistik 3** (S. 117) akut die Behandlung der Symptome im Vordergrund steht. Sobald diese jedoch remittiert sind, stellt sich die Frage nach dem Warum und Woher für die meisten Betroffenen mit großer Dringlichkeit. Gerade mentales Funktionieren ist für fast alle Betroffenen sehr identitätsnah und von hoher Bedeutung für das Selbstbild. So ist es für den Patienten aus **Kasuistik 1** wichtig, ob seine Symptomatik als Schizophrenie oder als paraepileptisches Syndrom interpretiert wird. Und ebenso für Patientin 2 ist eine plausible Erklärung für ihr bizarres und verstörendes, über Tage anhaltendes Verhalten nach der Serie von Anfällen von großer Bedeutung. Auch für die Angehörigen betroffener Patienten ist es für ihr weiteres Leben elementar, eine plausible und nachvollziehbare Erklärung für die Störungen des mentalen Funktionierens ihrer geliebten Menschen zu haben. Denn Unverständnis erzeugt bei vielen Menschen magisches Denken und Angst.

Und schließlich war es für die Patientin aus **Kasuistik 3** ebenfalls von sehr großer Bedeutung, ob sie die Anspannungszustände und selbstverletzenden Verhaltensweisen als Ausdruck früher, ihr nicht bewusster Traumatisierungen im Kontext einer Borderline-Persönlichkeitsstörung deuten sollte oder als paraepileptisches Phänomen als Sonderform einer neuronalen Netzwerkinstabilität. An dieser Stelle sei darauf hingewiesen, dass nicht nur organische, sondern auch psychogene Erklärungsmodelle durchaus ihre Nebenwirkungen im Sinne einer Schuldzuschreibung, Stigmatisierung oder Selbststigmatisierung haben können.

Abschließend sei noch auf die vielen Patienten mit nach klassischer Definition nicht-epileptischen Anfallsgeschehen bei pathologischem EEG hingewiesen. Hier wird in der Literatur gelegentlich mit Unverständnis darauf reagiert, dass trotz fehlender Epilepsie Antikonvulsiva weiter genommen oder wieder angesetzt würden. Nach Auffassung der Autoren sollte hier aber die Frage gestellt werden, ob all die Betroffenen, die ein Antikonvulsivum eigenmächtig wieder ansetzen, tatsächlich irrational handeln und dies wirklich nur aus symbolischer Trotzhaltung tun, um nach außen zu dokumentieren, dass sie entgegen der Meinung der Experten doch eine Epilepsie haben (wie implizit in dieser Kritik unterstellt wird). Auch die Patientin aus **Kasuistik 3** litt nicht an einer Epilepsie und dennoch erscheint aus klinischer Perspektive die Einnahme von Antikonvulsiva in dieser Konstellation völlig rational und empfehlenswert. Könnte es sein, dass vielleicht der ein oder andere Patient dieser großen Untergruppe seine Symptomatik im Kontext eines paraepileptischen Pathomechanismus etwa im Sinne des LANI-Konzepts wie bei der Patientin aus **Kasuistik 3** entwickelt hat?

Die Bedeutung paraepileptischer Pathomechanismen für die Therapie

Wenn die Möglichkeit der Validität paraepileptischer Pathomechanismen im nosologischen Denken eingeräumt wird, so hat dies Konsequenzen nicht nur in Hinblick auf die Nosologie entsprechender neuropsychiatrischer Syndrome im Dunstkreis der Epilepsien, sondern auch auf deren Therapie.

Die vordergründigste Konsequenz ist die, dass ein Negativbefund in der Videotelemetrie nicht gleichbedeutend ist mit der Interpretation, dass es sich bei dem fraglichen klinisch-neuropsychiatrischen Syndrom um eine psychoreaktive Stresserkrankung handelt. Dies kann zutreffen – und ist vielleicht sogar tatsächlich in der

Mehrzahl der entsprechende Kasuistiken wirklich der Fall. Es muss aber nun überlegt werden, ob auch ein paraepileptischer Pathomechanismus Ursache des klinischen Syndroms sein könnte. Und dieser steht in seiner »Organizität« dem klassischen exzitatorischen epileptischen Pathomechanismus nicht nach, sondern würde sich am Modell der Todd'schen Lähmung orientieren. Er ist allerdings konzeptuell komplexer organisiert und weist keine unmittelbare zeitliche Kopplung zwischen epilepsietypischen Potenzialen und dem klinischen Syndrom auf.

Gerade für die antikonvulsive Therapie hat die Anerkennung der Möglichkeit der Validität dieses Konzepts weitreichende Konsequenzen. Denn zum einen folgt aus einem »negativen« Befund in der Videotelemetrie nicht automatisch, dass keine Antikonvulsiva mehr eingenommen werden sollten. Wie mit den **Kasuistiken 1** und 3 im Einzelfall anschaulich illustriert, kann die Einnahme von Antikonvulsiva bei paraepileptischen Syndromen vollkommen rational und sinnvoll sein. Das heißt, dass nun als Zielsymptom einer antikonvulsiven Medikation nicht mehr allein das unmittelbar an das epileptische EEG-Phänomen gekoppelte Anfallsereignis akzeptiert wird, sondern auch das zeitlich deutlich komplexere und träger organisierte paraepileptische Syndrom im Sinne unterschiedlichster neuropsychiatrischer Symptome.

Die Rationale einer antikonvulsiven Medikation hat in dieser Konstellation mehr Ähnlichkeit mit der psychopharmakologischen Medikation im Kontext der Behandlung von depressiven oder schizophreniformen Syndromen als mit der klassischen Epilepsiebehandlung.

»Are we getting ahead of ourselves?«

Im Zusammenhang mit medizinischen Entwicklungen im Rahmen der autistischen Regression hat, wie unter ▸ **Kapitel 6.6** (»Autistische Regression als epileptisch getriggertes Phänomen?«, S. 145) beschrieben, Kanner (2000) davor gewarnt, aufgrund neuer theoretischer Überlegungen in der klinischen Praxis zu weitreichende Schlussfolgerungen zu ziehen, welche durch empirische Befunde nicht mehr abgesichert sind. Diese Warnung soll auch bei den hier vorgetragenen Überlegungen und Theorien zu den paraepileptischen Pathomechanismen beachtet werden.

Die meisten Menschen mit nicht-epileptischen Anfallsleiden werden mit Wahrscheinlichkeit tatsächlich eher an einer psychoreaktiven Stresserkrankung leiden als an einem »organischen« Syndrom im Sinne des LANI-Modells. Und auch die große Mehrzahl von Menschen mit primär psychiatrischen Störungsbildern und EEG-Pathologien werden diese nicht im Sinne einer erworben-sekundären, paraepileptischen Kausalität, sondern aufgrund primärer, aktuell noch nicht erkennbarer endogener oder erlebnisreaktiver Werdensgeschichten entwickelt haben. Es soll hier nicht der Eindruck erweckt werden, dass aufgrund der hohen Prävalenz von EEG-Pathologien in der Psychiatrie all diese Patienten auch an paraepileptischen Pathomechanismen erkranken. **Kasuistik 3** und das LANI-Modell sind ja gerade Beispiele dafür, dass man trotz relevanter epilepsietypischer EEG-Potenziale nicht unbedingt eine relevante neuropsychiatrische Klinik entwickeln muss. Die vor-

7 Die Antikonvulsiva: Pharmakologie, Zulassungen und Off-Label-Erfahrungen

Die Antiepileptika (»antiepileptic drugs« oder AED) stellen neben den Antidepressiva, Neuroleptika, Stimulantien und Tranquilizern die fünfte große Medikamentengruppe in der Psychiatrie dar. Neben den altbekannten und mittlerweile für viele psychiatrische Indikationen zugelassenen Substanzen wie Carbamazepin (CBZ), Valproat (VPA) und seit einigen Jahren Lamotrigin (LMG) stehen eine ganze Menge neuerer antiepileptisch wirksamer Substanzen zur Verfügung. Für fast alle dieser Medikamente wurde eine Wirksamkeit auch für psychiatrisch relevante Symptome und Syndrome berichtet, die meisten auch in Studien untersucht.

Das Ziel dieses Kapitels ist es, sich mit der Wirkung der AED bei bekannten und weniger bekannten Indikationen auseinanderzusetzen, um den möglichen Einsatz dieser Medikamente auch außerhalb der Epileptologie zu fördern. Der Einsatz der AEDs in psychiatrischen Indikationen basiert auf der Vermutung, dass epileptische neuronale Entladungsmuster auch bei einer Untergruppe von psychiatrischen Symptomen eine Rolle spielen könnten (wie in ▸ **Kapitel 6** beschrieben). Darüber hinaus modulieren AEDs die Funktionsweise von Transmittersystemen mit bekannter Bedeutung für psychiatrische Störungen, wie z. B. das GABA-erge, glutamaterge oder serotonerge System im Gehirn.

Ein weiterer Grund für die Verwendung, der zum Teil nicht für diese Indikationen zugelassenen Medikamente, liegt an der häufig fehlenden Wirksamkeit oder Verträglichkeit der zugelassenen »Standardmedikation«. So ist es zum Beispiel klinisch sinnvoll, bei fehlender Wirksamkeit, Kontraindikationen oder Unverträglichkeit von Lithium bei der Behandlung der bipolaren Erkrankung (wie es bei ca. 50 % der Patienten der Fall ist) AEDs einzusetzen. Einige der AEDs sind dafür zugelassen, während dies für andere Substanzen nicht der Fall ist. Sie können z. T. zu psychiatrischen Nebenwirkungen führen, was ihre Einsatzmöglichkeit begrenzt. In diesem Kapitel werden wir auf

- die wichtigsten antiepileptischen Medikamente,
- ihre Wirkmechanismen,
- mögliche Nebenwirkungen und
- einen möglichen Einsatz zur Therapie psychischer Symptome aus neuropsychiatrischer Sicht

eingehen. Zunächst aber soll die Problematik anhand einer Kasuistik veranschaulicht werden.

Kasuistik:
Fall 4. Ein 44-jähriger Mann mit vordiagnostizierter bipolarer Erkrankung, emotionaler Instabilität und Multisubstanzabhängigkeit (Alkohol, Amphetamine, Cannabinoide):
Der 44 Jahre alte Schreiner wurde auf unsere Aufnahmestation verlegt. Er kam von einer spezialisierten Suchtstation im Haus wegen zunehmender Angespanntheit und teilweise verbalem, zum Teil auch körperlich aggressivem Verhalten gegenüber Personal und Mitpatienten. Er hatte sich zu diesem Zeitpunkt in Behandlung wegen einer Multisubstanzabhängigkeit (Alkohol, Amphetamine und Cannabinoide) befunden. Gleichzeitig wurde eine erneute depressive Episode mit typischer Symptomatik im Rahmen einer seit ca. 20 Jahren bekannten bipolaren Erkrankung diagnostiziert. Eine phasenprophylaktische Behandlung bestand aus Medikation mit einem atypischen Neuroleptikum (Quetiapin) und einem Antidepressivum (Bupropion). Die Phasenprophylaxe mit Lithium, Valproat und Lamotrigin wurde in der Vergangenheit aufgrund von Nebenwirkungen (Gewichtszunahme) bzw. fehlender Wirksamkeit abgesetzt.

Eigenanamnestisch fiel auf, dass Symptome wie emotionale Instabilität und Impulsivität mit häufigen aggressiven Ausbrüchen und eigen- bzw. fremdaggressivem Verhalten, verbunden mit Hyperaktivität und Störungen der Aufmerksamkeit seit früher Kindheit bestanden. Nach Angaben des Patienten gab es zumindest zwei weitere nahe Verwandte mit ähnlicher Symptomatik. Auch der Vater sei jähzornig und impulsiv gewesen und habe gelegentlich über das Maß hinaus getrunken. Eine Fremdanamnese diesbezüglich war aufgrund des frühen Bruchs mit der Familie nicht erhältlich.

Aufgrund der Kombination aus der bekannter bipolaren Erkrankung, der emotionalen Instabilität und Impulsivität vor dem Hintergrund einer möglichen ADHS, sowie einer bekannten Drogen- und Alkoholabhängigkeit verbunden mit starkem Craving, wurde mit der Gabe von Carbamazepin begonnen. Es wurde spiegelorientiert bei insgesamt guter Verträglichkeit, allerdings diskreter Hyponatriämie, auf 800 mg/d aufdosiert.

Eine Besserung des Cravings wurde vom Patienten innerhalb der ersten Tage berichtet. Im Laufe der ersten Wochen zeigten sich eine deutliche Minderung der Aggressivität und eine Verbesserung der emotionalen Instabilität. Von der Lebenspartnerin wurde auch ein deutlicher Rückgang des impulsiven Verhaltens zurückgemeldet. Nach Besserung der depressiven Symptomatik im Laufe der nächsten Wochen, konnte der Patient nach Hause entlassen werden.

Nach einer zweimonatigen ambulanten Behandlung erfolgte zur Festigung der weiteren Abstinenz die Aufnahme in eine langzeittherapeutische Einrichtung für Drogenabhängige. Sechs Monate nach Entlassung meldete sich der Patient auf Station, um mitzuteilen, dass er weiterhin abstinent sei und mittlerweile eine Arbeitsstelle gefunden habe. Er nehme weiterhin Carbamazepin (800 mg/d). Die Hyponatriämie sistierte im Verlauf unter Kochsalztabletten. Der Patient berichtete, er wolle das Carbamazepin nicht absetzen, da es ihm ein Gefühl der Sicherheit gebe.

Diese Kasuistik illustriert, welch wichtige Rolle Antikonvulsiva bei der Behandlung von Menschen mit psychischen Symptomen und Problemen spielen können. Leider bewegt der verschreibende Arzt sich dabei meist im Off-Label-Bereich. Gerade um eine solche Off-Label-Behandlung auch medizinjuristisch positiv zu begründen, ist es wichtig, auf publizierte Erfahrungen und Evidenz zurückgreifen zu können. Dies ist eine der Absichten dieses Kapitels.

7.1 Carbamazepin (CBZ), Oxcarbazepin (OXC) und Licarbazepin

Das CBZ ist eine alte und gut untersuchte Substanz (▸ **Tab. 27**), die im psychiatrischen Bereich zur Phasenprophylaxe bei bipolarer Erkrankung, bei Unwirksamkeit von Lithium, Kontraindikationen gegen Lithium oder Auftreten eines sogenannten Rapid Cycling zugelassen ist (Greil et al. 1997). Eine weitere Zulassung besteht zur Verhütung von Krampfanfällen beim Alkoholentzug unter stationären Bedingungen. CBZ ist ferner zur Behandlung neuropathischer Schmerzen und der Trigeminus- sowie Glossopharyngeusneuralgie zugelassen.

Außerhalb des Zulassungsspektrums kann CBZ zur Behandlung der akuten Manie eingesetzt werden. In dieser Indikation ergaben sowohl doppelblind- und Placebo-kontrollierte Studien als auch Metaanalysen einen Wirksamkeitsnachweis (Yildiz et al. 2011). Eine besonders gute Effektivität wird dem CBZ beim Rapid Cycling zugeschrieben (Tondo et al. 2003). Auch bei der Behandlung von Depressionen wurde CBZ allein oder als Augmentation gut untersucht und hat sich als wirksam (Vigo und Badessarini 2009) erwiesen.

Positive Effekte von CBZ bei der Behandlung der Borderline-Persönlichkeitsstörung sind eine Verbesserung der Impulskontrolle und eine Reduktion des selbstverletzenden Verhaltens (vgl. **Kasuistik** 3), was allerdings in weiteren Studien kontrovers diskutiert wurde (Cowdy und Gardner 1988; Lieb et al. 2010). Eine Wirksamkeit bei der Behandlung von aggressiven Verhaltensstörungen und damit verbundener Impulskontrollstörung wurde ebenfalls beschrieben (Huband et al. 2010).

Eine weitere mögliche Indikation für CBZ sind Angststörungen (vor allem die Panikstörung) und die posttraumatische Belastungsstörung (PTBS). Hierzu sind mehrere Fallberichte und einzelne, meist kleine, offene Studien publiziert worden (Keck et al. 1992).

Auch zur Behandlung von Verhaltensauffälligkeiten (v. a. Aggressivität und Agitiertheit) bei Demenzen wurde CBZ erfolgreich erprobt (Tariot et al. 2002).

Eine besondere klinische Bedeutung hat CBZ in der Entwöhnungsbehandlung. Es wurde gezeigt, dass CBZ wirksam zur Abmilderung der Entzugserscheinungen bei einem Alkoholentzug ist (Stuppaeck et al. 1992) und zur Reduktion des drängenden Verlangens (Craving) nach Alkohol und illegalen Drogen (z. B. Kokain; Halikas et al. 1997).

Tab. 27: Übersicht über pharmakologische Merkmale des Carbamazepins und Oxcarbazepins

Carbamazepin	**5H-Dibenz[b,f]azepin-5-carbamid**
Wirkmechanismus/ Pharmakodynamik	Inaktivierung der Na-Kanäle, Reduktion des Na-Einstroms und Erhöhung der K-abhängigen Leitfähigkeit → Reduktion der neuronalen Entladungsfrequenz, Agonist an $GABA_A$- und $GABA_B$-Rezeptoren, Antagonist an NMDA- und Adenosin-A1-Rezeptoren, erhöht die Freisetzung des Serotonins und hemmt die Freisetzung von Aspartat (Keck und McElroy 2002; Lampe und Bigalke 1990)
Pharmakokinetik	Langsame, fast vollständige Resorption, $T_{max.}$, unretardiert nach ca. 3 h, retardiert nach ca. 14 h, Halbwertzeit nach Einmalgabe ~ 35 h, durch Induktion des eigenen Metabolismus bei Dauertherapie 10–20 h, wirksamer Metabolit CBZ-10, 11-epoxid
Dosierung	Spiegelorientiert (4–12 mg/l), Tagesdosis 400–1200 bis max. 1600 mg
Zulassung bei Epilepsie/ neurologische Krankheitsbilder	Einfache partielle Anfälle (fokale Anfälle), komplexe partielle Anfälle (psychomotorische Anfälle), Grand mal, insbesondere fokaler Genese (Schlaf-Grand-mal, diffuse Grand mal), gemischte Epilepsieformen Trigeminus-/Glossopharyngeusneuralgie, diabetische Neuropathie, Schmerzanfälle bei Multipler Sklerose
Zulassung in der Psychiatrie	Prophylaxe manisch-depressiver Phasen bei Versagen der Lithium-Therapie oder schnellem Phasenwechsel unter Lithium Anfallsverhütung beim Alkoholentzug stationär
Nebenwirkungen	Hyponatriämie, gastrointestinale NW, Anstieg der Leberenzyme, Ikterus (sehr selten akute lebensbedrohliche Hepatitis) Schläfrigkeit, Schwindel, Kopfschmerzen, Erschöpfung, Doppelbilder Reaktivierung von Psychosen, Verwirrtheitszuständen bei Älteren, Hinweise auf geringfügig erhöhte Suizidrate bei Epilepsiepatienten Blutbildveränderungen (Leukozytose, Eosinophilie, Leukopenie, Thrombozytopenie), meist vorübergehend, sehr selten aplastische Anämien und Agranulozytose (ca. 2–5 Fälle/Mio/Jahr) Hautreaktionen (selten schwere)
Kontraindikationen	Knochenmarkschädigung, AV-Block, myotone Dystrophie, Porphyrie, MAO-Hemmer
Interaktionen	Induziert das P-450 (v. a. CYP3A4) und beschleunigt den Abbau von vielen Medikamenten: CBZ, andere Antikonvulsiva, Haloperidol, Clozapin, Olanzapin, Risperidon, Quetiapin, tri- und tetrazyklische AD, Antibiotika, orale Kontrazeptiva, Marcumar®, Ibuprofen, Verapamil, etc. **Cave:** wg. möglicher Hämatotoxizität Kombination mit Clozapin, Neurotoxizität bei Kombination mit Lithium

In der Behandlung der Aufmerksamkeitsdefizit-Hyperaktivitätsstörung (ADHS) wurde CBZ über Jahrzehnte hinweg eingesetzt. In einer Metaanalyse von Silva und Kollegen (1996) wurden diesbezüglich 7 offene Studien und 3 Placebo-kontrollierte Doppelblindstudien analysiert. Demnach fanden sich in allen offenen Studien positive Effekte. In den 3 kontrollierten Studien fand sich eine signifikante bis hochsignifikante Überlegenheit im Vergleich zu Placebo. Ferner konnte die Metaanalyse eine positive Korrelation zwischen der Dauer der Behandlung und positiven Outcome-Scores nachweisen.

Dies illustriert, dass CBZ nach den Stimulantien und dem Atomoxetin die am drittbesten evaluierte Substanzgruppe zur Behandlung der ADHS darstellt und völlig zu Unrecht diesbezüglich in Vergessenheit geraten ist.

In den Augen der Autoren sollte vor allem in Kontext von pathologischen EEGs oder bei Kontraindikationen für den Gebrauch von Stimulantien bzw. Atomoxetin oder auch nicht ausreichender Wirksamkeit dieser Substanzen an CBZ gedacht werden (vgl. auch **Kasuistik 4**).

Die Wirkung von CBZ in der Schizophreniebehandlung wurde ebenfalls mehrfach untersucht. Es zeigte sich, dass die Augmentation mit CBZ insbesondere zur Behandlung der Aggressivität und Impulsivität geeignet ist. Der Einfluss auf die negative Symptomatik wurde kontrovers diskutiert (Hosak und Libiger 2002).

Nach den deutschen S3-Leitlinien zur Schizophreniebehandlung können Augmentationsversuche mit CBZ, Valproat, Lamotrigin und Lithium bei erfolgloser antipsychotischer Schizophreniebehandlung sinnvoll sein (Empfehlungsstärke B!; DGPPN 2005). Eine jüngere diesbezügliche Metaanalyse findet zwar keinen Wirksamkeitsnachweis von CBZ bei Schizophrenien, betont aber, dass aufgrund der vorliegenden Evidenz systematische Studien, insbesondere bei schizoaffektiver Symptomatik oder schizophreniformen Störungen, im Kontext von EEG-Pathologien dringend nötig seien (Leucht et al. 2007).

Die Behandlung mit CBZ wird allgemein gut vertragen. Psychiatrisch-relevante Nebenwirkungen sind selten. Problematischer ist das hohe Interaktionspotenzial mit einer Vielzahl von Medikamenten, die über das Cytochrom-P-450 3A4 (CYP3A4) abgebaut werden. CBZ ist ein starker Induktor dieses Isoenzyms und beschleunigt damit außer seinem eigenen Metabolismus auch den vieler Neuroleptika, Antidepressiva und anderer Antikonvulsiva. Dies ist bei der Therapie zu beachten. Meist kann das Problem aber durch eine Dosisanpassung gut gelöst werden.

Beim gleichzeitigen Einsatz mit SSRIs sollte der Natriumwert kontrolliert werden, da eine Hyponatriämie für beide Medikamente einer der häufigeren Nebenwirkungen darstellt. Eine Kombination mit Clozapin sollte aufgrund der von beiden Substanzen induzierten Agranulozytose allenfalls unter großer Vorsicht erfolgen.

Auch internistische Medikationen sollten bei Behandlung mit CBZ auf mögliche Interaktionen überprüft werden. Bei jungen Frauen muss unbedingt beachtet werden, dass CBZ wegen der Enzyminduktion die kontrazeptionelle Wirkung hormoneller Antikonzeptiva herabsetzen kann.

CBZ ist in den letzten Jahren in der psychiatrischen Praxis in den Augen der Autoren zu Unrecht etwas in Vergessenheit geraten. Dies ist möglicherweise zum

Teil der Tatsache geschuldet, dass im Rahmen von Werbemaßnahmen für antipsychotische Medikamente als Phasenprophylaktika die möglichen Probleme beim Einsatz dieser altbewährten Substanz überbetont werden. Insbesondere für die Behandlung der nicht seltenen Kombination aus einer bipolaren Erkrankung, Sucht und/oder emotionaler Instabilität mit aggressivem Verhalten ist das bedauerlich (vgl. **Kasuistik 4**).

Eine strukturelle Ähnlichkeit und wahrscheinlich die gleichen Wirkmechanismen besitzt die Nachfolgersubstanz von CBZ, das *Oxcarbazepin* (OXC). OXC wird eine bessere Verträglichkeit als CBZ zugeschrieben, wobei dies kritisch diskutiert wird und durch Studien nicht endgültig belegt ist (Koch und Polman 2009). Im Gegensatz zu CBZ ist OXC nur zur Behandlung von fokalen Anfällen zugelassen. Eine Zulassung auf dem psychiatrischen Fachgebiet liegt nicht vor. Theoretisch soll die Wirksamkeit von OXC in allen Indikationen sehr ähnlich sein. Der größte Vorteil der Anwendung von OXC liegt in der deutlich niedrigeren Interaktionsrate als beim CBZ. Der größte Nachteil ist die insgesamt sehr dünne Datenlage zur Anwendung bei psychiatrischen Erkrankungen. Das heißt, dass die Behauptung, die klinische Wirksamkeit sei aufgrund der molekularen Strukturähnlichkeit tatsächlich identisch, geglaubt werden muss, ohne dass sie von einem ähnlichen Fundus an klinischer Erfahrung und empirischen Daten gestützt ist.

In der Behandlung der bipolaren Erkrankung zeigte sich OXC allerdings auch in Studien ähnlich wirksam wie die meisten anderen Stimmungsstabilisatoren (inklusive Lithium) und dem Placebo deutlich überlegen (Vasudev et al. 2011).

Anwendungen bei der Schizophrenie, Sucht, PTBS, ADHS und Borderline-Persönlichkeitsstörungen wurden in kleinen Fallserien und Pilotstudien untersucht. Weiterführende Untersuchungen stehen jedoch noch aus.

Licarbazepin und (S)-Licarbazepin-Acetat: Wie die Namen dieser Substanzen bereits verraten, handelt es sich hier um Carbamazepin-Analoga. Das seit 2009 zugelassene Medikament hat ein ähnliches Wirkspektrum wie CBZ und OXC. Der Wirkmechanismus scheint ebenfalls CBZ ähnlich zu sein. Eine Hyponatriämie tritt wesentlich seltener als bei CBZ und OXC auf. Die Rate der vor allem zentralnervösen Nebenwirkungen ist recht hoch (Stephen und Brodie 2011). Für psychiatrische Indikationen liegen bislang weder Zulassungen noch ausreichende Untersuchungen vor.

7.2 Valproat (VPA)

Valproat ist das AED mit dem breitesten Indikations- und Zulassungsspektrum in der Behandlung der Epilepsien (▸ **Tab. 28**). Während Carbamazepin nach wie vor als die wirksamste Substanz bei der Behandlung von sekundären fokalen Epilepsien gilt, ist dies für Valproat in Hinblick auf die primär generalisierten Epilepsien der Fall.

In der neurologischen Praxis findet VPA außerdem Anwendung bei der akuten Behandlung und Prophylaxe der Migräne (Silberstein 1996).

Tab. 28: Übersicht über pharmakologische Merkmale des Valproats

Valproat	Valproinsäure, 2-Propylpentansäure
Wirkmechanismus/ Pharmakodynamik	Inaktivierung spannungsabhängiger Na- und Ca-Kanäle GABA-erg: hemmt den Abbau, steigert die Freisetzung von GABA, antiglutamaterg am NMDA-Rezeptor, direkt membranstabilisierend (Loscher und Valproate 1999) erhöht die Expression des bcl-2 Proteins => neuroprotektiv
Pharmakokinetik	Schnelle Resorption, T_{max} 0,5 h, bei retardierten 8 h HWZ – 12–18 h Metabolismus in Leber, unspezifische Hemmung des Abbaus anderer Substanzen – P450 – CYP 2C
Dosierung	Dosierung spiegelorientiert (50–125 µg/ml), meist zw. 750 und 3000 mg/d, in Ein- oder Zweimalgaben
Zulassung bei Epilepsie/ neurologische Krankheitsbilder	Generalisierte Anfälle in Form von Absencen, myoklonischen Anfällen und tonisch-klonischen Anfällen, fokalen und sekundär-generalisierten Anfällen, in Kombinationsbehandlung bei anderen Anfallsformen (Fachinfo)
Zulassung in der Psychiatrie	Manische Episoden bei einer bipolaren Störung, wenn Lithium kontraindiziert ist oder nicht vertragen wird. Die weiterführende Behandlung nach einer manischen Episode kann bei Patienten in Erwägung gezogen werden, die auf VPA bei der Behandlung der akuten Manie angesprochen haben (Fachinfo)
Nebenwirkungen	Gewichtszunahme (bei ca. 60 %, häufiger bei Frauen), Transaminaseerhöhung, Menstruationsstörungen, Sedierung, Antriebsarmut, Tremor, Ataxie (gelegentlich), akute Psychose, Haarausfall (ca. 12 %), Hautausschlag, Lebertoxizität, Pankreatitis, Thrombo- und Leukozytopenie, VPA-Enzephalopathie (selten)
Kontraindikationen	Überempfindlichkeit, Lebererkrankungen (auch in Familienanamnese), manifeste schwerwiegende Leber- und Pankreasfunktionsstörungen, Leberfunktionsstörungen mit tödlichem Ausgang während einer Valproat-Therapie von Geschwistern, Porphyrie, Blutgerinnungsstörungen
Interaktionen	CBZ, PHT, PB – Enzyminduktoren – senken den Spiegel von VPA, Carbapeneme senken den Spiegel um 50–100 %, VPA – potenziert Wirkung von CBZ (evtl. toxisch), PB und PHT; VPA verdrängt Diazepam und Lorazepam aus Plasmabindung und hemmt deren Abbau, VPA hemmt massiv den Abbau von LMG (Dosisanpassung!)

Die Wirksamkeit von VPA bei neuropathischen Schmerzen und Fibromyalgie wurde in einigen Studien berichtet, wird jedoch in letzten Jahren kritisch diskutiert (Gill et al. 2011).

Zu psychiatrischen Krankheitsbildern liegt für VPA eine Zulassung für die Behandlung der akuten Manie und zur Phasenprophylaxe bei bipolaren Störungen vor. Besonders wirksam scheint VPA bei der Behandlung von gemischten Episoden im Zusammenhang mit der sogenannten Bipolar-II-Störung zu sein (Swann et al. 1997).

Die Wirksamkeit von VPA bei der Prophylaxe von depressiven Phasen bei bipolarer Erkrankung ist weiterhin umstritten (Grunze 2010).

Der Einsatz von VPA bei Behandlung der bipolaren Depression wird vorwiegend positiv diskutiert und wurde auf der Ebene doppelblinder kontrollierter Studien und Metaanalysen positiv evaluiert (Smith et al. 2010).

Für die unipolare Depression wurde VPA bisher nur in Fallberichten positiv erwähnt, so dass deren Wirksamkeit für diese Indikation nicht empirisch systematisch nachgewiesen ist (Vigo und Baldessarini 2009).

Interessanterweise erwies sich VPA als wirksam bei der Behandlung der Panikstörung, bei Versagen einer antidepressiven Therapie oder bei Komorbidität mit bipolarer Erkrankung (Perugi et al. 2010).

Ein weiteres Einsatzgebiet in der psychiatrischen Behandlung findet VPA als Augmentation der antipsychotischen Behandlung mit Neuroleptika, nicht nur bei der Behandlung der schizoaffektiven Erkrankung (hier ist der Einsatz wahrscheinlich dem bei der bipolaren Erkrankung sehr ähnlich), sondern auch bei den Schizophrenien. Eine Wirksamkeit wurde in mehreren Studien gezeigt. Gleichzeitig liegen jedoch auch weitere (zum Teil größere) Studien vor, die keinen Nutzen dieser Augmentation finden konnten (Citrome 2009). Daher bleibt der Einsatz von VPA bei der Behandlung von therapieresistenten genuinen Schizophrenien experimentell (Suzuki 2009). Wie oben auch für das Carbamazepin beschrieben, wird es von den S3-Leitlinen zur Behandlung der Schizophrenie bei Therapieversagen der Antipsychotika mit der Evidenzstärke B als antipsychotisches Reservemedikament empfohlen. Insbesondere beim Vorliegen von deutlichen EEG-Auffälligkeiten sollte sein Einsatz erwogen werden (Tebartz van Elst et al. 2011).

Auch zur Reduktion von aggressivem Verhalten und Impulsivität kann VPA, wahrscheinlich krankheitsübergreifend auf symptomatischer Ebene, versucht werden (Stanford et al. 2009).

Bei der Behandlung der PTBS wurde VPA in mehreren, unter anderem kontrollierten doppelblinden, Studien untersucht und zeigte sich dem Placebo nicht überlegen. Weitere Untersuchungen in Kombination mit Antidepressiva stehen für diese Indikation noch aus (Davis et al. 2008).

VPA gehört zu den in der Psychiatrie und Epileptologie am häufigsten eingesetzten Medikamenten. In der Behandlung und Phasenprophylaxe der Manie gehört es seit Jahrzehnten zu der Therapie der ersten Wahl. Bis auf seltene Fälle einer VPA-induzierten Enzephalopathie oder einer schweren Pankreatitis wird es gut vertragen. Die mit dem Einsatz von VPA verbundenen leicht beruhigenden und sedierenden Eigenschaften sind in einer Vielzahl der Fälle durchaus erwünscht. Es besitzt ein mäßiges Interaktionspotenzial. In der Kombination mit LMG ist allerdings wegen der Gefahr einer Spiegelerhöhung des LMGs besondere Vorsicht geboten. Positiv im klinischen Einsatz ist die Möglichkeit einer schnellen Aufdosierung, während die mögliche Gewichtszunahme und der unangenehme Haarausfall den Einsatz beeinträchtigen.

7.3 Lamotrigin (LMG)

Lamotrigin gehört zu den am besten verträglichen AEDs (▸ **Tab. 29**), solange es zu keinen Hautreaktionen kommt. Einschränkend in der Behandlung, vor allem unter stationären Bedingungen, ist die lange Eindosierungsphase von mehreren Wochen. In der Epileptologie ist es zugelassen für die Mono- und Zusatztherapie der fokalen und generalisierten Anfälle sowie beim Lennox-Gastaut-Syndrom. Außerhalb der Zulassung wird LMG bei der Behandlung von neuropathischen Schmerzen eingesetzt (Eisenberg et al. 2005).

Ein möglicher Einsatz bei Migräne zur Reduktion der Aura und Anfallsfrequenz wird in der Literatur hingegen kritisch diskutiert (Vikelis und Rapoport 2010).

Interessant sind Berichte über eine Wirksamkeit bei der Behandlung des pathologischen Lachens und Weinens nach Schlaganfall (Ramasubbu 2003).

In der Psychiatrie ist LMG nur zur Prophylaxe depressiver Episoden bei der Bipolar-I-Störung zugelassen. Ein Wirksamkeitsnachweis zur Maniebehandlung oder -prophylaxe liegt nicht vor. Ein möglicher Einsatz zur Behandlung von Depressionen bei bipolarer Erkrankung, beim Rapid Cycling oder bei unipolarer Depression sind umstritten (Amann et al. 2011).

In kleineren Studien und Fallberichten wurde LMG als Augmentation bei Therapieresistenz in der Schizophreniebehandlung mit positivem Ergebnis eingesetzt (Premkumar und Pick 2006). Insbesondere eine Kombination aus Clozapin und LMG zeigte sich dabei einer alleinigen Behandlung mit Clozapin überlegen (Goff 2009).

Im Kontext der Therapie von Borderline-Persönlichkeitsstörungen wird von einem erfolgreichen Einsatz LMGs zur Verbesserung der Impulskontrolle, zur Reduktion des impulsiven (selbstschädigenden) Verhaltens sowie zur Verbesserung der affektiven Symptomatik berichtet. Die insgesamt unzureichende Datenlage lässt aber eine abschließende Bewertung noch nicht zu (Bellino et al. 2011; Lieb et al. 2010).

In der Demenzbehandlung kann LMG zur Reduktion von aggressiven Verhaltensweisen von Nutzen sein, was in einigen Fallserien gezeigt werden konnte (Amann et al. 2009).

Lamotrigin wird in der neurologischen und psychiatrischen Praxis häufig eingesetzt. Bis auf zum Teil gefährliche Hautreaktionen (1: 500) wird es meist gut vertragen. Vor allem im stationären Setting einschränkend wirkt die Notwendigkeit einer langsamen Aufdosierung und Dosisanpassung bei Kombination mit anderen Medikamenten (vor allem Valproat). Eine Wirksamkeit bei der Prophylaxe der bipolaren Depression ist nachgewiesen (Zulassung), ein probatorischer Einsatz bei therapieresistenten schizophreniformen Störungen sowie gegen einzelne Symptome der Borderline-Persönlichkeitsstörung scheinen gerechtfertigt zu sein.

Tab. 29: Übersicht über pharmakologische Merkmale des Lamotrigins

Lamotrigin	3,5-Diamino-6-(2,3-dichlorphenyl)- 1,2,4-triazin
Wirkmechanismus/ Pharmakodynamik	Blockade der spannungsabhängigen Na-Kanäle, evtl. zusätzliche Blockade der Ca-Kanäle, antiglutamaterg am NMDA-Rezeptor, keine stabilen GABA-ergen Effekte → keine sedierenden Eigenschaften
Pharmakokinetik	Schnelle Resorption, T_{max} nach 2,5–5 h, HWZ nach Einmalgabe 29 h, bei Dauerbehandlung Reduktion der HWZ um ca. 25 %
Dosierung	100–300 mg/d, langsame Aufdosierung, Beginn mit 5–25 mg/d und Steigerung um etwa 25 mg alle 2 Wochen (eher noch langsamer)
Zulassung bei Epilepsie/ neurologische Krankheitsbilder	Zusatz- oder Monotherapie partieller und generalisierter Anfälle einschließlich tonisch-klonischer Anfälle, Lennox-Gastaut-Syndrom
Zulassung in der Psychiatrie	Prävention depressiver Episoden bei Patienten mit Bipolar-I-Störung und überwiegend depressiven Episoden, nicht für die Akuttherapie manischer oder depressiver Episoden indiziert (Fachinfo)
Nebenwirkungen	Hautausschläge! Potenziell lebensbedrohlich: Stevens-Johnson-Syndrom, Nekrolyse (1: 500)! Höchstes Risiko bei Beginn mit hohen Dosen, schnellem Aufdosieren oder gleichzeitigem Verwenden von Valproat Anstieg der Leberenzyme, selten Leberversagen, Mundtrockenheit, Leuko-, Thrombozytopenien und Anämien, Schwindel, Müdigkeit, verschwommenes Sehen, Ataxie, Nystagmus, Tremor, durch Hemmung des Folatstoffwechsels → makrozytäre Anämie
Kontraindikationen	Bis auf allergische Reaktion auf LMG keine, besondere Vorsicht bei Neigung zu allergischen Hautreaktionen und in Kombination mit Valproat
Interaktionen	Valproat – vermindert den Abbau von LMG – Dosisanpassung! CBZ, PHT, PB, eine Reihe von Antibiotika und antiviraler Mittel sowie orale Kontrazeptiva beschleunigen den Abbau von LMG

7.4 Topiramat (TPM)

Topiramat wird im Erwachsenen- und Kindesalter bei Epilepsien als Monotherapie oder in der Kombination mit anderen AEDs eingesetzt. Eine weitere Zulassung liegt für die Prophylaxe von Migräneanfällen vor, nach sorgfältiger Überprüfung anderer vorhandener Therapieoptionen. Bis auf eine Reihe von kognitiven Nebenwirkungen ist TPM gut verträglich. Die Nebenwirkungen sind allerdings von erheblicher Bedeutung (► **Tab. 30**).

Tab. 30: Übersicht über pharmakologische Merkmale des Topiramats

Topiramat	2,3: 4,5-Bis-O-(1-methylethyliden)-β-D-fructopyranose-sulfamat
Wirkmechanismus/ Pharmakodynamik	Verlängerung der Inaktivierung der Na-Kanäle und Hemmung der Ca-Kanäle, Affinität zu $GABA_A$-Rezeptor, antiglutamaterg am AMPA-Rezeptor, Hemmung der Carboanhydrasen (Isoenzym II und IV)
Pharmakokinetik	Resorption in 1–4 h, Bioverfügbarkeit ca. 80 %, T_{max} ca. 3–5 h, HWZ 18–23 h, kaum Metabolismus in der Leber, keine aktiven Metaboliten, Ausscheidung unverändert über die Niere
Dosierung	Beginn mit 25 mg/d, wöchentlich um 25 mg steigern bis 100–200 mg/d in 2 Einzeldosen; max. empfohlen 500 mg/d (Fachinfo). Nach eigener Erfahrung besser langsamer aufdosieren und niedrig dosieren.
Zulassung bei Epilepsie/ neurologische Krankheitsbilder	Mono- oder Zusatztherapie fokaler Anfälle mit oder ohne sekundäre Generalisierung und generalisierten tonisch-klonischen Anfällen, bei Lennox-Gastaut-Syndrom Prophylaxe von Migräneanfällen, nicht für Akutbehandlung
Zulassung in der Psychiatrie	Keine
Nebenwirkungen	Kognitive Störungen (Bradyphrenie, Aufmerksamkeitsstörungen, Gedächtnisstörungen), aphasische Syndrome mit Wortfindungsstörungen und motorischen Elementen, dosisabhängige affektive Störungen (Jansen-Cilag 1996), Depression, Einzelfälle von Psychosen, Appetitsminderung (bis hin zur Anorexie), Gewichtsabnahme, Reizbarkeit, Tremor, Diplopie, verschwommenes Sehen, Nystagmus, Fatigue, Parästhesien, Somnolenz, Dysarthrie, Koordinationsstörungen, Übelkeit, Diarrhoe
Kontraindikationen	Überempfindlichkeit
Interaktionen	Hemmt das P-450 CYP2C19 → Interaktionen mit Diazepam Imipramin, Moclobemid, Phenytoin und CBZ senken die Konzentration von Topiramat

Eine Zulassung für die Behandlung psychiatrischer Krankheitsbilder liegt nicht vor. Dennoch wird TPM bei psychiatrischen Indikationen im Off-Label-Bereich breit eingesetzt.

Bei bipolarer Erkrankung wurde TPM für die meisten Indikationen untersucht. Dabei zeigte es sich in einigen Studien wirksam zur Behandlung der Manie in Vergleich zu Placebo, in anderen dahingegen nicht. Eine neue Metaanalyse konnte diesbezüglich keine relevante Wirksamkeit nachweisen (Cipriani et al. 2011).

Zur Behandlung unipolarer Depressionen wurde TPM in einer randomisierten placebokontrollierten Studie in Kombination mit Fluoxetin untersucht und erwies sich als wirksam (Nickel et al. 2005). Die diesbezügliche Datenlage muss aber für eine abschließende Bewertung als noch unzureichend betrachtet werden.

Die möglichen kognitiven Nebenwirkungen schränken den klinischen Einsatz des TPMs bei Depressionen, die per se bereits häufig mit kognitiven Einschränkungen einhergehen, ein.

Bei der Augmentation der Behandlung von schizophreniformen Störungen wurde TPM meist in Kombination mit Clozapin verwendet. Bezüglich der Wirksamkeit der Augmentation sind die Ergebnisse widersprüchlich hinsichtlich der schizophreniformen Kernsymptome. Ein deutlicher Effekt wurde jedoch bei der Verminderung der Clozapin- (und Olanzapin-) bedingten Gewichtszunahme unter TPM in den meisten Studien beobachtet (Hahn et al. 2010; Afshar et al. 2009). Der Gewichtsreduktion unter TPM liegen wahrscheinlich zwei Mechanismen zugrunde. Zum einem führt eine Behandlung zur Appetitminderung. Zum anderen hemmt TPM die Carboanhydrasen, was zu einer Störung der Liponeogenese und konsekutiv zum Abbau von Fettgewebe führt (Verrotti et al. 2011). Dies ist der Grund für einen häufigen klinischen Einsatz von TPM zur Behandlung von Adipositas, Binge-Eating-Störung, Bulimie und bei der medikamenteninduzierten Gewichtszunahme. Dieser Effekt scheint weitgehend ursachen-, geschlechts- und dosisunabhängig zu sein und ist bei höheren Ausgangs-BMI und bei längerer Behandlung stärker ausgeprägt (McElroy et al. 2009; Verrotti et al. 2011).

Einen weiteren Einsatz findet TPM als Anti-Craving Substanz bei der Behandlung der Alkohol- und Kokainabhängigkeit. Dies wurde in wenigen Studien auch für andere Drogen (Nikotin, Benzodiazepine, Extasy) untersucht (Shinn und Greenfield 2010).

Zur Behandlung von posttraumatischen Belastungsstörungen (PTBS) wurde TPM in mehreren Studien untersucht und zeigte eine deutliche Wirksamkeit im Vergleich mit Placebokontrollen bei zivilen wie auch bei den kriegsbezogenen (»combat-related«) PTBSs, insbesondere gegen Intrusionen, Flashbacks, Alpträume, aber auch in Hinblick auf eine Tendenz zur sozialen Isolierung und emotionalen Betäubung (Andrus und Gilbert 2010; Yeh et al. 2011).

Auch bei der Borderline-Persönlichkeitsstörung wurde TPM untersucht und zeigte sich wirksam in der Behandlung einzelner Symptome, z. B. der emotionalen Instabilität, sowie von Defiziten der Emotionskontrolle (vor allem Wut und Ärger; Bellino et al. 2011; Varghese et al. 2010).

Topiramat ist für die psychiatrische Praxis eine noch neue und interessante Substanz mit einem, im Vergleich zu den anderen AEDs, eher ungewöhnlichen Indikationsspektrum. TPM wird weniger zur Behandlung von bipolaren Erkrankungen oder Depressionen, als vielmehr

- als Substanz gegen Essstörungen in Verbindung mit Gewichtszunahme,
- zur Reduktion von Gewichtszunahme unter Olanzapin und Clozapin,
- als Anticraving-Substanz bei Sucht sowie
- zur Reduktion der aversiven Widererinnerungen bei PTBS

eingesetzt. In den meisten Indikationen ist die Studienlage momentan noch unzureichend. Die Angst vor neuropsychiatrischen Nebenwirkungen mit kognitiver Verlangsamung, Sprachstörungen und Störungen der Aufmerksamkeit und des Gedächtnisses schränken den Einsatz von TPM ein, obwohl diese reversibel sind und nur einen Teil der Patienten betreffen.

7.5 Zonisamid (ZNS)

Tab. 31: Übersicht über pharmakologische Merkmale des Zonisamids

Zonisamid	1,2-Benzisoxazol-3-methansulfonamid
Wirkmechanismus/ Pharmakodynamik	Inhibiert spannungsabhängige Na- und Ca-Kanäle, Erhöhung der Konzentrationen von GABA, Dopamin, Serotonin und Acetylcholin ohne Veränderungen der basalen Glutamattransmission, neuroprotektiver Effekt (vermutlich als Antioxidans durch Verminderung der NO-Konzentration; Biton 2007)
Pharmakokinetik	Bioverfügbarkeit bei 100 %, T_{max} nach 2–5 h, HWZ ca. 60 h, 40–50 % Bindung an Proteine, Steady State nach 13 Tagen
Dosierung	300–500 mg/d, Beginn mit 25–50 mg/d, Steigerung um 25 bis max. 50 mg wöchentlich
Zulassung bei Epilepsie/ neurologische Krankheitsbilder	Indiziert als Zusatztherapie für die Behandlung erwachsener Patienten mit fokalen Anfällen mit oder ohne sekundäre Generalisierung
Zulassung in der Psychiatrie	Keine
Nebenwirkungen	Langsame Aufdosierung in 25-mg-Schritten (psychische NW: Agitiertheit, Reizbarkeit, Verwirrungszustand, Depression), schwerwiegende Hautausschläge einschließlich Stevens-Johnson-Syndrom! Selten aplastische Anämie, Agranulozytose, Thrombozytopenie, Nierensteinbildung (Ca-haltige) mit Begleitsymptomatik, vermindertes Schwitzen → Gefahr eines Hitzeschlages, Pankreatitis, Myopathien, unerwünschter Gewichtsverlust
Kontraindikationen	Allergische Reaktionen, bekannte Hautveränderungen unter Zonisamid
Interaktionen	Erhöht die Konzentrationen von Carbamazepin, Phenytoin, Ethinylestradiol und Desipramin durch Blockade von mehreren Isoenzymen der P-450

Das Zonisamid (► **Tab. 31**) ist seit den späten 80er Jahren in Japan zur Behandlung der Epilepsie zugelassen. In den USA und Europa erfolgte die Zulassung mit einer deutlichen Verzögerung 2000 bzw. 2005. Die meisten klinischen Erfahrungen wurden daher in Studien und Fallbeobachtungen in Japan gesammelt.

Eine Zulassung besteht zur Behandlung fokaler Anfälle mit oder ohne Generalisierung. Darüber hinaus wurde ZNS in der neurologischen Praxis auch im Rahmen von Placebo-kontrolllierten Studien zur Parkinsonbehandlung (Murata 2010), zur Behandlung des essenziellen Tremors, der Migräne und des neuropathischen Schmerzen eingesetzt (Farooq 2008).

Für psychiatrische Krankheitsbilder liegen bislang keine Zulassungen vor. In Studien zu bipolaren Erkrankungen zeigte ZNS einen moderaten Effekt zur Therapie von depressiven und manischen Zustandsbildern (Ghaemi et al. 2008). In einzelnen offenen Pilotstudien zeigte sich ZNS darüber hinaus wirksam zur Behandlung von therapieresistenten Angststörungen (Kinrys et al. 2007), von Entzugssymptomatik bei Alkoholabhängigkeit (Rubio et al. 2010) sowie von tardiven Dyskinesien bei Schizophrenie (Iwata et al. 2012).

Ähnlich wie Topiramat kann ZNS die intrazellulären Carboanhydrasen und dadurch die Liponeogenese hemmen. Dies führt zu einem deutlichen Gewichtsverlust im Verlauf der Behandlung (beginnend nach mehreren Wochen). Daher wurde auch ZNS bei der Behandlung von Adipositas in Verbindung mit Neuroleptika und anderen Psychopharmaka (Lim et al. 2011) sowie bei der Binge-Eating-Störung untersucht und erwies sich als wirksam (Ricca et al. 2009). Dennoch fehlen für diese Indikationen groß angelegte Untersuchungen. Obwohl in den meisten Studien eine Behandlung mit ZNS gut verträglich war und die drop-out-Zahlen eher niedrig blieben, schränkt vermutlich die Angst vor Nebenwirkungen (Agranulozytose, schwerwiegende Hautausschläge, psychische Nebenwirkungen) wie bei Topiramat den Einsatz von ZNS in der psychiatrischen Praxis ein.

7.6 Pregabalin (PGL)

Das Pregabalin (PGL; ▸ **Tab. 32**) wird in der neurologischen Praxis vor allem bei der Therapie neuropathischer Schmerzen eingesetzt. Eine weitere Zulassung liegt für die Zusatzbehandlung von fokalen Anfällen mit oder ohne sekundäre Generalisierung vor. Eine Anwendung ohne Zulassung ist beim essenziellen Tremor aufgrund der GABA-ergen Eigenschaften denkbar, obwohl die Substanz in der jüngsten diesbezüglichen Metaanalyse als nicht ausreichend untersucht bewertet wurde (Zesiewicz et al. 2011).

Auch ein Einsatz bei Migräne wurde für PGL als noch unzureichend untersucht bewertet. Präventive Effekte wurde jedoch bereits in mehreren, meist kleinen, offenen Studien und Fallbeobachtungen berichtet (Pizzolato et al. 2011; Calandre et al. 2010).

In Hinblick auf psychiatrische Krankheitsbilder besteht für Pregabalin eine Zulassung für die Behandlung der generalisierten Angststörung. In den USA besteht noch zusätzlich eine Zulassung für die Behandlung der Fibromyalgie, bei der PGL sich in mehreren Studien als wirksam erwies (Mease et al. 2011).

Auch zur Augmentation der Behandlung von Depressionen, Manie, PTBS und in der Schizophreniebehandlung (zur Reduktion von Ängsten) zeigte sich PGL wahrscheinlich aufgrund seiner GABA-ergen Effekte wirksam, wobei die Datenlage hierfür recht spärlich ist und weitere systematischere Untersuchungen sicher für eine abschließende Bewertung notwendig sind (Englisch et al. 2010; Pae et al. 2009; Showraki 2007; Oulis et al. 2009).

Tab. 32: Übersicht über pharmakologische Merkmale des Pregabalins

Pregabalin	(S)-3-(Aminomethyl)-5-methylhexansäure
Wirkmechanismus/ Pharmakodynamik	Ein lipophiles Analogon zum GABA ohne Aktivität an GABA-Rezeptoren, Blockade der spannungsabhängigen Ca-Kanäle → Reduktion der Polarisierung; präsynaptischer Regulator der Freisetzung der exzitatorischen Neurotransmitter (Glutamat, Substanz P, Monoamine)
Pharmakokinetik	Rasche, vollständige Resorption, T_{max} ~ 1,5 h, HWZ ca. 6 h, keine hepatische Metabolisierung, Ausscheidung über Niere (Vorsicht bei Nierenfunktionsstörungen)
Dosierung	Zwischen 150 und 600 mg/d in 2-3 Dosen
Zulassung bei Epilepsie/ neurologische Krankheitsbilder	Zur Zusatztherapie von partiellen Anfällen mit und ohne Generalisierung; zur Behandlung von peripheren und zentralen neuropathischen Schmerzen
Zulassung in der Psychiatrie	Behandlung von generalisierten Angststörungen
Nebenwirkungen	Sedierung, Benommenheit (häufig), Euphorie, Reizbarkeit, Ataxie, kognitive Störungen, Aufmerksamkeitsstörungen, Tachykardie, Mundtrockenheit, Verstopfung, Libidoverlust, erektile Dysfunktion, verzögerte Ejakulation, Suchtentwicklung und Entzugssymptomatik nach Absetzen möglich
Kontraindikationen	Bis auf Überempfindlichkeit keine absoluten KI, entsprechend NW-Profil relativen KI
Interaktionen	Keine pharmakokinetische Interaktionen, Vorsicht mit anderen sedierenden Medikamenten und Alkohol

Darüber hinaus kann erwogen werden, die GABA-ergen Eigenschaften von PGL bei der Behandlung von Entzugssymptomen bei einer Alkohol- oder Benzodiazepinabhängigkeit zu nutzen. Die vermutlich über GABA-Rezeptoren vermittelten schlafanstoßenden Eigenschaften könnten dabei positive Wirkungen entfalten (Oulis und Konstantakopoulos 2010).

Klinisch findet das PGL auch im Off-Label-Bereich eine immer breitere Anwendung bei psychiatrischen und neurologischen Erkrankungen. Aus der schmerztherapeutischen Behandlung ist es mittlerweile kaum mehr wegzudenken. Es ist allgemein gut verträglich. Auch die nahezu fehlenden Interaktionen mit anderen Medikamenten sind positiv zu bewerten.

Für den Einsatz in der Behandlung von affektiven Erkrankungen, PTBS, Schizophrenie, Insomnie und Sucht fehlt es noch an guten Untersuchungen, obwohl das Potenzial dazu bereits mehrfach gezeigt wurde.

Einschränkend für den klinischen Einsatz sind die Berichte über ein mögliches Suchtpotenzial von PGL zu bewerten. Dieses leitet sich wahrscheinlich wie die meisten für psychiatrische Krankheitsbilder günstigen Eigenschaften aus der GABA-Affinität dieser Substanz her. Insofern ist das Suchtpotenzial aus klinisch-theoretischer Sicht durchaus plausibel und ernst zu nehmen.

7.7 Gabapentin (GBP)

Ähnlich dem Pregabalin wird Gabapentin (GBP; ▸ **Tab. 33**) entsprechend der Zulassung vor allem bei der Behandlung der neuropathischen Schmerzen eingesetzt. Es gilt als Vorgängersubstanz für das PGL. Als Antiepileptikum ist es aufgrund geringerer Wirkstärke weniger von Bedeutung.

Für psychiatrische Indikationen besteht keine Zulassung. Ende der 1990-er Jahre wurde GBP versuchsweise zur Behandlung bipolarer Erkrankungen eingesetzt. Eine Vielzahl von Fallserien und kleinen, meist offenen Studien berichtete von guter Wirksamkeit von GBP. Die späteren randomisierten Studien konnten diese Effekte jedoch nicht bestätigen. In einer der neueren Übersichtsarbeiten spricht man von einem Nachhalleffekt der Fallserien – einer unberechtigt positiven Bewertung von GBP bei der Behandlung von bipolaren Erkrankungen (Carey et al. 2008).

Eine deutlich bessere Evidenz für den Einsatz von GBP liegt für die unterstützende Therapie des Alkoholentzugs und – wahrscheinlich durch Anti-Craving-Eigenschaften bedingt – die Aufrechterhaltung der Alkoholabstinenz vor. Besonders günstig erscheint dabei die fehlende Interaktion zwischen GBP und Alkohol. Diese Effekte werden auf die Ähnlichkeit der Substanz mit der GABA zurückgeführt, obwohl der genaue Wirkmechanismus auch hier unbekannt bleibt (Caputo und Bernardi 2010). Positive Effekte von GBP wurden für den Entzug von Benzodiazepinen, Opiaten (auch Heroin) und Stimulantien (auch Kokain) berichtet. Suffiziente Studien liegen für diese Indikationen momentan jedoch nicht vor (Zullino et al. 2004).

Für die Behandlung von Schizophrenien wurde GBP unzureichend untersucht, wobei einzelne Fallberichte von positiven Effekten sprechen. Ein interessanter Einsatzpunkt ist die Behandlung von Neuroleptika-induzierten Dyskinesien, bei denen GBP wirksam zu sein scheint (Hardoy et al. 2003).

Bei der Behandlung der PTBS wurde von einer Wirksamkeit von GBP zusammen mit Carbamazepin und weiteren AEDs berichtet, was unter anderem auf seinen möglichen Anti-Kindling-Effekt (Reduktion der »Vorbahnung« neuer exzitatorischer neuronaler Aktivität bzw. Anfälle durch vorhergegangene Anfälle) im limbischen System zurückgeführt wird (Berlin 2007).

Insgesamt scheint GBP ein ähnliches Indikationsspektrum wie die Nachfolgersubstanz Pregabalin zu haben. Auch der Wirkmechanismus ist vermutlich ähnlich und beruht auf einer chemischen Ähnlichkeit der beiden Substanzen mit GABA.

GBP ist in den meisten Fällen gut verträglich. Ein Einsatz bei der Behandlung der Alkoholabhängigkeit, insbesondere in der häufigen Kombination mit Polyneuropathie mit Schmerzen, ist sicher erwägenswert. Ein möglicher Einsatz bei der Behandlung von Spätdyskinesien ist interessant und sollte klinisch eventuell öfter erwogen werden, zumal es wenige therapeutische Alternativen gibt. In den meisten Off-Label-Indikationen ist GBP allerdings unzureichend untersucht.

Tab. 33: Übersicht über pharmakologische Merkmale des Gabapentins

Gabapentin	1-(Aminomethyl)-cyclohexylessigsäure
Wirkmechanismus/ Pharmakodynamik	Synthetisches GABA-Analogon ohne direkte Aktivität an GABA-Rezeptoren, erhöht GABA-Freisetzung, kein Effekt an Na-Kanälen, moduliert Ca-Kanäle
Pharmakokinetik	Bioverfügbarkeit von 60 %, T_{max} nach 2–3 h, Ausscheidung ausschließlich unverändert über die Niere, HWZ 5–7 h
Dosierung	900–3600 mg/d in 3 Einzeldosen, rasche Aufdosierung (innerhalb einer Woche auf 1800) möglich
Zulassung bei Epilepsie/ neurologische Krankheitsbilder	Zur Mono- und Zusatztherapie bei partiellen Anfällen mit oder ohne Generalisierung; zur Behandlung von peripheren neuropathischen Schmerzen (diabetisch, postherpetisch)
Zulassung in der Psychiatrie	Keine
Nebenwirkungen	Erhöhte Infektanfälligkeit, Leukopenie, Appetitab- oder -zunahme, Feindseligkeit, Verwirrtheitszustände und Affektlabilität, Depressionen, Angst, Nervosität, Somnolenz, Schwindel, Ataxie, Sehstörungen, Gesichtsödeme, Arthralgien, Myalgien, Impotenz
Kontraindikationen	Überempfindlichkeit, arzneimittelinduzierter Hautausschlag mit Eosinophilie und systemischen Symptomen (Drug Rash with Eosinophilia and Systemic Symptoms DRESS, lebensgefährliche Überempfindlichkeitsreaktion)
Interaktionen	Kaum pharmakokinetische Interaktionen

7.8 Levetiracetam (LEV)

Levetiracetam (LEV) gehört zu den neueren Antikonvulsiva und wird in der Epileptologie wegen guter Wirksamkeit, der Möglichkeit zur raschen Aufdosierung und allgemein guter Verträglichkeit zunehmend häufig eingesetzt (► **Tab. 34**). Zur Behandlung psychiatrischer Krankheitsbilder liegen bislang keine Zulassungen vor.

Im Off-Label-Bereich wurde LEV bei bipolarer Erkrankung eingesetzt, zeigte sich nach neueren Studien aber weder antimanisch noch antidepressiv wirksam (Saricicek et al. 2011; Kruger et al. 2008). In früheren Studien fanden sich dagegen durchaus positive Ergebnisse bei der Behandlung bipolarer Störungen (Muralidharan und Bhagwagar 2006). Auch in der Suchtbehandlung wurde LEV eingesetzt. Die Ergebnisse der Studien sind allerdings widersprüchlich und reichen von diskret positiven bis hin zu suchtverstärkenden Effekten (Fertig et al. 2012; Mitchell et al. 2012; Muller et al. 2011). Auch zur Add-On-Therapie bei Angststörungen liegen positive Berichte vor (Kinrys et al. 2007), während sich nach einer anderen Untersuchung bei der generalisierten Angststörung keine Vorteile gegenüber einer Placebobehandlung ergaben (Stein et al. 2010). In Kombination mit Antidepressiva zeigte sich LEV wirksam, auch bei der Behandlung der PTBS, wobei hier bisher nur eine Studie publiziert wurde (Kinrys et al. 2006).

Tab. 34: Übersicht über pharmakologische Merkmale des Levetiracetams

Levetiracetam	(S)-2-(2-Oxopyrrolidin-1-yl)-butylamid
Wirkmechanismus/ Pharmakodynamik	Strukturell dem Nootropikum Piracetam ähnlich, Wirkmechanismus in Einzelheiten unbekannt (kein Effekt an Na-, Ca- oder K-Kanälen) oder GABA-/Glutamat-Rezeptoren, Bindung an SV2A (synaptisches Vesikelprotein unklarer Bedeutung mit einer starken Korrelation zu anfallsprotektiven Eigenschaften)
Pharmakokinetik	Schnelle Resorption (1,3 h), Bioverfügbarkeit ca. 95 %, renale Elimination, kaum Interaktionen
Dosierung	500–2000 mg/d, max. 3000 mg/d
Zulassung bei Epilepsie/ neurologische Krankheitsbilder	Zusatz- und Monotherapie fokaler Anfälle, Zusatztherapie bei primär generalisierten myoklonischen und tonisch-klonischen Anfällen (Fachinfo)
Zulassung in der Psychiatrie	Keine
Nebenwirkungen	Häufiger Aggressionen, Agitiertheit, Feindseligkeit, Angst, Psychosen, Apathie, emotionale Labilität, Depressionen, Müdigkeit, Somnolenz, Kopfschmerzen, Schwindel, Doppelbilder, gehäufte Infekte, Husten, Bauchschmerzen, Dyspepsie, Übelkeit, Erbrechen selten, aber gefährlich: Pancytopenie, Neutropenie, Pankreatitis, Leberversagen, toxische epidermale Nekrolyse, Stevens-Johnson-Syndrom (Fachinfo)
Kontraindikationen	Keine absoluten, relative ergeben sich aus den NW
Interaktionen	Keine relevanten Wechselwirkungen bekannt

Zum Einsatz von LEV bei Schizophrenien konnten in der Literatur bislang keine Berichte gefunden werden. Dies liegt vermutlich daran, dass die möglichen psychischen Nebenwirkungen die Bereitschaft zum Off-Label-Einsatz dieses Medikaments in der Psychosebehandlung einschränken.

Kasuistik 5 illustriert allerdings, dass im Fall einer psychiatrisch-relevanten Symptomatik verbunden mit dem begründeten Verdacht subklinischer epileptiformer EEG-Aktivität, der Einsatz von LEV klinisch auch Vorteile hat. Die gute Wirksamkeit verbindet sich hier mit der Option einer raschen Aufdosierung, die meist gut vertragen wird. So kann die Arbeitshypothese eines relevanten epileptischen oder paraepileptischen Pathomechanismus im Einzelfall schnell überprüft werden. Allerdings ist dies immer dann problematisch, wenn Agitiertheit oder Aggression einen Teil des zu behandelnden klinisch-neuropsychiatrischen Syndroms darstellen. Denn diese Symptome können auch als Nebenwirkung von LEV auftauchen, was die Beurteilung des klinischen Gesamtzusammenhangs erschweren kann.

Auch spricht die bislang noch geringe klinische Erfahrung im neuropsychiatrischen Off-Label-Bereich für diese Indikation eher für bewährte und bekannte Substanzen, wie z. B. das breit einsetzbare Valproat.

Zusammenfassend liegen zum Einsatz von LEV kleine Studien bei bipolarer Störung, Sucht, Angst- und Panikstörung sowie PTBS vor. Die Daten sind jedoch vorläufig und in den meisten Fällen widersprüchlich. Größere, kontrollierte

Studien fehlen weitgehend, so dass diesbezüglich keine abschließende Bewertung abgegeben werden kann (Farooq et al. 2009).

Kasuistik:
Fall 5. Ein Anfang 20-jähriger Jura-Student mit einer ungewöhnlichen »posttraumatischen Stressreaktion«:
Der Anfang 20-jährige Student wurde aus der Unfallchirurgischen Abteilung mit der Verdachtsdiagnose einer posttraumatischen Belastungsreaktion nach einem schweren Autounfall übernommen. Er wurde aus seinem Fahrzeug mit ca. dreistündiger Latenz nach dem Unfall in einem bewusstseinsgeminderten Zustand geborgen. Als einzige Unfallfolgen bei dem Patienten wurden eine Prellmarke an der Stirn links und stumpfe Bauch- und Thoraxtraumata beschrieben. Schwerwiegende Verletzungen wurden in einer Ganzkörper-CT ausgeschlossen. In der kraniellen CT zeigte sich allerdings eine »geringfügige Einblutung links hochparietal«. In der chirurgischen Klinik präsentierte sich der Patient in den nächsten Tagen sehr wechselhaft, zeitweise gereizt-fordernd, zeitweise desorientiert. Bei einer Gelegenheit wurde er nachts auf dem Dach der Klinik vorgefunden. Auffallend war ferner ein deutlicher sozialer Rückzug und vermehrte Müdigkeit. Die Eltern beschrieben ihren Sohn als »wesensverändert«. Die konsiliarisch neurologische Untersuchung erbrachte keinen positiven Befund im Sinne fokal-neurologischer Defizite. Im EEG zeigten sich diskrete Veränderungen in Form eines Verlangsamungsherdes links frontal ohne Sharp-Waves, Spikes oder Spike-Wave-Aktivität, welcher als nicht richtungweisend eingestuft wurde. Die Verlegung in die Abteilung für Psychiatrie und Psychotherapie erfolgte unter der Verdachtsdiagnose einer posttraumatischen Stressreaktion (Schuldgefühle nach dem Tod einer Freundin bei dem Unfall). Auf der psychiatrischen Aufnahmestation zeigte sich eine wechselhafte Vigilanz mit Phasen schwerer Apathie, Somnolenz, Antriebslosigkeit abwechselnd mit Agitiertheit, Aggressivität, Enthemmung des Essverhaltens und massiver sexueller Enthemmung. Zu Zeit, Ort und Situation war der Patient wechselhaft orientiert. Es bestand ein extrem erhöhtes Schlafbedürfnis (ca. 20 h/Tag). Der Patient erkannte die Angehörigen (Eltern, Freund) regelhaft nicht, aber das Pflegepersonal oder die Ärzte. Neben Phasen mit massiven Konzentrations- und Merkfähigkeitsstörungen bestanden auch kurze »lichte« Episoden, in denen der Patient psychopathologisch nahezu unauffällig erschien (bis zu 30 Minuten).

Die klinische Symptomatik wurde als fluktuierendes dysexekutives oder Frontalhirnsyndrom bzw. als organische psychische Störung nach zerebraler Blutung mit wahrscheinlicher neuronaler Netzwerkinstabilität bei allerdings im Oberflächen-EEG nicht nachweisbarer epileptiformer neuronaler Aktivität gedeutet.

Eine kranielle MRT zeigte die vorbeschriebene kleine subcorticale Blutung wahrscheinlich im Rahmen von Scherverletzungen im Gyrus frontalis superior links. Unter Annahme eines elektrophysiologisch nicht nachweisbaren epileptischen oder paraepileptischen Pathomechanismus (die fehlenden epilepsietypischen Potenziale im EEG erlaubten die Diagnose einer symptomatischen frontalen Epilepsie nicht) erfolgte zunächst eine probatorische Behandlung mit Lorazepam, die schnell zu einer vorübergehenden Verhaltensnormalisierung führte. Daraufhin wurde der Patient auf Levetiracetam (Keppra®) 2000 mg/d eingestellt, was zu einer nahezu vollständigen Besserung der Symptomatik führte. Bei leichten Restdefiziten in der neuropsychologischen Testung wurde der Patient in eine neurologische Reha-Klinik verlegt. Wegen des Auftretens von Doppelbildern erfolgte dort eine antikonvulsive Umstellung auf Lamotrigin. Katamnestisch konnte eine Vollremission der neuropsychiatrischen Symptomatik festgehalten werden, so dass der Patient nach sechs Monaten Pause das Studium wieder aufnahm und im weiteren Verlauf eine Prüfung der chinesischen Sprache im zweiten Anlauf bestand.

Die Kasuistik veranschaulicht, dass bei der neuropsychiatrischen Diagnostik nicht nur eine deskriptive symptomorientierte Diagnosestellung erfolgen sollte, sondern immer versucht werden sollte, wahrscheinliche Pathomechanismen zu formulieren, auch wenn diese nicht immer im klinisch beweisenden Sinne erhärtet werden können.

Ferner illustriert sie, dass zur Klärung der Arbeitshypothese »akuter epileptischer oder paraepileptischer Pathomechanismus« die Substanz Levetiracetam wegen der schnellen und meist gut vertragenen Eindosierung klinisch oft sehr praktikabel ist, wobei im konkreten Fall sicher auch Carbamazepin oder Valproat eingesetzt hätten werden können.

7.9 Tiagabin (TGB)

Tiagabin (TGB; ▸ **Tab. 35**) ist ein potentes GABA-erges Antiepileptikum, welches aufgrund der möglichen Nebenwirkungen eine eingeschränkte Zulassung (nach Erschöpfung anderer Therapiemöglichkeiten) zur Behandlung fokaler Anfälle besitzt. Die problematischsten Nebenwirkungen sind die Verursachung non-konvulsiver Status epilepticus und Gesichtsfeldeinschränkungen bei dauerhafter Anwendung. Dies limitiert den Einsatz von TGB im Off-Label-Bereich erheblich. Durch die GABA-ergen Eigenschaften sind auch die häufige Müdigkeit, Somnolenz und Konzentrationsstörungen zu erklären.

Bei der bipolaren Störung wurde von einer Wirksamkeit von TGB in einigen Fallserien und kleinen offenen Studien berichtet, wobei die Drop-Out-Rate in den Studien recht hoch war. Es fehlt an kontrollierten Studien zur Effektivität und Verträglichkeit dieser Behandlung (Young et al. 2006).

Anders als aufgrund der GABA-ergen Aktivität von TGB zu vermuten wäre, zeigte sich diese Substanz wenig effektiv bei der Behandlung von Angsterkrankungen (Panikstörung, generalisierte Angststörung; Zwanzger et al. 2009; Pollack et al. 2008).

Tab. 35: Übersicht über pharmakologische Merkmale des Tiagabins

Tiagabin	(–)-(R)-1-[4,4-Bis(3-methyl-2-thienyl)-but-3-enyl]piperidin-3-carbonsäure
Wirkmechanismus/ Pharmakodynamik	Abkömmling der Nipecotsäure, blockiert die Wiederaufnahme von GABA aus dem synaptischen Spalt → Erhöhung der GABA-Konzentration im synaptischen Spalt → Verstärkung der hemmenden Wirkung
Pharmakokinetik	Vollständige Resorption, hohe Plasmabindung, HWZ 7–9 h, Metabolismus in Leber über CYP3A
Dosierung	Anfänglich 5–10 mg, pro Woche um 5–10 mg steigern bis zu 15–30 mg/d, Einnahme zu den Mahlzeiten, in Verbindung mit Enzyminduktoren (CBZ) bis zu 70 mg/d
Zulassung bei Epilepsie/ neurologische Krankheitsbilder	Zusatzbehandlung fokaler Anfälle, wenn andere Therapieoptionen erschöpft sind (Fachinfo)
Zulassung in der Psychiatrie	Keine
Nebenwirkungen	Depressionen, Nervosität, Konzentrationsstörungen, emotionale Labilität, Verwirrtheit, paranoide Halluzinationen, Somnolenz, Schwindel, Tremor, Gesichtsfeldeinschränkungen (selten), Müdigkeit, möglicher Zusammenhang mit non-konvulsiven Status epilepticus, auch bei Patienten ohne bekannte Epilepsie (Fachinfo)
Kontraindikationen	Überempfindlichkeit, schwere Leberfunktionsstörungen
Interaktionen	Induktoren des CYP3A, Carbamazepin, Phenytoin etc. erhöhen den Metabolismus von TGB zum Teil erheblich (Dosisanpassung)

Eine Wirksamkeit von TGB wurde bei der Behandlung der Alkoholabhängigkeit berichtet. Die Effektivität konnte aber bislang nur in offenen Studien gezeigt werden und entsprechende kontrollierte Untersuchungen stehen aus (Paparrigopoulos et al. 2010).

Bei der Behandlung der PTBS wurde TGB in ersten Versuchen positiv bewertet; große kontrollierte Studien sind aber abzuwarten (Connor et al. 2006).

Durch seinen GABA-ergen Wirkmechanismus (TGB wird auch als selektiver GABA-Wiederaufnahme-Inhibitor – in der Analogie zu SSRIs – bezeichnet) ist TGB eine für psychiatrische Krankheitsbilder vielversprechende Substanz. Die erheblichen potenziellen Nebenwirkungen und das Fehlen großer kontrollierter Studien zur Wirksamkeit bei psychiatrischen Krankheiten limitieren deren Einsatz im Off-Label-Bereich aber erheblich.

7.10 Weitere Antiepileptika

Einige der älteren AEDs (z. B. *Phenytoin, Barbiturate*) wurden auch bei psychiatrisch relevanten Krankheitsbildern und Symptomen als wirksam beschrieben. So scheint zum Beispiel das Phenytoin bei der therapieresistenten Manie eine der erweiterten Behandlungsoptionen darzustellen (Gitlin 2006).

Ferner sind Phenobarbital und Pentobarbital neben ihrem Einsatz zur Akutbehandlung der Epilepsie beim Status epilepticus sehr potente Schlafmittel. Hierzulande spielten sie bis vor Jahrzehnten, in manchen Ländern auch weiterhin, eine große Rolle in Behandlung der Insomnie.

- Die regelmäßig auftretenden, zum Teil sehr schweren, Nebenwirkungen (z. B. Enzephalopathie, Hirnatrophie und Polyneuropathie bei Phenytoin und Abhängigkeit bei den Barbituraten),
- eine enge therapeutische Breite sowie
- häufige psychiatrische Nebenwirkungen

limitieren deren Einsatz in der psychiatrischen Praxis, insbesondere seit besser verträgliche und weniger nebenwirkungsreiche Alternativen vorhanden sind. Auf die Einzelbeschreibung dieser Präparate soll daher hier verzichtet werden, da sie in der neuropsychiatrischen klinischen Praxis aktuell keine große Rolle mehr zu spielen scheinen und wegen der beschriebenen Nebenwirkungen in der Dauertherapie auch zukünftig wohl nur sehr selten eingesetzt werden dürften.

Andere, neuere antikonvulsive Substanzen, die aufgrund häufiger oder seltener, aber irreversibler oder potenziell lebensbedrohlicher Nebenwirkungen kaum eingesetzt werden und damit auch im psychiatrischen Off-Label-Bereich wenig Verwendung finden, werden nur kursorisch vorgestellt. Gleiches gilt für neueste Substanzentwicklungen, die erst so kurz auf dem Markt sind, dass sich ihr mögliches neuropsychiatrisches Wirkspektrum außerhalb der Epilepsiebehandlung noch nicht abzeichnet.

Felbamat (ein NMDA-Rezeptor-Antagonist an der Bindungsstelle für Glycin) wird aufgrund der häufigen aplastischen Anämie und des akuten Leberversagens mit sehr hohen Sterblichkeitsraten nur noch beim Lennox-Gastaut-Syndrom und dem therapieresistenten West-Syndrom eingesetzt.

Vigabatrin (Hemmer der GABA-Transaminase) wird aufgrund der bei bis zu 40 % der Patienten auftretenden beidseitigen Gesichtsfeldausfällen nur noch in Ausnahmefällen beim West-Syndrom und bei partiellen Anfällen unter strenger augenärztlicher Kontrolle eingesetzt, wenn alle anderen Therapiemöglichkeiten nicht ausreichen.

Eine ganze Reihe der *neuesten Antiepileptika* sind zum Teil erst seit kurzer Zeit auf dem Markt. Teilweise sind deren Wirkmechanismen mit denen der älteren Substanzen vergleichbar. Ein anderer Teil zeigt prinzipiell neue Wirkmechanismen. Der Einsatz bei psychiatrischen Symptomen oder Krankheiten wurde für keine dieser neuen Substanzen ausreichend untersucht. Es ist mit hoher Wahrscheinlichkeit davon auszugehen, dass ein Teil dieser Substanzen in den kommenden Jahren ihren Weg in die psychiatrische Praxis finden wird.

Der folgende Abschnitt dient einer kurzen Zusammenfassung und dem Überblick über diese neuesten Antiepileptika.

Stiripentol: Hierbei handelt es sich um ein seit 2007 zugelassenes AED mit wahrscheinlich GABA-ergen Eigenschaften (am ehesten durch die Hemmung der Wiederaufnahme und des Abbaus von GABA). Es liegt eine eingeschränkte Zulassung in Kombination mit Clobazam oder Valproat bei schwer behandelbaren generalisierten tonisch-klonischen Anfällen und schwerer myoklonischer Epilepsie vor. Bei psychiatrischen Krankheitsbildern wurde es bislang nicht untersucht.

Retigabin: Dies ist ein erst seit Mitte 2011 zugelassenes AED, das über spannungsabhängige Kaliumkanäle und GABA-erge Eigenschaften seine Wirkung entfaltet. Zusätzlich besteht eine Wirksamkeit bei neuropathischen Schmerzen. Auch bei Manien fanden sich in einer tierexperimentellen sowie einer explorativen klinischen Studie erste vielversprechende Ergebnisse (Dencker und Husum 2010; Amann et al. 2006). Interessanterweise wird auch über potenziell antipsychotische Effekte durch die Modulation des mesolimbischen dopaminergen Systems spekuliert (Sotty et al. 2009).

Lacosamid: Diese 2008 in den USA und der EU zugelassene Substanz zeigt eine Wirksamkeit bei fokalen Anfällen und neuropathischen Schmerzen. Diese Wirkung scheint Lacosamid durch langsame indirekte Blockade der Na-Kanäle zu entfalten (Krauss et al. 2012). Wahrscheinlich hat es keinen Effekt auf die GABA-erge, serotonerge oder glutamaterge Neurotransmission. Es bestehen noch keine Erfahrungen auf psychiatrischem Fachgebiet.

Rufinamid: Zeigt keine strukturelle Verwandtschaft mit anderen AEDs. Zugelassen wurde Rufinamid zur Zusatzbehandlung des Lennox-Gestaut-Syndroms. Die Wirkung entfaltet es vermutlich über die Blockade von spannungsabhängigen Na-Kanälen, jedoch ohne GABA-erge oder glutamaterge Eigenschaften zu haben. Bei ca. 20 % der Patienten wurde Rufinamid in Studien aufgrund der Nebenwirkungen abgesetzt (Resnick et al. 2011).

Brivaracetam: Diese Substanz befindet sich noch im Zulassungsverfahren. Es handelt sich um eine Weiterentwicklung des Levetiracetams mit einer wahrscheinlich noch stärkeren Bindung an SV2A und zusätzlicher Blockade der spannungsabhängigen Na-Kanäle (Bialer et al. 2010). Vermutlich wird es eine ähnliche oder sogar stärkere Wirksamkeit wie LEV in der Behandlung der Epilepsie haben. Aktuell sind noch keine Untersuchungen zum Einsatz bei psychiatrischen Erkrankungen veröffentlicht.

Carisbamat: Dies ist ein neueres Antiepileptikum, welches aktuell noch keine Zulassung hat (wird seit 2008 angestrebt). Der Wirkmechanismus ist unbekannt. Die Wirksamkeit bei Epilepsie, neuropathischen Schmerzen und Migräne wird kontrovers diskutiert (Cady et al. 2009; Bialer et al. 2010; Meador et al. 2011). Es liegen keine Untersuchungen zur Wirksamkeit bei psychischen Erkrankungen vor.

7.11 Überblick über den Off-Label-Gebrauch von AEDs bei psychiatrischen Indikationen

In diesem abschießenden Kapitel soll in einer tabellarischen Übersicht (▶ **Tab. 36**) vermittelt werden, welche Antikonvulsiva bei welchen neuropsychiatrischen Symptomen erwogen werden könnten. In Hinblick auf eine differenzierte Beschreibung der jeweiligen Substanzen sei auf die obigen Ausführungen verwiesen.

Tab. 36: Übersicht über einen denkbaren Off-Label-Einsatz von Antikonvulsiva bei verschiedenen psychiatrischen Indikationen

Erkrankung/Syndrom	Möglichkeiten der Behandlung mit AEDs
F 0. Aggressivität/ Enthemmung bei Demenzen	Carbamazepin, wahrscheinlich auch Oxcarbazepin, Valproat und Pregabalin (mit zusätzlicher Sedierung)
F 1. Alkohol-/ Drogenentzug; Craving-Reduktion	Alkohol: Carbamazepin, Oxcarbazepin, Topiramat (vor allem Anti-Craving), Zonisamid, Pregabalin und Gabapentin Benzodiazepine: Pregabalin, Gabapentin, Topiramat Amphetamine: Topiramat, Carbamazepin, Gabapentin
F 2. Schizophreniforme oder schizoaffektive Syndrome	Valproat und Lamotrigin zur Augmentation der Behandlung Topiramat zur Augmentation und Reduktion von Gewichtszunahme unter Clozapin Pregabalin, Gabapentin – zur Behandlung von Angstsymptomen bei psychotischen Syndromen Gabapentin, Zonisamid – zur Behandlung von Spätdyskinesien bei Schizophrenien
F 3. Bipolare Störung	Carbamazepin – Akutbehandlung und Phasenprophylaxe (Zulassung) Oxcarbazepin – wahrscheinlich ähnlich wirksam, keine Zulassung Valproat – Akutbehandlung und Prophylaxe der Manie (Zulassung) Lamotrigin – Prophylaxe der bipolaren Depression (Zulassung) fraglich: Topiramat, Gabapentin, Pregabalin, Zonisamid, Tiagabin
F 3. Unipolare Depression	Augmentation mit: Carbamazepin (auch Oxcarbazepin), Topiramat, Gabapentin, Pregabalin
F 4. Angststörung	Pregabalin (Zulassung bei GAD); Carbamazepin, Gabapentin, Zonisamid, Tiagabin
F 4. PTBS	Topiramat, Carbamazepin und Oxcarbazepin, Pregabalin, wahrscheinlich auch Gabapentin und Tiagabin
F 5. Bulimie, Binge-Eating-Störung	Topiramat, wahrscheinlich auch Zonisamid zur Gewichtskontrolle auch bei (schwerer) Adipositas

Erkrankung/Syndrom	Möglichkeiten der Behandlung mit AEDs
F 6. Borderline-PS	Carbamazepin, Oxcarbazepin (Impulskontrolle, Selbstverletzungen) Topiramat (emotionale Stabilität, Impulsivität) möglicherweise Lamotrigin (emotionale Stabilität, Stimmungsschwankungen)
F 8. Autismus	Möglicherweise Carbamazepin und Valproat zur -Stimmungsstabilisierung
F 9. ADHS	Carbamazepin und evtl. Oxcarbazepin zur Stimmungsstabilisierung und Reduktion von aggressivem/impulsivem Verhalten

8 Therapie psychischer Störungen bei Epilepsie

Die Tatsache, dass sich das Thema »psychische Störungen bei Epilepsie« nach der Trennung der großen klinisch-neurowissenschaftlichen Fächer der Neurologie und Psychiatrie voneinander im Niemandsland zwischen diesen Fächern befindet, ist wahrscheinlich der Grund dafür, dass es in diesem Bereich nur sehr wenige Therapiestudien und gar keine randomisierten Doppelblindstudien zu den verschiedenen Therapieoptionen gibt. Daher beruhen alle hier vorgetragenen Therapiestrategien, abgesehen von wenigen offenen unkontrollierten Studien zur Therapie depressiver Syndrome, auf dem Evidenzgrad der Expertenmeinung (Evidenzklasse C).

8.1 Generelle Therapieprinzipien

Das oberste Therapieziel psychischer Störungen bei Epilepsie sollte in der Optimierung der antiepileptischen Behandlung bestehen. Das Erreichen von Anfallsfreiheit stellt für die psychische Gesundheit der Patienten den wichtigsten Einzelfaktor dar.

Allerdings darf auch nicht übersehen werden, dass dies im klinischen Alltag nicht immer erreichbar ist. Etwa ein Drittel der Patienten mit Epilepsie bleiben unter konservativer medikamentöser Behandlung therapierefraktär (Duncan et al. 2006). In dieser Konstellation kann, wie oben beschrieben, etwa die Behandlung komorbider depressiver Syndrome wichtiger sein als eine einfache Reduktion der Anfallsfrequenz (Tebartz van Elst und Trimble 2004; Boylan et al. 2004). Dann sollte sorgfältig erwogen werden, ob die psychische Symptomatik z. B. Folge oder Nebenwirkung der antiepileptischen Medikation sein könnte oder ob andere Ursachen für eine affektive oder psychotische Störung identifiziert werden können, die primär behandelt werden sollten.

Können keine direkt behandelbaren Ursachen für die komorbide psychische Symptomatik identifiziert werden, erfolgt eine symptomatische medikamentöse Therapie, die stets in begleitende Maßnahmen, wie z. B. Psychoedukation und Psychotherapie, eingebettet sein sollte. ▸ **Abbildung 20** illustriert die Grundprinzipien der Therapie psychischer Störungen im Kontext von epileptischen Erkrankungen.

8.2 Therapie iktualer psychischer Störungen

Für die Behandlung der iktualen psychischen Störungen stellt naturgemäß die optimale Behandlung der Epilepsie an sich die Therapie der ersten Wahl dar. Darüber hinaus sind meist keine spezifischen therapeutischen Maßnahmen nötig bzw. möglich. Auch im Falle iktual aggressiver oder psychotischer Verhaltensweisen ist über einen klinisch sinnvollen Eigenschutz und Schutz der Patienten hinaus meist keine spezifische Medikation nötig, da die Anfälle in der Regel kurz und selbstlimitierend sind. Sollte dies nicht der Fall sein, so werden in der Regel zunächst Medikamente zur Durchbrechung des Anfallsgeschehens eingesetzt, wie z. B. Benzodiazepine oder Antikonvulsiva (Phenytoin, Barbiturate), die dann mit den Anfällen auch die iktual-psychischen Symptome unterdrücken.

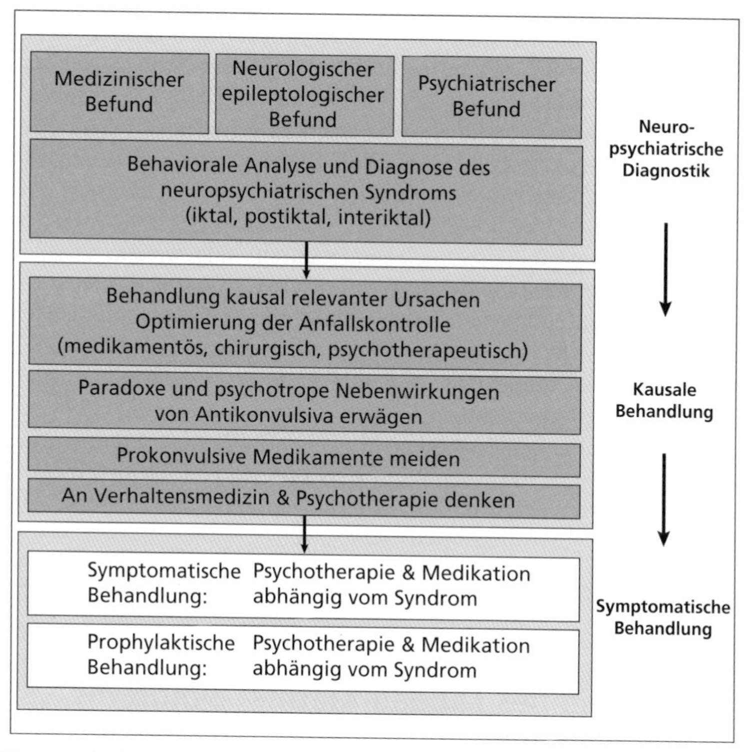

Abb. 20: Grundprinzipien der Therapie psychischer Störungen bei Epilepsie

8.3 Therapie kognitiver Störungen bei Epilepsie

Lange Zeit war es ein epileptologisches Grundprinzip, dass nicht das EEG, sondern nur die klinische Symptomatik, also der epileptische Anfall, Zielsymptom einer antikonvulsiven Therapie sein sollte. In den vorherigen Kapiteln wurde dafür geworben, auch neuropsychiatrische Phänomene wie schizophreniforme oder dissoziative Syndrome im Kontext von Borderline-Persönlichkeitsstörungen unter bestimmten Bedingungen als paraepileptisch verursachte Zielsymptome einer antikonvulsiven Therapie anzusehen.

Im Hinblick auf neurokognitive Zielsymptome ist diese Diskussion schon etwas älter. Das wurde insbesondere im Zusammenhang mit dem Landau-Kleffner-Syndrom bereits angesprochen (▸ **Kap. 4.5** und »Autistische Regression als epileptisch getriggertes Phänomen«; García-Peñas 2011).

Eine Längsschnittstudie von Laporte und Mitarbeitern (2002) fand heraus, dass bei Kindern mit einer ADHS und nicht-iktualen EEG-Auffälligkeiten eine antikonvulsive Medikation sowohl zu einer Besserung des EEGs als auch der neuropsychologischen Leistungsmerkmale der behandelten Patienten führte. Die Autoren folgerten, dass die klinische Praxis, EEG-Auffälligkeiten nur dann Bedeutung beizumessen, wenn auch klinische Anfälle zu beobachten sind, aufgegeben werden sollte.

In diesem Zusammenhang sei noch einmal darauf hingewiesen, dass nach den Stimulantien und der Substanz Atomoxetin das Carbamazepin das am drittbesten empirisch evaluierte Medikament zu Behandlung von ADHS-Symptomen darstellt. So konnte in einer Metaanalyse von 7 unkontrollierten und 3 doppelblinden, Placebo-kontrollierten Studien für alle Studien sowie für die Metaanalyse eine Wirksamkeit von Carbamazepin nachgewiesen werden (Silva et al. 1996). Ob dies in einem Zusammenhang mit möglichen EEG-Auffälligkeiten stand, wurde dabei aber nicht untersucht, so dass der Wirkmechanismus offen bleiben muss.

Wieder einmal wird deutlich, dass es in diesem klinischen wissenschaftlichen Bereich erheblichen Forschungsbedarf gibt.

8.4 Therapie des Landau-Kleffner-Syndroms – Implikationen für die autistische Regression?

Die Therapie des Landau-Kleffner-Syndroms und mögliche Implikationen wurden bereits im Kapitel »Autistische Regression als epileptisch getriggertes Phänomen?« (s. S. 145) erörtert und soll hier daher nur kurz rekapituliert werden.

Mittlerweile allgemein akzeptiertes Ziel der Therapie der idiopathischen Partialepilepsien des Kindesalters, zu denen neben dem Landau-Kleffner-Syndrom auch die Epilepsie mit »continuous spikes and waves during slow sleep« (CSWS) sowie leichtere Formen, wie etwa die Rolando-Epilepsie, gehören, ist nicht nur die Behandlung der klinischen Anfälle, sondern insbesondere der Entwicklungsdefizite und Teilleistungsstörungen, wie etwa der Aphasie beim Landau-Kleffner-Syndrom. Für die Prognose der erworbenen Aphasie scheint vor allem die Präsenz der nächtlichen »continuous spikes waves of slow sleep« von kritischer Bedeutung zu sein. Für die antikonvulsive Therapie werden vor allem antikonvulsive Substanzen wie Sultiam, Clobazam oder Valproat, aber auch Steroide wie Prednison oder ACTH eingesetzt.

Beim Landau-Kleffner-Syndrom wird die neurochirurgische Methode der multiplen, subpialen Transsektion (MST) teilweise mit gutem Erfolg eingesetzt (Kanner 2000). Die Therapie solcher spezieller und sehr seltener Fälle sollte nach Auffassung der Autoren allerdings immer epileptologischen Zentren vorbehalten sein!

In Analogie zur Konstellation beim Landau-Kleffner-Syndrom hat eine Diskussion eingesetzt, die die Möglichkeit erörtert, dass es auch bei der autistischen Regression entsprechende epilepsieassoziierte Pathomechnismen sein könnten, die nach anfänglich unauffälliger Entwicklung die autistische Regression verursachen. Im Sinne des oben hypostasierten paraepileptischen Pathomechanismus einer epileptisch getriggerten Netzwerkentkopplung, könnte Letztere theoretisch in der Tat zur Entwicklung eines autistischen Dyskonnektivitätssyndroms führen.

Vor dem Hintergrund solcher Überlegungen wurden gegen Ende des letzten Jahrhunderts in den USA sogar epilepsiechirurgische Interventionen in Form von MSTs zur Therapie solcher autistisch epileptischer Regressionen durchgeführt, wobei die Ergebnisse jedoch nicht überzeugen konnten (Nass et al. 1999). Dies illustriert, dass Vorsicht geboten sein sollte, wenn aus theoretischen Überlegungen oder aufgrund abstrakter Modelle weitreichende und vor allem invasive Therapiemaßnahmen abgeleitet werden.

Vor dem Hintergrund des Modells einer epileptisch getriggerten Netzwerkdyskonnektion als möglicher Ursache einer autistischen Regression stellt sich die Frage, ob eine medikamentös antikonvulsive Unterdrückung einer solchen nichtiktualen epileptischen Aktivität bei Kindern mit autistischer Regression die neurokognitiven und behavioralen Symptome bessern könnte. Aber auch hier ist Vorsicht geboten. Zwar wäre eine antikonvulsive Medikation nicht vergleichbar invasiv wie eine neurochirurgische Maßnahme wie eine MST, aber auch Antikonvulsiva haben Nebenwirkungen, die nicht sicher zu beurteilen sind.

Wieder einmal zeigt sich, dass sich im Bereich neuropsychiatrischer Fragestellungen aus klinischer Perspektive ein großer Forschungsbedarf auftut.

8.5 Therapie psychotischer Störungen bei Epilepsie

Zu keiner der epilepsietypischen psychotischen Störungen liegen systematische, kontrollierte Therapiestudien vor. Alle Therapieempfehlungen entsprechen dem Evidenzniveau von Expertenempfehlungen. Im Folgenden soll die therapeutische

Praxis der Autoren im Sinne einer solchen nicht-evidenzbasierten Therapieempfehlung beschrieben werden.

8.5.1 Therapie der medikamenteninduzierten Psychosen

Treten bei einem Menschen mit Epilepsie psychotische Symptome auf, sollte erwogen werden, dass diese toxisch, entzugsbedingt bei Alkohol- oder Substanzabhängigkeit oder iatrogen, d. h. medikamenteninduziert, sein könnten. Insbesondere bei jüngeren Menschen sollte ein Drogenkonsum von Halluzinogenen, wie LSD, Cannabis, Ketaminen, Phencyclidin (Angels Dust) etc., ausgeschlossen werden. Bei älteren oder multimorbiden Menschen könnten die verschiedensten Medikamente, wie besonders häufig Steroide bei Autoimmunerkrankungen, die antibiotischen Gyrasehemmer (z. B. Ciprofloxacin) oder aber L-Dopa- oder Dopaminergika bei akinetisch-rigiden Syndromen, psychotische Syndrome verursachen. Im Kontext einer antiepileptischen Behandlung sollte erwogen werden, ob insbesondere Substanzen wie Topiramat, Vigabatrin, Levetiracetam, Ethosuximid und Phenytoin eine Rolle in der Genese der Psychose spielen könnten.

Begann die psychotische Symptomatik in einem erkennbaren zeitlichen Zusammenhang mit einer antikonvulsiven Therapie, sollte in Ab- oder Umsetzversuchen systematisch überprüft werden, ob die Substanz tatsächlich von ursächlicher Bedeutung für die Psychose ist. In diesem Fall gilt wie für alle anderen o. g. Substanzen, dass sie möglichst abgesetzt werden sollten. ▶ **Tabelle 37** listet häufige psychoseinduzierende Substanzen und Medikamente auf.

Tab. 37: Substanzen und Medikamente, die klinisch psychotische Syndrome induzieren können

Drogen	Allgemeine Medikamente	Antiepileptika
LSD	Opiate (Schmerzbehandlung)	Topiramat
Cannabis	Ofloxacine (Antibiose)	Levetiracetam
Phencyclidin	Aminophylline (Asthmatherapie)	Vigabatrin
Liquid Exctasy	Antihistaminika (Antiallergika)	Ethosuximid
Maiglöckchen Tollkirsche	Biperiden, L-Dopa, Dopa-Agonisten (Parkinsontherapie)	Phenytoin
	Steroide (Immunsuppression)	Tiagabin
	Lithium (Phasenprophylaxe)	Felbamat

8.5.2 Therapie der postiktualen Psychosen

Postiktuale Psychosen sind in der Regel selbstlimitierend, d.h. sie bilden sich typischerweise innerhalb von Stunden oder Tagen spontan zurück. So gesehen wäre eine medikamentöse Therapie nicht unbedingt nötig. Sie kann bei leichterer Ausprägung der postiktual-psychotischen Symptomatik im Einzelfall auch ausbleiben.

Das Problem postiktual-psychotischer Episoden liegt in der Akuität des klinischen, oft sehr bunten schizoaffektiven oder schizomanischen Syndroms. Das heißt, dass neben Wahrnehmungs- und Denkstörungen oft eine ausgeprägte affektive Symptomatik meist in Form von agitierten Erregungszuständen zu beobachten sind. Wegen der besonders hohen Akuität und der damit verbundenen Eigen- und Fremdgefährdung kommt im klinischen Alltag damit der Behandlung der *postiktualen Psychosen* eine besondere Bedeutung zu.

Dies wird auch durch **Kasuistik 2** (S. 78) oder etwa den psychotischen Zuständen von Vincent van Gogh (▶ **Kasten 1**, S. 84) illustriert. Bei Letzterem kann zwar nicht sicher geklärt werden, ob er tatsächlich an postiktualen Psychosen litt. Die klinische Phänomenologie und Dynamik der psychotischen Episoden würden aber gut ins Bild postiktualer Psychosen passen.

Für das praktische klinische Management ist es wichtig, dass die Gefahr der Entwicklung einer entsprechenden Symptomatik klar erkannt wird. Dies gilt insbesondere für epileptologische Zentren und die dortige prächirurgische Epilepsiediagnostik, bei der regelhaft Antikonvulsiva zur Provokation von Anfällen abgesetzt werden und damit die Anfallsfrequenz besonders hoch ist. Verbunden damit steigt die Wahrscheinlichkeit, postiktuale Psychosen zu induzieren.

Postiktuale Psychosen in der Vorgeschichte eines Patienten sind ein Indiz dafür, dass sich zukünftig, v.a. nach besonders schweren sekundär generalisierten Anfällen oder Serien von komplex fokalen Anfällen, erneut entsprechende Syndrome entwickeln können.

Wird dies früh erkannt, wenn Betroffene sich noch in einem leicht euphorischen oder gereizt euphorischen Zustand befinden, kann die weitere Entwicklung oft bereits durch eine Medikation mit *Benzodiazepinen* unterbunden werden. Es empfehlen sich Benzodiazepine mit langer Halbwertzeit: Diazepam (z.B. 3 × 10 mg/d), Clobazam (z.B. 3–4 × 10 mg/d) oder Clonazepam. Auch Lorazepam zeigt eine gute Wirksamkeit, kann aber wegen der kurzen Halbwertzeit und der damit verbundenen schwankenden Plasmaspiegel die neuronalen Netzwerke mittelfristig (d.h. bei sinkenden Plasmaspiegeln) auch wieder destabilisieren.

Wenn sich bereits Wahrnehmungsstörungen wie Halluzinationen, Ich-Störungen oder wahnhafte Denkstörungen entwickelt haben, wird diese Symptomatik wegen der meist drohenden psychotischen Akuität mit hochpotenten Neuroleptika wie etwa Risperidon (z.B. beginnend mit 2 × 1–2 mg und dann vorsichtig auf 4–6 mg/d steigern) oder Haloperidol (initial 2–4–6 mg/d abhängig von der Akuität) behandelt. Prokonvulsive Neuroleptika, wie Clozapin, in geringerem Ausmaße auch Olanzapin, sollten eher gemieden werden. ▶ **Tabelle 38** gibt eine

Tab. 38: Prokonvulsive Eigenschaften antipsychotischer Substanzen (modifiziert nach Meyer 2004)

Pro- oder antiepileptische Eigenschaften	Substanz	Anmerkung
Fraglich antikonvulsive Eigenschaft	Melperon	Selten eingesetzt
Geringes prokonvulsives Risiko	Risperidon Haloperidol Aripiprazol Quetiapin Amisulpirid Pimpamperon Flupentixol Fluphenazin Sulpirid Zuclopenthixol	Klinisch werden hochpotente Substanzen bei postiktualen Psychosen bevorzugt, nach subjektivem Eindruck wird aktuell meist initial Risperidon eingesetzt
Mittlere prokonvulsive Eigenschaften	Olanzapin Levomepromazin	Olanzapin kann EEG-Veränderungen induzieren
Hohe prokonvulsive Eigenschaften	Clozapin Chlorpromazin	Clozapin ist das am stärksten prokonvulsive Antipsychotikum und induziert in höheren Dosen regelhaft deutliche EEG-Veränderungen

Übersicht über die prokonvulsiven Eigenschaften verschiedener antipsychotischer Substanzen.

Nach Abklingen der psychotischen Symptomatik ist bei postiktualen Psychosen *keine antipsychotische Sekundärprophylaxe* indiziert. Daher sollten die antipsychotischen Medikamente langsam über Wochen ausgeschlichen werden, um Nebenwirkungen, z. B. eine Gewichtszunahme oder die Entwicklung von extrapyramidal-motorischen Symptomen, zu vermeiden. Wurden die Antipsychotika bis dahin gut vertraten, spricht wenig gegen ein sehr langsames Ausschleichen der Medikation über 3–4 Wochen.

Die beste Sekundärprophylaxe in Hinblick auf postiktuale Psychosen ist eine optimale Anfallskontrolle, da die Anfälle als kausale Trigger für die psychotische Syndromatik angesehen werden müssen. Kann eine gute Anfallskontrolle medikamentös nicht erreicht werden, sollte auch an epilepsiechirurgische Maßnahmen gedacht werden. Postiktuale Psychosen in der Vorgeschichte stellen keine Kontraindikation für epilepsiechirurgische Interventionen dar und könnten bei guter Erfolgsaussicht der chirurgischen Intervention sogar als Argument für eine solche Therapieform angesehen werden. Denn die Anfallsvermeidung ist, wie beschrieben, die beste Sekundärprophylaxe für diese psychiatrische Komplikation.

8.5.3 Therapie der interiktualen Psychosen

Interiktuale Psychosen sind klinisch meist durch ausgeprägte Wahnsymptome und Wahrnehmungsstörungen geprägt. Damit sind sie als klassische paranoid-halluzinatorische Syndrome anzusehen. Affektive Symptome wie bei den postiktualen

Psychosen sind dagegen deutlich seltener. Dementsprechend werden sie weitgehend analog zu schizophreniformen Syndromen in der Psychiatrie behandelt.

In der klinischen Praxis werden nach subjektivem Eindruck meist hochpotente Antipsychotika, wie Risperidon, bevorzugt eingesetzt. Wegen der prinzipiell prokonvulsiven Eigenschaften fast aller Antipsychotika und der weniger akuten klinischen Symptomatik sollte mit kleinen Dosierungen, z. B. 0,5 mg Risperidon, begonnen werden und sehr langsam bis zu einer angemessenen Wirksamkeit gesteigert werden. Häufig können mit Dosen von 2–4–6 mg Risperidon die psychotischen Symptome gut kontrolliert werden. Natürlich können auch andere Antipsychotika eingesetzt werden. Wie bei der Behandlung von Schizophrenien richtet sich die Wahl der Medikation meist nach ihrer Wirksamkeit und dem Nebenwirkungsprofil. Allerdings sollte primär auf Antipsychotika mit geringem prokonvulsiven Potenzial zurückgegriffen werden (▸ **Tab. 38**).

Die *Sekundärprophylaxe* wird ebenfalls wie bei schizophreniformen Syndromen durchgeführt. Das heißt, dass anders als bei den postiktualen Psychosen die Medikation nicht nach Abklingen der psychotischen Symptomatik langsam ausgeschlichen, sondern in der bewährten Dosierung als Sekundärprophylaxe weiter verordnet wird.

Gemäß den S3-Leitlinien für die Behandlung von Schizophrenien (DGPPN 2005) sollte nach einer ersten psychotischen Episode die Sekundärprophylaxe mindestens 12 Monate und nach einem ersten Rezidiv 2–5 Jahre, nach weiteren Rezidiven evtl. sogar lebenslang erfolgen. Allerdings ist auch vorgesehen, dass bei Erstmanifestation und stabiler Remission sowie vorliegenden Gründen gegen die Fortführung einer Langzeitmedikation (z. B. mangelnde Akzeptanz) nach schrittweiser Dosisreduktion der Versuch einer Intervalltherapie mit gezielter Frühintervention bei Auftreten von Prodromen eines drohenden Rezidivs unternommen werden kann.

Für die spezifische Konstellation der epileptischen Psychosen existieren, wie erwähnt, keine empirisch basierten Leitlinien. Dennoch können diese in der Schizophreniebehandlung generierten Prinzipien ebenso für die Behandlung der interiktualen epileptischen Psychosen berücksichtigt werden.

8.5.4 Therapie der paradoxen Psychosen

Die Therapie der paradoxen oder alternativen Psychosen stellt sich schwieriger dar. Häufig beginnen paradoxe Psychosen nach plötzlich induzierter Anfallsfreiheit, etwa wenn neue potente antikonvulsive Medikamente (z. B. Vigabatrin, Topiramat oder Levetiracetam) eingesetzt wurden. Auch neu einsetzende psychotische Episoden nach erfolgreicher epilepsiechirurgischer Intervention könnten in diesem Zusammenhang als alternative Psychosen betrachtet werden, da hier sehr akut nach meist jahrelang bestehender therapierefraktärer Epilepsie ein Zustand der Anfallsfreiheit hergestellt wird.

Da aus der Perspektive des Gehirns epileptische Anfälle als biologisch hochwirksame Interventionen angesehen werden müssen (vgl. Elektrokrampftherapie in der Depressionsbehandlung), kann das plötzliche medikamentöse oder chirurgische Herstellen eines anfallsfreien Zustands auch als ein Entzug dieser bis dato chronisch applizierten biologischen Intervention betrachtet werden.

Im Falle der medikamenteninduzierten paradoxen Psychosen ist es natürlich klinisch kaum sicher zu entscheiden, ob der psychobiologische Antagonismus durch das elektrophysiologische Phänomen der vorhandenen oder sistierenden Anfälle oder die neurochemischen Wirkprofile der jeweiligen Substanzen induziert wird.

Wird eine paradoxe Psychose durch ein neues Medikament induziert, sollte erwogen werden die Dosis zu reduzieren oder dies ganz abzusetzen. Schwierig wird die Situation, wenn alle anderen medikamentösen antiepileptischen Alternativen bereits erfolglos ausgeschöpft wurden und die fragliche Substanz die einzige ist, die Anfallsfreiheit herstellen konnte.

In diesem Fall kann eine Kombination mit antipsychotischen Substanzen versucht werden, die allerdings prokonvulsiv wirken. Oft bessert sich die psychiatrische Klinik erst dann wieder, wenn es erneut zu einem Durchbruchsanfall kommt.

Diese Dynamik spricht dafür, dass hier LANI-ähnliche inhibitorische Mechanismen als Ursache für die psychotische Symptomatik wirksam sein könnten, die dann jeweils durch die epileptischen Anfälle durchbrochen werden.

In einer solchen Konstellation, d. h. wenn nach abschließender Analyse Psychose und Anfallsfreiheit regelhaft einem psychosefreien Zustand mit epileptischen Anfällen entgegen stehen, muss individuell sorgfältig analysiert werden, wie sich dieser Antagonismus von epileptischen Anfällen und psychischem Wohlbefinden auf die Entfaltung des täglichen Lebens der Betroffenen auswirkt. Dabei kann es sein, dass Betroffene es vorziehen, Anfälle zu haben und dadurch die psychotischen Symptome zu meiden. Aber auch das Gegenteil ist möglich. Schlussendlich ist es ein individuelles Abwägen von Vor- und Nachteilen einer entsprechenden Behandlung. In diesen individuellen Entscheidungsprozess müssen die Betroffenen und ihre Angehörigen sowie Bezugspersonen zentral bei einer gemeinsamen Entscheidungsfindung (»shared decision making«) einbezogen werden.

8.6 Therapie depressiver und dysphorischer Syndrome bei Epilepsie

Es sei noch einmal betont, dass bei chronisch therapierefraktärer Epilepsie, d. h. wenn keine Anfallsfreiheit hergestellt werden kann, die Therapie depressiver Symptome für die Lebensqualität der Betroffenen wichtiger ist als eine etwaige Anfallsreduktion, die meist Ziel der durchgeführten antikonvulsiven Medikation ist (Tebartz van Elst und Trimble 2004). Bevor die Therapie depressiver und dysphorischer Syndrome bei Epilepsie thematisiert wird, soll zunächst geklärt werden, wieso eine spezifische Depressionsbehandlung bei Menschen mit Epilepsie oft nicht durchgeführt wird. Dass die meisten Patienten mit Epilepsie und depressiven Syndromen kaum oder gar nicht behandelt werden, ist leider eine empirisch belegbare Tatsache (Paradiso et al. 2001; Wiegartz et al. 1999).

8.6.1 Gründe für die Nicht-Behandlung depressiver Syndrome bei Epilepsie

Der wichtigste Grund für die fehlende Therapie von Depressionen bei Epilepsie ist, dass sie erst gar nicht als eigenes relevantes Phänomen erkannt und begriffen werden. Damit ist der wichtigste Schritt zur adäquaten Therapie depressiver und dysphorischer Störungen bei Epilepsie deren Diagnose.

Kurze Phasendauer der dysphorischen Störung: Gerade die dysphorische Störung bei Epilepsie weist eine kurze Phasendauer auf. Sie tritt also vor oder nach den Anfällen für Stunden bis maximal Tage auf. Auch in ihrer interiktualen Ausprägung ist die dysphorische Störung bei Epilepsie durch wechselnde Affekte mit dysphorisch-übellaunigen, aber auch euphorisch-heiteren Phasen gekennzeichnet. Dies führt dazu, dass alle Beteiligten nach einer Weile diese Symptomatik eher als ein zu den Anfällen gehöriges Phänomen bei den periiktualen dysphorischen Störungen oder als eine persönlichkeitsnahe Eigenschaft der Betroffenen vor allen bei den interiktualen Dysphorien interpretieren. Dass es sich dabei um ein gut behandelbares depressives Phänomen handeln könnte, wird als Möglichkeit oft nicht erwogen.

Psychoreaktive Relativierung depressiver Phänomene: Da insbesondere die dysphorischen Störungen initial oft anfallsgebunden auftreten, wird ihnen selten, weder von den Betroffenen, noch von den Angehörigen, noch von den behandelnden Ärzten, ein eigener Krankheitswert zugeschrieben. Vielmehr werden sie implizit als integraler Bestandteil des Anfallsgeschehens begriffen. Oft sind es ausgesprochene oder auch stille Sätze (»Wenn ich so viele oder so schlimme Anfälle hätte, dann würde es mir auch schlecht gehen, dann wäre ich auch reizbar, dann wäre ich auch chronisch missgestimmt!«), die zu einer Pseudoerklärung führen. Der depressiv-dysphorischen Symptomatik wird kein eigener und damit kein behandlungsbedürftiger Stellenwert beigemessen.

Dass es keinesfalls einen Automatismus zwischen schweren Anfällen auf der einen Seite und Dysphorie und Depression auf der anderen Seite gibt, illustrieren aber gerade all jene Epilepsiepatienten, die trotz schwerer Anfälle eben keine depressiv-dysphorische Syndromatik entwickeln. Erst der Kontrast zu diesen nichtbetroffenen Patienten veranschaulicht es den Patienten, aber auch den Behandlern, dass die implizit oft unterstellte Koppelung von Anfällen und dysphorischer Depression nicht zwingend und nicht schicksalhaft und unausweichlich ist.

Angst vor prokonvulsiver Wirkung der Antidepressiva: Ein weiterer Grund, wieso nach angemessener Diagnosestellung eine medikamentöse Behandlung nicht in die Wege geleitet wird, ist die Angst der Betroffenen, aber auch der behandelnden Ärzte, dass eine antidepressive Medikation das Anfallsgeschehen verschlechtern könnte. Dies ist insbesondere dann der Fall, wenn Patienten lange Zeit anfallsfrei waren oder etwa an sehr heftigen und folgenreichen sekundär generalisierten

Anfällen leiden. In der Tat ist in fast allen Beipackzetteln gängiger Antidepressiva die prokonvulsive Potenz dieser Substanzen erwähnt. Dennoch spielt dies in der klinischen Praxis sehr selten eine relevante Rolle. Es gibt ganz im Gegenteil sogar Hinweise darauf, dass Antidepressiva das Anfallsrisiko auch senken können. Wegen der hohen Bedeutung dieser Thematik wird ihr weiter unten ein eigener Abschnitt gewidmet.

Wurden depressive und dysphorische Syndrome als eigenständiges nosologisches Phänomen richtig erkannt und benannt, stellt sich die Frage nach der Therapie. Sie wird im Folgenden systematisch beantwortet.

8.6.2 Therapie der prä- und postiktualen dysphorischen Störung bei Epilepsie

Für die Therapie der anfallsbezogenen depressiv-dysphorischen Syndrome muss noch einmal betont werden, dass die Optimierung der Anfallskontrolle klar die Therapie der ersten Wahl darstellt. Ferner sollte wie immer analysiert werden, ob die Symptomatik evtl. im Kontext einer neuen antikonvulsiven Medikation begann, etwa mit Substanzen, die bekanntermaßen mit depressiven Nebenwirkungen vergesellschaftet sind, z. B. Topiramat, Vigabatrin oder Barbiturate. Auch sollte überlegt werden, ob das Absetzen von Antikonvulsiva mit positiver psychotroper Wirkung die Symptomatik mit ausgelöst haben könnte (Carbamazepin, Valproat, Lamotrigin). In diesen Fällen sollte erwogen werden, die Auswahl der Antiepileptika zu ändern.

Sind kausale Elemente nicht erkennbar oder soll etwa aus Gründen besserer Anfallskontrolle die antikonvulsive Therapie nicht geändert werden, hängt die Indikation für eine symptomatische antidepressive Medikation von der Heftigkeit und der Frequenz der anfallsgebundenen Dysphorien ab. Treten diese nur selten auf und sind sie von geringerer Schwere, kann versucht werden, kurzfristig mit Benzodiazepinen (z. B. Lorazepam: 0,5 – 1 mg bei Bedarf oder Clobazam: 5 – 10 mg bei Bedarf) die Symptome zu kontrollieren. Treten Anfälle dagegen häufig, also mehrmals pro Woche, auf und dauert eine dysphorische Symptomatik Stunden bis Tage, kann bei diesen anfallsgebundenen Dysphorien ein medikamentöser Therapieversuch, z. B. mit SSRIs, sinnvoll sein. Dabei bieten sich wegen der insgesamt guten Verträglichkeit und des geringen Interaktionspotenzials die Substanzen Citalopram (10 – 20 – 40 mg), Escitalopram (5 – 10 – 20 mg) oder Sertralin (25 – 50 – 100 mg) an (► **Kap. 8.6.8**).

8.6.3 Therapie der interiktualen dysphorischen Störung bei Epilepsie

Der einzige Unterschied, der bei der Behandlung der interiktualen dysphorischen Störung zu den anfallsgebundenen Formen beachtet werden muss, liegt in der Dynamik der Symptomatik. Die dysphorische Symptomatik hat sich weitgehend von den Anfällen entkoppelt. Sie wird subjektiv und im Erleben der Bezugspersonen nicht unmittelbar mit einem epileptischen Anfall in Zusammenhang gebracht. Oft wird sie dagegen implizit als persönlichkeitsnahes Phänomen interpretiert. Hier ist die Vermittlung eines adäquaten Krankheitsmodells bereits ein therapeutisch wichtiges Element.

Persönlichkeitsbezogene, psychodynamische und psychoreaktive Deutungsmuster für solche Symptome beinhalten oft implizit schuldhafte, vorwürflliche oder abwertende Attributionen. Sie können durchaus im Sinne einer Fremd- und Selbststigmatisierung weitreichende und oft negative Auswirkungen auf das Leben der Betroffenen haben (»Er kann sich nun mal nicht zusammen reißen.«; »Sie ist ein unglaublich übellauniger Mensch.«; »Er kann aus heiterem Himmel total grantig werden, da hält man sich besser fern.«; »Ich bin einfach eine miesepetrige Person.«).

Die Vermittlung eines rationalen und überzeugenden Erklärungsmodells setzt bereits erste Akzente für einen besseren Umgang mit der Situation. Oft führt aber erst ein erfolgreicher Therapieversuch (meist mit einem SSRI) dazu, dass Betroffene und Angehörige von dieser Sichtweise wirklich überzeugt werden können.

Aus der eigenen klinischen Erfahrung soll hier der persönliche Eindruck mitgeteilt werden, dass die Behandlung dysphorischer Syndrome bei Epilepsie zu den überzeugendsten psychopharmakologischen Interventionen überhaupt gehört. Nach subjektiver persönlicher Auffassung übertrifft sie die allgemeine Wirksamkeit von Antidepressiva bei nicht-epilepsieassoziierten Depressionen bei weitem.

8.6.4 Therapie depressiver und dysthymer Episoden bei Epilepsie

Natürlich können Menschen mit Epilepsie, wie alle anderen auch, völlig unabhängig von ihrer epileptischen Erkrankung aufgrund von psychosozialen Stressoren, Schicksalsschlägen oder endogen bedingt Depressionen im Sinne einer depressiven Episode oder einer Dysthymie entwickeln, die pathogenetisch nicht in einem unmittelbaren Zusammenhang mit der Epilepsie stehen. Diese werden psycho- und pharmakotherapeutisch in Analogie zur entsprechenden Therapie in der primären Psychiatrie und Psychotherapie behandelt. Die einzige Besonderheit ist, dass bei der Auswahl der Medikamente die Epilepsie als Komorbidität berücksichtigt werden muss (► **Kap. 8.6.8**).

8.6.5 Therapie bipolarer Depressionen bei Epilepsie

Ebenso können Menschen mit Epilepsie unabhängig davon eine bipolare Störung mit Manien und bipolaren Depressionen entwickeln. Wie in ► **Kapitel 4.7.2** aufgezeigt, sind bipolare Syndrome im Sinne einer Bipolar-II-Störung oder bipolarer Mischzustände sogar häufig, können sie doch klinisch phänomenologisch oft gar nicht von der dysphorischen Störung bei Epilepsie unterschieden werden. Bipolare Störungen im Sinne einer reinen manisch-depressiven Erkrankung sind nach klinischer Erfahrung dagegen selten. Sollten sie dennoch zur Behandlung anstehen, sollten Lithium und die Antipsychotika primär nicht als Phasenprophylaktika eingesetzt werden, da beide Substanzgruppen prokonvulsive Eigenschaften haben. Stattdessen sollten primär Substanzen wie Valproat, Carbamazepine oder Lamotrigin zur Behandlung manischer Phasen oder bipolarer Depressionen eingesetzt werden. Lithium könnte dann, ebenso wie die dafür zugelassenen Antipsychotika, als Substanz der 2. Wahl erwogen werden.

8.6.6 Therapie paradoxer Depressionen

Ebenso wie es paradoxe Psychosen gibt, sind klinisch auch paradoxe Depressionen im Kontext von Epilepsien zu beobachten. Das heißt, dass das Erreichen eines anfallsfreien Zustands regelhaft mit einem depressiven Zustand vergesellschaftet ist, während das Wiederauftreten von Anfällen mit einer Remission der Depression einhergeht. Angesichts der guten Wirksamkeit der Elektrokrampftherapie bei der Depressionsbehandlung ist dies aus theoretischer Sicht nicht verwunderlich.

Gelegentlich sind dies nur Anpassungsphänomene, wie z. B. nach erfolgreichen epilepsiechirurgischen Eingriffen. Dann würde man allerdings auch nicht von einer paradoxen Depression sprechen.

Im Falle einer paradoxen Depression sollte symptomatisch antidepressiv nach dem unter ▸ **Kapitel 8.8.8** vorgestellten Stufenschema vorgegangen werden. Zeigt der Verlauf, dass trotz antidepressiver Medikation erst nach erneuten Anfällen die Depression remittiert, muss, in Analogie zur Ultima Ratio bei den paradoxen Psychosen, in einem Prozess der gemeinsamen Entscheidungsfindung mit den Betroffenen und ihren Angehörigen erörtert werden, welche Konsequenzen in Hinblick auf das therapeutische Gesamtkonzept gezogen werden sollen. Dazu muss individuell entschieden werden, ob von der Depression oder von den Anfällen größere vitale Risiken sowie eine größere Einschränkung der Lebensqualität für die Betroffenen resultieren. Dabei ist es wichtig, auch das Thema Suizidalität, welches eng mit den Depressionen verknüpft ist, offen zu besprechen (▸ **Kap. 4.11**).

8.6.7 Therapie depressiver Syndrome im Kontext möglicher epilepsiechirurgischer Eingriffe

Patienten, die zu einem möglichen epilepsiechirurgischen Eingriff vorstellig werden, leiden meist an einer seit Jahren bestehenden chronisch therapierefraktären Epilepsie. Verbunden damit leiden viele ebenfalls an depressiven oder dysphorischen Syndromen.

Unterschiedliche Herangehensweise bei anfallsgebundenen und nicht-anfallsgebundenen depressiven Syndromen

Sind die Depressionen klar anfallsgebunden, so ist es sinnvoll, vor dem operativen Eingriff nicht mit einer antidepressiven medikamentösen Therapie zu beginnen. Das Ziel der Operation ist ja die Anfallsfreiheit. Und sollte diese erreicht werden, so erübrigt sich die Behandlung der anfallsgebundenen Psychopathologie. Nach eigenen Studien ist das in 48–60 % der Betroffenen der Fall (Hellwig et al. 2012). Das ist aber nur dann praktikabel, wenn die Symptomatik nicht derart stark ausgeprägt ist, dass etwa die Depressivität mit einer relevanten Suizidgefahr vergesellschaftet ist. Sollte die Operation in dieser Konstellation nicht erfolgreich sein, so kann immer noch postoperativ eine antidepressive Behandlung begonnen werden.

Aus klinisch praktischer Sicht sieht die Sachlage allerdings bei nicht anfallsgebundenen Depressionen oder dysphorischen Störungen anders aus. Hier empfehlen die Autoren aus persönlicher Erfahrung eher, bei relevanter Symptomatik vor einer möglichen Operation mit der antidepressiven Therapie zu beginnen. Denn dann kann in der voroperativen Phase relativ angstfrei geprüft werden, ob die antidepressive Medikation überzeugend wirkt und ob sie mit einer Verschlechterung des Anfallsgeschehens einhergeht. Dies ist klinisch empirisch fast nie der Fall.

Wird aber mit einer antidepressiven Medikation bis nach der Operation gewartet, stellt sich die Situation oft so dar, dass viele Betroffene nun zwar anfallsfrei sind, aber nach wie vor an der depressiven oder dysphorischen Störung leiden.

In dieser Situation, d. h. nach Erreichen der oft seit Jahren ersehnten Anfallsfreiheit, das Risiko einzugehen, die Anfallsfreiheit durch eine vorgeblich prokonvulsive Therapie wieder in Frage zu stellen, trauen sich viele Patienten, aber auch viele Ärzte nicht. Wenn es dann bei doch erfolgter antidepressiver Medikation zu einem Durchbruchsanfall kommt, kann zudem im Einzelfall fast nie sicher unterschieden werden, ob dieser auf das Antidepressivum zurückzuführen ist oder ob er ohnehin aufgetreten wäre.

Vom Ergebnis her resultiert eine unbefriedigende Situation für alle Seiten. Sie kann am besten dadurch gelöst werden, dass man – wie empfohlen – in dieser Konstellation bereits vor dem epilepsiechirurgischen Eingriff einen entsprechenden medikamentösen antidepressiven Behandlungsversuch initiiert.

Depressive Phasen nach erfolgreicher Epilepsiechirurgie

Unabhängig davon kommt es nach erfolgreicher Epilepsiechirurgie häufig zu einer Phase mit dysphorisch-depressiven Phänomenen trotz oder gerade wegen der Anfallsfreiheit (Hellwig et al. 2012). Diese sind v. a. in den ersten 3 Monaten postoperativ betont. Die dysphorisch-depressiven Phänomene können als Anpassungsstörung des Gehirns an die »ungewohnte« Situation der Anfallsfreiheit oder aber auch als Entzugsphänomen der bis dato gegebenen »endogenen Elektrokrampftherapie« interpretiert werden. Auch wenn diese Interpretationen sicher spekulativ sind, können sie als Erklärungsmodell für die Betroffenen sehr hilfreich sein. Erfahrungsgemäß bilden sich diese depressiven Anpassungsstörungen in den meisten Fällen innerhalb von etwa 3 Monaten wieder zurück. Sollte dies nicht der Fall sein, kann immer noch eine antidepressive Therapie nach den im folgenden Kapitel beschriebenen Prinzipien durchgeführt werden.

8.6.8 Antidepressive Medikation und prokonvulsives Risiko

Ein Thema, welches für viele, insbesondere anfallsfreie, Patienten mit großen Sorgen verknüpft ist, sind die möglichen prokonvulsiven Eigenschaften von Antidepressiva. In der Tat sind bei allen gängigen Antikonvulsiva epileptische Anfälle als mögliche Nebenwirkungen in den Beipackzetteln vermerkt. Die einzige und klinisch auch überzeugend wirksame und gut verträgliche Substanz, die sogar zur antidepressiven Therapie bei Epilepsien zugelassen war, das Viloxazin (Edwards und Glen-Bott 1984), wurde aus unbekannten Gründen vor einigen Jahren vom Markt genommen.

Trotz der Warnungen in den Beipackzetteln ist letztendlich aber gar nicht klar, ob Antidepressiva und insbesondere die Gruppe der Serotonin-Wiederaufnahmehemmer (SSRIs) nicht sogar anfallsverhindernde Effekte haben.

So haben eine Reihe von tierexperimentellen Untersuchungen zeigen können, dass Antidepressiva antikonvulsive und nicht prokonvulsive Eigenschaften haben (Browning 1997; Pasini 1996; Wada 1995). Auch bei Menschen berichteten etwa Favale und Mitarbeiter (1995), dass 6 von 17 Patienten mit komplex fokalen Anfällen mit und ohne sekundäre Generalisierung unter additiver Therapie mit dem SSRI Paroxetin anfallsfrei wurden. Die übrigen zeigten eine immerhin 30 %ige Anfallsreduktion, was in einem Beobachtungsintervall von etwa 14 Monaten ein beachtliches Ergebnis ist. Ähnlich positive Ergebnisse konnten sie in einer späteren Studie auch für die Substanz Citalopram nachweisen (2003).

Am bemerkenswertesten ist aber wohl eine Arbeit von Alper und Mitarbeitern (2007), in der sie die Daten von 75 873 psychiatrischen Patienten im Rahmen von Zulassungsstudien für Antidepressiva und Antipsychotika aus den Jahren 1985–2004 analysierten. Dazu verglichen sie die Häufigkeit von epileptischen Anfällen vor und unter der Therapie mit den verschiedensten psychotrophen Medikamenten und Placebos mit denen der Allgemeinbevölkerung. Eine deutlich erhöhte Anfallsfrequenz fanden sie dabei für die Antipsychotika Clozapin, Olanzapin und in geringerem Ausmaß Quetiapin sowie die trizyklische Substanz Clomipramin im Rahmen der Behandlung von Zwangsstörungen. Auch das Anxiolytikum Alprazolam sowie das Antidepressivum Bupropion waren mit einem erhöhten Anfallssignal assoziiert. In Hinblick auf depressive Patienten fanden sie interessanterweise, dass die Anfallshäufigkeit in der Placebogruppe über der der Allgemeinbevölkerung lag. Dies bestätigt das bereits in ▸ **Kapitel 5.4.3** beschriebene erhöhte Risiko von depressiven Patienten, Anfälle zu entwickeln (Hesdorffer et al. 2000).

In der Gruppe der medikamentös antidepressiv behandelten depressiven Patienten fand sich dagegen insbesondere für die SSRIs eine signifikant niedrigere Anfallsrate, so dass für diese Substanzen anhand dieser eindrücklichen Zahlen klinisch von einem antikonvulsiven Effekt ausgegangen werden kann. ▸ **Tabelle 39** fasst die pro- und antikonvulsiven Effekte der gängigen Antidepressiva zusammen.

Praktische Erwägungen in der medikamentösen Depressionsbehandlung

Es gehört zu den Prinzipien der medikamentösen antidepressiven Therapie bei Epilepsie, dass man mit niedrigen Dosierungen beginnen und nur sehr langsam steigern sollte (»start low, go slow«). Angesichts des meist langen Verlaufs der depressiven Symptomatik vor Therapiebeginn spricht nichts gegen ein langsames und bedächtiges Vorgehen. Die Dosierungen der verschiedenen Substanzen sollte nur bis in mittlere Dosisbereiche gesteigert werden, da es Hinweise darauf gibt, dass bei hoher und extrem hoher Dosierung auch die klinisch wahrscheinlich eher antikonvulsiven SRRIs prokonvulsive Wirkungen entfalten könnten. Dies ist sicher der Fall, wenn sich im Rahmen einer deutlichen Überdosierung ein sogenanntes *serotonerges Syndrom* entwickelt. Zu diesem gehören

- autonom vegetative Symptome wie
  - Pulsanstieg,
  - Blutdruckanstieg,
  - Schwitzen,
  - »Grippegefühl«,
  - Übelkeit etc. und
- psychomotorische Symptome wie
  - Agitiertheit,
  - Unruhe,
  - Akathisie,
  - Halluzinationen,
  - Stimmungsschwankungen,
  - Bewusstseinsstörungen,
  - Tremor,
  - gesteigerte Reflexe,
  - Myoklonien und
  - epileptische Anfälle (Sternbach 1991).

Dies tritt aber bei oben beschriebener vorsichtiger Vorgehensweise praktisch nie auf.

Reagieren Patienten schon bei niedrigen Dosierungen mit heftigen initialen Nebenwirkungen (typisch bei den SSRIs ist die Symptomtrias Übelkeit, Unruhe, Schlafstörung), sollte daran gedacht werden, dass es sich um sogenannte langsame Metabolisierer (slow Metabolizer) handeln könnte. Dies sind Menschen, die bestimmte Medikamente nur sehr langsam abbauen und daher auch bei niedrigen oder mittleren Dosierungen eines Medikamentes sehr hohe Blutspiegel aufbauen können. In dieser Konstellation sollte früh eine *Blutspiegelkontrolle* bereits bei niedrigen bis mittleren Dosierungen eines Medikamentes durchgeführt werden, um diesen Sachverhalt aufklären zu können. Liegen hohe Spiegel trotz niedriger Dosierung vor, kann in darauf aufbauenden spezifischen Laboruntersuchungen genetisch festgestellt werden, ob es sich bei den Patienten um langsame Metabolisierer handelt.

Tab. 39: Effekte von Antidepressiva auf das Anfallsgeschehen (zusammengefasst nach Edwards in Trimble 1985; Lambert 1999; Trimble und Hensiek in Trimble und Schmitz 2002; Alper et al. 2007)

Pro- oder antiepileptische Eigenschaften	Substanz	Anmerkung
Relativ hohes Risiko möglicher prokonvulsiver Eigenschaft	Clomipramin Maprotilin Buproprion Mianserin	Selbst bei diesen Substanzen ist bei niedriger bis normaler Dosierung das absolute Anfallsrisiko nach vorliegenden Zahlen gering
Wahrscheinlich leicht erhöhtes prokonvulsives Risiko	Klassische trizyklische Substanzen: Amitriptylin Amitriptylinoxid Imipramin Trimipramin u. a.	Für Amitriptylin ist eine dosisbezogene Risikosteigerung nachgewiesen worden, in niedrig-normalen Dosierungen geringes Risiko
Unklarer Status: theoretische Gründe für erhöhtes und erniedrigtes Anfallsrisiko	Venlafaxin Duloxetin Reboxetin	
Wahrscheinlich eher niedrigeres Anfallsrisiko	SSRIs: Citalopram Escitalopram Sertralin Paroxetin Fluvoxamin Fluoxetin	Bei Überdosierung und Intoxikation können sicher auch diese Substanzen Anfälle induzieren

Bei fehlender Wirkung trotz ausreichender Dosierung kann das gleiche Vorgehen dazu führen, die sogenannten Schnellmetabolisierer unter den Patienten zu identifizieren. Dies sind Menschen, die Medikamente so rasch in ihrer Leber abbauen, dass sie trotz regelrechter Einnahme gar nicht in relevanten Konzentrationen im Blut ankommen und damit ihre erwartete Wirkung auch nicht entfalten können. In diesem Fall sollte die Dosierung unter weiteren Spiegelkontrollen vorsichtig gesteigert werden.

Schließlich muss noch bedacht werden, dass die Depressionsbehandlung bei Menschen mit Epilepsie regelhaft eine Polypharmazie darstellt, d. h. dass neben den Antidepressiva auch noch Antiepileptika gegeben werden. Daher müssen die Interaktionspotenziale der verschiedenen Substanzen beachtet werden (▸ **Kap.** 7). Aus praktischen Erwägungen sollten also vor allem Antidepressiva gewählt werden, die ein geringes Interaktionspotenzial mit anderen Medikamenten haben. Aus dieser Perspektive stechen unter der Vielzahl der möglichen Antidepressiva sicher die drei Substanzen Citalopram, Escitalopram und Sertralin heraus.

Zusammenfassendes symptomorientiertes Stufenschema der Depressionstherapie

Stehen die Zielsymptome *Stimmung, Reizbarkeit und Impulsivität* bei der Behandlung der affektiven Störung im Vordergrund (dysphorisches und meist auch depressiv dysthymes Störungsbild), sollten SSRIs verordnet werden (Kanner 2003). Sie

- zeigen eine oft sehr gute therapeutische Wirkung (Montgomery 2005),
- senken die Krampfschwelle weniger als die trizyklischen Substanzen oder Mirtazapin (Munchau et al. 2005) und
- könnten sogar antikonvulsiv wirksam sein (s. o.).

Unter den SSRIs wird wegen des geringen Interaktionspotenzials häufig zu den Substanzen Escitalopram, Citalopram und Sertralin gegriffen. Das wird auch von den Autoren so gehandhabt.

Stehen dagegen Symptome wie *Antriebsmangel, Initiativlosigkeit (Abulie) oder Konzentrationsstörungen* im Zentrum der geklagten Symptomatik sollte an adrenerge oder kombiniert adrenerg-serotonerge Substanzen wie Reboxetin, Viloxazin oder Venlafaxin gedacht werden.

Bei *Therapieresistenz* sollte eine Kombinationsbehandlung mit Trizyklika erwogen werden. Dabei sollten die einzelnen Präparate nicht bis in extrem hohe Dosisbereiche ausdosiert werden, da dadurch die Gefahr der Anfallsinduktion wächst, sondern eher früh mit kleinen bis mittleren Dosen kombiniert werden (Blumer 2000).

Bei *weiterer Therapieresistenz* oder ausgeprägter Somatisierung, eingeengtem und überwertigem Denken kann auch eine Kombination mit niedrigdosierten Antidopaminergika wie Risperidon, Olanzapin oder Quetiapin erwogen werden (Blumer 1997).

> Insgesamt ist das therapeutische Ansprechen auf eine antidepressive Behandlung, gerade auch bei den dysphorischen Störungen bei Epilepsie, sehr gut und nach allgemeinem klinischem Eindruck oft besser als bei primären depressiven Störungen. Insbesondere sollte die häufig geäußerte Furcht vor einer Anfallsinduktion durch eine antidepressive Therapie nicht dazu führen, depressive Syndrome im Kontext einer Epilepsie nicht zu behandeln.

8.6.9 Psychotherapie bei depressiven Syndromen bei Epilepsie

Menschen mit Anfallserkrankungen befinden sich dauerhaft in einer schwierigen Lebenssituation. Dies ist im Übrigen weitgehend unabhängig davon, ob diese Anfallserkrankungen als epileptisch oder nicht-epileptisch eingestuft werden. Die Tatsache, dass Stress und psychoreaktive Belastungsfaktoren die Anfallssymptomatik, sowohl bei epileptischem als auch bei nicht-epileptischem Geschehen moduliert, verkompliziert die Situation zusätzlich. Stressoren ergeben sich

- schon krankheitsbedingt aus den Anfällen an sich,
- aus einer evtl. notwendigen medikamentösen Therapie der Anfälle,
- aus dem Unverständnis den Symptomen gegenüber sowohl bei Patienten als auch bei Angehörigen und wichtigen Bezugspersonen und
- aus den sozialmedizinischen Folgen, die mit einer Anfallserkrankung verbunden sind.

Insofern ist es nicht verwunderlich, dass Menschen im Kontext einer Epilepsie häufig an affektiven Erkrankungen leiden. Ob diese als wesentlich durch den neurophysiologischen epileptischen oder paraepileptischen Prozess, den diesen Anfällen zugrundeliegenden Ursachen (z. B. Encephalitis, Infarkte, Hirnblutungen, dysontogenetischen neuroepitelialen Tumoren, Astrozytomen etc.) oder den daraus resultierenden psychosozialen Stressoren bedingt sind, kann im Einzelfall selten nach objektiven Kriterien sicher zugeordnet und entwirrt werden. In jedem Fall spielt die Anfallserkrankung eine wichtige Rolle für das Selbstbild der Betroffenen. Faktoren wie Stigmatisierung und Selbststigmatisierung wirken oft sehr beeinträchtigend.

Aber natürlich führen Menschen mit Epilepsie auch völlig unabhängig davon ein Leben, in dem die Epilepsie nur am Rande eine Rolle spielt, v. a. dann, wenn die Anfälle gut kontrolliert sind. Sie gehen Beschäftigungen nach, arbeiten, haben Beziehungen, Freundschaften und Partnerschaften, Sorgen, Wünsche, Ängste und erleben Überraschungen und Enttäuschungen, bei denen die Epilepsie nur eine untergeordnete oder gar keine Rolle spielt.

Es soll an dieser Stelle auch davor gewarnt werden, jede Lebensäußerung von Menschen mit Epilepsie und depressiven Syndromen immer in einem wesentlichen Zusammenhang mit der Epilepsie zu deuten. Das würde bedeuten, der Epilepsie ein zu großes und zu prägendes Gewicht für das Leben der Betroffenen zu geben. Gerade in Hinblick auf depressive Störungen ist es also wichtig festzustellen, dass diese zwar in einem wesentlichen Zusammenhang mit der Epilepsie stehen können, aber nicht müssen.

Depressionen ohne erkennbaren relevanten Bezug zur Epilepsie sollten behandelt werden, wie bei allen anderen Menschen auch. Das heißt, dass man bei leichten Ausprägungen durchaus auch eine abwartende Strategie fahren und schauen kann, ob etwa ein depressiver Verstimmungszustand sich nicht spontan zurückbildet. Erweist sich ein depressives Syndrom als anhaltendes Problem, so sollte das Bedingungs- und Stressgefüge der Betroffenen analysiert und auf Veränderungen in diesem Bereich hingewirkt werden. Dies geschieht meist im Kontext einer Psychotherapie, kann aber auch im hausärztlichen Setting umgesetzt werden.

Bei anhaltenden relevanten Problemen sollte an eine medikamentös antidepressive und fachkompetente Psychotherapie gedacht werden. Das Thema epilepsiespezifische Psychotherapie, wird unten in ► **Kapitel 8.10.5** noch einmal erneut aufgegriffen werden.

8.7 Therapie von Angstsyndromen bei Epilepsie

Wie in ▸ **Kapitel 4.8** beschrieben sind Angstsymptome bei Menschen mit Epilepsie häufig, oft aber auch nicht klar von den sie häufig begleitenden depressiven Syndromen zu trennen. Die Therapie der verschiedenen Angstsymptome ergibt sich aus ihrer Natur.

Wie immer ist der für die Therapie wichtigste Aspekt die klare diagnostische Einordnung der Angstsymptomatik. Dabei muss vor allem berücksichtigt werden, dass Angstsymptome *Teilaspekt anderer psychischer Störungen,* wie

- depressiver Syndrome,
- psychotischer Syndrome,
- von Persönlichkeitsstörungen oder
- dissoziativen Anfallsleiden,

sein können. Immer muss die Frage geklärt werden, ob die Angstsymptomatik iatrogen *durch* eine *antikonvulsive Medikation* ausgelöst worden sein könnte. In diesem Fall sollte die auslösende Medikation geändert werden.

Iktuale Angstsyndrome werden behandelt wie alle anderen iktualen Phänomene, indem man die Anfallskontrolle optimiert. Nur in Ausnahmefällen ist eine symptomatische anxiolytische Therapie mit Benzodiazepinen wie Lorazepam oder besser Substanzen mit längerer Halbwertzeit wie Diazepam, Clonazepam oder Clobazam indiziert (die im Übrigen alle auch gut antikonvulsiv wirken).

Gleiches gilt für *periiktuale Angstsyndrome,* die als prä- und postiktuale Phänomene wesentlich an das Anfallsgeschehen gebunden sind.

Die *psychoreaktive Angst vor Anfällen und deren Folgen* muss als physiologische oder umweltbezogene Angst bzw. als objektbezogene Furcht verstanden werden. Sie kann allerdings oft schnell eine Eigendynamik nicht nur bei den Betroffenen, sondern auch bei Angehörigen und Eltern entwickeln. Hier ist eine psychotherapeutische Intervention (kognitive Verhaltenstherapie), die das Erlernen angemessener Umgangsformen mit der Angst zum Gegenstand hat, klar indiziert. Dies gilt für betroffene Patienten, insbesondere aber auch für Partner oder Eltern betroffener Kinder. Das häufig zu beobachtende überbeschützende und überbehütende Verhalten von Bezugspersonen kann die psychosoziale Entwicklung von betroffenen Kindern und den psychosozialen Entfaltungsraum von betroffenen Erwachsenen durchaus stark einschränken, so dass dieses Problem nicht übersehen werden sollte.

Gleiches gilt für *spezifische Phobien,* insbesondere für die *Agoraphobie* und die *soziale Phobie,* die sich bei Menschen mit Epilepsie häufig in einem Zusammenhang mit der Angst vor den Anfällen oder der Vorstellung entwickelt, im öffentlichen Raum einen Anfall zu erleiden und peinlichen Situationen, der Hilflosigkeit oder den Blicken und dem Mitleid anderer ausgesetzt zu sein.

Schlussendlich soll darauf hingewiesen werden, dass in der Kommunikation mit den Patienten nie vergessen werden sollte, dass alle genannten Aspekte eingebettet bleiben in *die physiologische, umweltbezogene Angst*, die Menschen mit Epilepsie genau so erleben wie alle anderen. Die Tatsache, dass die verschiedenen hier genannten Aspekte der Angst im Detail fast nie überzeugend voneinander getrennt werden können, sollte den Patienten, aber auch den Behandlern immer wieder vor Augen geführt werden.

In der klinischen Praxis wichtiger als die richtige kausale Zuordnung und die Einstufung in eine »normale« oder »pathologische« Angst ist die Erkenntnis, ob und wo die Eigendynamik jedweder Angst zu Vermeidungsverhalten führt und dadurch den Circulus vitiosus der Angst aus Vermeidung, Rückzug und noch größerer resultierender Angst auslöst. Dieser Teufelskreis der Angst sollte dann Gegenstand einer lernenden Verhaltensmedizin sein (Psychotherapie). Dann ist im Detail irrelevant, ob die verursachende Angst als physiologisch oder pathologisch verstanden wird.

8.8 Therapie von Persönlichkeitsstörungen bei Epilepsie

Persönlichkeitsstörungen bei Epilepsie werden meist als Indiz für eine lange, multifokal diffuse und komplexe Pathophysiologie verstanden (Koch-Stoecker 2002). Nach eigenen Zahlen sind sie mit einem frühen Beginn der Epilepsie und einer hohen Anfallsfrequenz vergesellschaftet (Hellwig et al. 2012). Dies veranschaulicht, dass eine optimale Anfallskontrolle wahrscheinlich die beste Primärprophylaxe von Persönlichkeitsstörungen bei Epilepsie darstellt.

Eine direkte spezifische Therapiemöglichkeit lange etablierter epilepsietypischer Persönlichkeitsstörungen ist nicht bekannt. Insbesondere die hypermoralisch-hyperreligiöse und die visköse PS sind oft, sowohl medikamentös als auch psychotherapeutisch, schwer zu beeinflussen. Sie werden von den meisten Experten am ehesten als organisch bedingte Wesensänderung begriffen.

Etwas anders sieht die Situation bei den emotional-instabilen PS bei Epilepsie aus, die phänomenologisch eine gewisse Ähnlichkeit zu den Borderline-Persönlichkeitsstörungen haben können. Sie werden gehäuft im Kontext generalisierter Epilepsien, insbesondere der juvenilen Myoklonusepilepsie, beobachtet (▸ **Kap. 3.1.4**). Auch im Zusammenhang mit nicht-epileptischen Anfallserkrankungen werden häufig Persönlichkeitsmerkmale einer emotional-instabilen Persönlichkeitsstörung vom Borderline-Typus gefunden (▸ **Kap. 4.9**).

Hier stellt sich damit die Frage, ob für diese Patientengruppe ein psychotherapeutisches Konzept nach den Prinzipien der dialektischen Verhaltenstherapie (dialectic behavioral therapy DBT), wie es für Patienten mit primärer Borderline-Persönlichkeitsstörung gut etabliert ist, nicht eine sinnvolle therapeutische Option darstellt. Leider gibt es bislang dazu keine systematischen Untersuchungen. Nach Überzeugung der Autoren dieses Buches wäre dies eine dringliche Forschungsaufgabe (▸ **Kap. 8.10**).

8.9 Therapie von aggressiven Verhaltensstörungen bei Epilepsie

Wie bei anderen neuropsychiatrischen Symptomen auch gilt es in Hinblick auf aggressive Verhaltensauffälligkeiten bei Epilepsie zunächst, eine *korrekte diagnostische Einschätzung zu etablieren* (Tebartz van Elst in Trimble und Schmitz 2002).[9]

Es ist dabei von besonderer Bedeutung zu erkennen, dass aggressive Symptome Teilaspekt anderer medizinischer, neurologischer oder psychiatrischer Syndrome sein können. So reagieren z. B. viele Menschen sehr reizbar und aggressiv, wenn sie in eine Hypoglykämie rutschen. Auch im Kontext etwa von Migräneerkrankungen verhalten sich viele Betroffene reizbar und aggressiv.

Bei Epilepsiepatienten können aggressive Verhaltensweisen ein Aspekt anderer psychiatrischer Störungen, etwa depressiver oder psychotischer Syndrome, sein. In diesen Fällen gilt es, natürlich die fundamentaleren Ursachen des Aggressionsverhaltens primär zu behandeln (Davis 1984).

Aggressivität bei Epilepsiepatienten ist oft auch mit subsyndromaler Depressivität und Ängstlichkeit vergesellschaftet (Tebartz van Elst et al. 2000). Insbesondere bei intelligenzgeminderten oder nicht-sprechenden autistischen Menschen kann es gelegentlich schwer sein, hinter einem aggressiven Verhalten das verursachende depressive Syndrom zu erkennen. Dies erschließt sich oft erst durch eine genaue Analyse der Genese der Aggression. Wenn etwa bei einem autistischen Menschen eine Veränderung der Umgebung, der Bezugspersonen oder der Wegfall reizarmer Umgebungen zu einem phasisch beginnendem Aggressionsverhalten verbunden mit Essstörungen führt, so spricht vieles dafür, trotz des fehlenden expressiven Depressionsverhaltens neurotypischer Menschen, die Aggression und Anorexie als Ausdruck eines stressgetriggerten depressiven Syndroms zu interpretieren und nicht als ein eigenständiges Phänomen. Diese Analyse ist wichtig, weil sie dazu führen kann, dieses aggressive Verhalten eher antidepressiv mit einem SSRI als mit eigentlich dafür zugelassenen Substanzen, wie z. B. Risperidon, zu behandeln.

Analog zur Angstbehandlung sollte sorgfältig analysiert werden, ob die aggressiven Verhaltensweisen *iatrogen durch* verabreichte internistische oder neurologische *Medikamente verursacht* sein könnten. So ist es etwa gut etabliert, dass Benzodiazepine in einer Untergruppe von Menschen, insbesondere bei organischer Neuropathologie, paradox wirken können und Aggressionen hervorrufen können statt diese zu dämpfen (Sheth 1994). Ähnliches gilt für Phenobarbital, insbesondere bei Patienten mit Intelligenzminderung (File 1990).

Unter den Antikonvulsiva ist besonders das *Levetiracetam* dafür bekannt, Reizbarkeit und aggressive Verhaltensweisen bei einer relevanten Untergruppe zu verursachen (► **Kap. 7.8**). Alle anderen Antikonvulsiva könnten dies im Einzelfall ebenso verursachen. Wichtig auch hier ist die Analyse der genauen zeitlichen Abfolge von Medikations- und Verhaltensänderung.

---

9 Dieser Text fußt auf einem entsprechenden Buchkapitel des Erstautors dieses Buches und stellt in weiten Teilen eine Rückübersetzung dieses Buchkapitel aus dem Englischen dar.

Sofern keine kausalen oder basalen Ursachenfaktoren für das aggressive Verhalten erkannt bzw. diese nicht beeinflusst werden können, stellt sich die Frage nach einer symptomatischen Behandlung des aggressiven Verhaltens.

Für *iktuale* und *periiktuale aggressive Verhaltensweisen* gilt ein analoges Vorgehen wie bei iktualer und periiktualer Angst. Das heißt, die Anfallsprophylaxe und -behandlung steht im Vordergrund. Eine symptomatische Therapie mit Benzodiazepinen mit langer Halbwertzeit wie Diazepam, Clonazepam oder Clobazam sollte zumindest bei schwerer Ausprägung der Aggression erwogen werden.

Aber auch ein richtiger Umgang mit den Patienten mit periiktualen Aggressionen ist von hoher Bedeutung. Häufig wird die iktuale oder periiktuale Aggression gespeist von diskreten Denk- und Orientierungsstörungen und von äußerlich nicht immer sicher erkennbaren und objektivierbaren paranoiden Erlebensweisen der Betroffenen. So wird etwa das Verhalten von Untersuchern, Ärzten oder dem therapeutischen Team einer Intensivstation nicht verstanden und fehlgedeutet. Manipulationen, wie etwa das Legen einer Braunüle, werden als bedrohlich erlebt. Hier können ein ruhiger, wenig fordernder und defensiver Umgang mit den Betroffenen und die Organisation einer möglichst ruhigen und reizarmen Umgebung die Situation deutlich entschärfen. Dieser Aspekt der Therapie hat große Ähnlichkeit mit dem Umgang mit deliranten Patienten. Ohnehin können solche Zustände wegen der

- Auffassung- und Orientierungsstörung,
- Denkstörung,
- Gereiztheit,
- Angst,
- Aggression und
- vegetativen Instabilität

oft als delirant interpretiert werden.

Bei *nicht-anfallsgebundenen aggressiven Verhaltensweisen* muss die akut-symptomatische von der sekundärprophylaktischen Therapie unterschieden werden.

Zur *akuten Behandlung von Erregungszuständen* im Sinne eines diagnostisch wegen der Akuität des Zustands oft nicht klar zuordenbaren Syndroms haben sich in den Augen der Autoren Benzodiazepine gegebenenfalls in Kombination mit Antipsychotika wie Haloperidol klinisch bewährt (Griffith 1985). Beide Substanzen sind wenig kardiotoxisch und haben bei akuter kurzfristiger Applikation vergleichsweise wenige Nebenwirkungen. Sollte eine antipsychotische Medikation längerfristig indiziert sein, z. B. bei postiktualen oder interiktualen Psychosen, kann Haloperidol auf Substanzen mit weniger extrapyramidal-motorischen Nebenwirkungen wie Risperidon umgestellt werden.

Zur *Sekundärprophylaxe,* etwa bei interiktualem Aggressionsverhalten im Sinne einer »intermittent explosive disorder« (▶ **Kap. 3.3.5**), gibt es keine empirisch validierten medikamentösen Therapieschemata. Auch die Erfahrung der Experten bezieht sich meist mehr oder weniger auf Einzelfälle. Wegen einer begleitenden Epilepsie sollten möglichst Antikonvulsiva mit bekannten, positiv psychotropen und aggressionsmindernden Effekten, wie den Carbamazepinen oder im geringeren Ausmaß auch Valproat, Lamotrigin, Gabapentin oder Pregabalin, eingesetzt werden. Diese Substanzen könnten genauso unabhängig von der Epilepsie als Off-Label-Medikamente mit dem Ziel einer Reduktion des Aggressionsverhaltens eingesetzt werden (▸ **Kap. 7.11**). Weitere Substanzen, zu denen erfolgreiche Berichte zur Aggressionstherapie in der Literatur vorliegen, sind die Antipsychotika, Beta-Blocker, Clonidin und die Psychostimulantien (Fava 1994; Yudofsky 1990).

Abschließend soll an dieser Stelle betont werden, dass es zu den hier in Frage stehenden klinischen Behandlungsindikationen nach Kenntnis der Autoren keine systematischen empirischen Studien gibt. Die entsprechenden Empfehlungen beruhen auf dem Studium der Literatur sowie auf eigener klinischer Erfahrung!

Aggressive, aber auch autoaggressive Verhaltensweisen sind insbesondere bei *Menschen mit geistiger Behinderung*, vor allem aber bei den schwereren Formen *autistischer Störungen* ein großes Problem. In diesen Konstellationen haben sich neben (Rapport 1983) und vor der medikamentösen Behandlung konsequente, *verhaltenstherapeutisch orientierte Behandlungsprogramme* als klinisch erfolgreich erwiesen (Holzapfel 1998).

8.10 Therapie dissoziativer nicht-epileptischer Anfälle

Sowohl bei der Diagnose als auch bei der Therapie nicht-epileptischer, dissoziativer Anfälle handelt es sich nach persönlichem Eindruck der Autoren nach wie vor um ein »allseits vermintes Gelände« (▸ **Kap. 4.12**).

8.10.1 Theoretische Überlegungen zum therapeutischen Handeln bei dissoziativen nicht-epileptischen Anfällen

Nicht selten halten behandelnde Psychiater und Psychotherapeuten klinische Anfallsbilder für organisch, weil sie nicht den klassischen gut bekannten Phänomenologien primärer Konversionsstörungen entsprechen – und nennen dies dann epileptisch. Gleichzeitig kommen Epileptologen nach ausführlichen Untersuchungen inklusive aufwendiger videotelemetrischer Untersuchungen zu dem Schluss, dass das klinische Bild und das EEG-Korrelat zur habituellen behavioralen Symptomatik nicht den klassischen epileptologischen Definitionskriterien entspricht – und nennen dies dann psychogen.

Beide Berufsgruppen erkennen adäquat, dass das fragliche klinische Bild nicht dem aus der eigenen Erfahrung klinisch wohlbekanntem Muster der klassischen Epilepsie oder Konversionsstörung entspricht, und stellen eine Diagnose aus dem fachfremden Gebiet.

Ein denkbarer dritter Weg wird oft von beiden Seiten nicht erwogen oder nicht für möglich gehalten, weil ein solches Denken im aktuellen medizinischen Diskurs noch nicht etabliert ist. Dafür plädiert das vorliegende Buch.

Und die Patienten?

Die Patienten sind verunsichert von den verschiedenen Meinungen der verschiedenen Experten, mit denen sie früher oder später zwangsläufig konfrontiert werden. Sie sind ambivalent in Hinblick darauf, was sie hoffen dürfen oder wollen sollen.

Theoretisch wäre die Diagnose eines nicht-epileptischen Anfallsgeschehens besser. Denn als Stresserkrankung müsste sie eigentlich leichter zu behandeln sein. Aber praktisch sieht es genau umgekehrt aus. Die Prognose nicht-epileptischer, dissoziativer Erkrankungen ist vergleichsweise schlecht (► **Kap. 4.12**).

Eigentlich müsste sie die Nachricht des Epileptologen, dass es doch keine Epilepsie ist, freuen. Doch es bleiben viele Fragen:

- »Was ist mit den EEG-Veränderungen, von denen vorher immer geredet wurde?«
- »Was ist mit dem nicht ganz unauffälligen MRT und der SPECT-Untersuchung?«
- »Ist alles, was vorher erklärt wurde, nun plötzlich falsch?«
- »Warum fühlt es sich so anders an, diese psychogenen Anfälle zu haben, als wenn ich mich nur gestresst fühle?«

Solche Fragen und Überlegungen treffen auch in den Augen der Autoren sicher nur für eine kleine Untergruppe der Patienten mit nicht-epileptischen Anfällen zu und sicher nicht für deren Mehrheit. Und dennoch sollten wir auch als Ärzte und Diagnostizierer vorsichtig sein und nicht leichtfertig allzu große Gewissheiten verkünden, nur weil es aktuell etablierter Konsens ist, dass das Ergebnis der videotelemetrischen Untersuchung darüber entscheidet, ob eine paroxysmale Psychopathologie tatsächlich im Sinne eines »organischen« oder psychoreaktiv stressinduzierten Pathomechanismus verstanden werden sollte.

Ausdrücklich möchten die Autoren auch vor der klinischen Intuition warnen, dass man mit der Unterstellung eines psychoreaktiven Pathomechanismus ja nichts Gravierendes falsch machen könne. Diese implizite Grundannahme motiviert nach Eindruck der Autoren den einen oder anderen Experten dazu, im Zweifel die Annahme der Psychogenizität zu favorisieren. Denn eine solche Interpretation, so wird implizit vermutet, befähige die Betroffenen den »Locus of control« in ihrer Person zu sehen und damit selbstbestimmter und aktiver mit dem Krankheitsbild umzugehen (Rotter 1966).

Dies mag in vielen Fällen auch tatsächlich so sein. Die Tatsache, dass ein knappes Drittel der Betroffenen unmittelbar nach klarer Mitteilung der korrekten Diagnose eines nicht-epileptischen Anfallsleidens anfallsfrei wurden (Kanner et al. 1999), spricht dafür, dass dies zumindest für diese Untergruppe Betroffener der Fall sein könnte. Allerdings spricht die Tatsache, dass nach einer Synopsis von 16 Studien nur 37 % der Patienten nach einem mittleren Follow-up von 39 Monaten anfallsfrei wurden (Reuber und Elger 2003), auch dafür, dass dies nicht für alle Menschen mit nicht-epileptischen Anfallserkrankungen zutrifft. Nüchtern betrachtet ist die schlechte Prognose dieser große Gruppe von Patienten wissenschaftlich völlig unverstanden!

Vor diesem Hintergrund warnen die Autoren dieses Buches davor, die kleine Untergruppe von Patienten mit nicht-epileptischen Anfallserkrankungen, bei denen sich klare Auffälligkeiten in der organischen Diagnostik, aber ein Negativbefund in der Videotelemetrie finden, mit aller wissenschaftlicher Autorität des Experten als psychoreaktiv zu interpretieren. Denn in Wirklichkeit ist es doch so, dass niemand genau weiß, was sich im Gehirn dieser Patienten genau abspielt! Könnten Sie nicht an paraepileptischen Pathomechanismen leiden in konzeptioneller Analogie zu Epilepsiepatienten mit Todd'schen Lähmungen oder anderen unverstandenen, aber dennoch »organischen« Pathogenesen wie Menschen mit anderen Anfallserkrankungen wie Migräne, einem Gilles-de-la-Tourette-Syndrom oder einer paroxysmalen Dyskinesie?

Viele dieser Phänomene wurden noch vor wenigen Dekaden als rein psychogene Störungsbilder interpretiert. Wird aber mit der Interpretation einer Psychogenese der »Locus of Control« in den Bereich der personalen Freiheit der Betroffenen gelegt und scheitern diese trotz aller Anstrengung in ihrem Bemühen, willentliche Kontrolle über die Symptomatik zu gewinnen, so wirkt sich dies mittelfristig um so frustrierender und entmutigender auf die Patienten aus. Und schließlich sei darauf hingewiesen, dass eine organische Interpretation einer neuropsychiatrischen Symptomatik nicht zwingend gleichbedeutend damit ist, dass Betroffene mit verhaltensmedizinischen Maßnahmen diese Symptomatik nicht beeinflussen können. Die Anfallssymptomatik wird in ihrer Pathogenese aber nicht in einen wesentlichen Wirkzusammenhang mit dem willentlichen Handeln im Dunstkreis personaler Freiheit der Betroffenen gesehen. Dies kann – zumindest wenn es zutrifft – enorm entlastende und Akzeptanz-fördernde Funktionen für die betroffenen Patienten haben.

8.10.2 Ermittlung und Mitteilung der Diagnose

Nach Auffassung der Autoren sollte bei Verdacht auf ein nicht-epileptisches Anfallsgeschehen die organische Basisdiagnostik möglichst rasch und komplett organisiert werden. Angesichts der weitreichenden Folgen dieser Diagnose und ihrer schlechten Prognose sowie der wahrscheinlich hohen medizinischen und gesellschaftlichen Folgekosten, erscheint es nicht einleuchtend, den diagnostischen Prozess hinauszuzögern oder diagnostische Maßnahmen wie die Durchführung eines MRTs oder aufwendiger EEG-Untersuchungen zu unterlassen. Denn alles spricht dafür, dass (wenn überhaupt etwas) eine möglichst frühe und korrekte Diagnose und Therapie den drohenden Chronifizierungsprozess unterbinden können.

Bei organischen Auffälligkeiten im diagnostischen Prozedere und fehlendem eindeutigem EEG-Korrelat sollte nach Auffassung der Autoren den Patienten die sachlich korrekte Diagnose einer nicht-epileptischen Anfallserkrankung mitgeteilt werden.

Deutungen der klinischen Symptomatik als psychogen oder stressverursacht sollten aber nur dann vorgenommen werden, wenn diese tatsächlich überzeugend aus der Dynamik der biografischen Lebens- und Symptomgeschichte individuell abgeleitet werden können. Dies setzt eine sehr intensive und zeitaufwendige Exploration voraus, die, nach Erfahrung der Autoren, nur in den seltensten Fällen tatsächlich Grundlage für die entsprechende Diagnose einer psychogenen Störung ist. Wird eine solche Psychogenizität allerdings lege artis im diagnostischen Gesprächsprozess mit den Patienten herausgearbeitet, fühlen sich die Betroffenen in den seltensten Fällen missverstanden. Sie können das Gemeinte der »psychogenen Störung« für sich positiv nachvollziehen und in diese Deutung einstimmen.

Wenig spricht dagegen, bei diagnostischer Unsicherheit, diese auch völlig klar zu benennen. (»Es ist nach heutigen Kriterien keine Epilepsie. Wie die Symptome aber genau mit den EEG-Auffälligkeiten zusammenhängen, wissen wir nicht sicher. Vielleicht gibt es Zusammenhänge, die wir noch nicht verstehen, vielleicht spielen die EEG-Auffälligkeiten aber auch gar keine Rolle. Das wird sich möglicherweise im Verlauf klären.«) In den Augen der Autoren ist es bei diagnostischer Unsicherheit besser, keine oder nur eine syndromatische Diagnose zu stellen als eine falsche.

8.10.3 Umgang mit antikonvulsiver Medikation

Nach Auffassung der Autoren folgt aus der Diagnose eines nicht-epileptischen, dissoziativen Anfallsgeschehens nicht automatisch, dass begonnene Antikonvulsiva abgesetzt werden müssen. Natürlich ist es erstrebenswert, neuropsychiatrische Patienten möglichst ohne Medikation erfolgreich zu behandeln. Sollte aber nach Auffassung der Patienten die antikonvulsive Medikation einen positiven Effekt gehabt haben, so sollte auch diese Auffassung ernst genommen und empirisch überprüft werden. Sofern das Modell der paraepileptischen Pathomechanismen zutrifft, gäbe es dafür zumindest für eine kleine Untergruppe der Betroffenen auch eine rationale Erklärung. Auf alle Fälle zeigen Verläufe, wie die in den **Kasuistiken 1, 3, 4 und 5** (S. 23, 117, 134 und 171), dass auch bei nicht-epileptischen Psychopathologien der Einsatz von Antikonvulsiva gut begründet sein kann.

Der Goldstandard zur Überprüfung des individuell richtigen Weges ist das systematische An- und Absetzen der fraglichen Medikation. Auf diese Art und Weise sollte klinisch zu klären sein, ob die fragliche psychotrope Medikation eine im Einzelfall überzeugende Wirkung zeigt oder nicht. Alle psychotropen Medikamente, die diese empirische Einzelfallprüfung nicht bestehen, sollten abgesetzt werden. Dies gilt für Medikamente, die mit sekundärprophylaktischer Indikation eingesetzt werden, nur bedingt.

8.10.4 Andere psychotrope Medikation

Menschen mit nicht-epileptischen Anfallserkrankungen leiden oft an anderen komorbiden Störungen wie etwa Depressionen oder paranoiden Syndromen, gelegentlich auch an Basisstörungen, wie z. B. einer ADHS oder einem hochfunktionalen Autismus, vor deren Hintergrund sich die paroxysmale Psychopathologie entwickeln kann. Dann kann der Einsatz von Substanzen wie Antidepressiva, Stimulantien, Antipsychotika oder Substanzen wie Clonidin oder Lithium im Einzelfall begründet sein. Hier sollte wie für den Einsatz der Antikonvulsiva gelten, dass in der individuellen empirischen Einzelfallprüfung die Wirksamkeit der fraglichen Substanz in Hinblick auf das klar zu definierende Zielsymptom individuell aufgewiesen werden sollte. In Analogie zu den Anfallskalendern sollte hier ein Symptomtagebuch geführt werden, da dieses es den Patienten und Behandlern deutlich erleichtert, die fragliche Wirkung der Off-Label-Medikation nachzuvollziehen und zu objektivieren.

8.10.5 Psychotherapeutische Interventionen

Erfreulicherweise wird das wichtige Thema der störungsspezifischen Psychotherapie nicht-epileptischer Anfallserkrankungen in jüngster Zeit zunehmend aufgegriffen. In einer Übersichtsarbeit von 2007 konnten bis dato für den Bereich erwachsener Patienten mit nicht-epileptischen Anfallserkrankungen nur drei kleine und methodisch nicht herausragende Arbeiten identifiziert werden, von denen zwei hypnotische Methoden und eine weitere eine paradoxe Therapie thematisierten (Baker et al. 2007). Aufgrund erheblicher methodischer Schwächen dieser Arbeiten und kleiner Fallzahlen schlossen die Autoren dieses Reviews, dass daraus keine spezifischen Schlussfolgerungen gezogen werden sollten.

In einer 2009 veröffentlichten Studie konnten LaFrance und Kollegen nachweisen, dass eine 12-wöchige Behandlung mit kognitiver Verhaltenstherapie (KVT) bei 11 von 17 Patienten, die das Programm beendeten, zu Anfallsfreiheit sowie einer deutlichen Verbesserung des psychischen Wohlbefindens und der Depressivität führten. 4 der initial 21 Patienten hatten die Therapie abgebrochen.

In einer weiteren ermutigenden Arbeit präsentierten Goldstein und Mitarbeiter 2010 die Ergebnisse einer randomisierten und kontrollierten klinischen Studie an 66 Patienten, bei der eine viermonatige KVT zusätzlich zur üblichen medizinischen Behandlung mit einer Kontrollgruppe verglichen wurde. Es konnten hochsignifikante Effekte der KVT mit mittlerer Effektstärke nachgewiesen werden. So sank in der KVT-Gruppe die mediane monatliche Anfallsfrequenz von 12 auf 1.5 nach 6 Monaten im Vergleich zu einer Reduktion von 8 auf 5 in der Kontrollgruppe. Dies sind sehr ermutigende erste Zahlen. Es bleibt im Interesse dieser oft schwer belasteten und schwer zu behandelnden Patienten zu hoffen, dass dieses wichtige Gebiet der Therapieforschung im Kontext epileptischer Anfallserkrankungen weiter an wissenschaftlichem Interesse gewinnt.

9 Therapie primär-psychiatrischer Syndrome mit epileptischen Phänomenen

Abschließend soll die Therapie der primär-psychiatrischen Syndrome im Kontext epileptischer EEG-Auffälligkeiten noch einmal thematisiert werden. Damit schließt sich der Bogen, der in ▸ **Kapitel 2** mit der Feststellung begann, dass solche EEG-Auffälligkeiten bei den verschiedensten psychiatrischen Störungen häufig auftreten. Anhand der Kasuistiken wurden Beispiele illustriert, bei denen die klinische Diagnostik, aber auch der Verlauf dafür sprach, dass pathologische EEG-Befunde tatsächlich auf ein epileptisches oder paraepileptisches Geschehen im Rahmen der Pathogenese der vorgestellten Klinik hinwiesen.

In Form der in ▸ **Kapitel 6** vorgestellten Modelle hypothetischer paraepileptischer Pathomechanismen wurden Konzepte vorgestellt, die veranschaulichen könnten, wie die Zusammenhänge zwischen pathologischen EEG-Befunden, nachgewiesenermaßen nicht-bestehender Epilepsie und der klinischen Symptomatik strukturiert sein könnten.

Natürlich steht mit Kanner (2000) gesprochen die Frage »Are we getting ahead of ourselves?« im Raum. Vor diesem Hintergrund soll nochmals betont werden, dass nicht alle der wirklich häufigen EEG-Auffälligkeiten bei psychiatrischen Krankheitsbildern derart deutlich ausgeprägt sind wie in den vorgestellten Kasuistiken.

Auf der anderen Seite wäre es selbst für den Fall, dass nur 1 % der insgesamt häufigen psychiatrischen Krankheitsbilder Pathogenesen im Sinne der hier propagierten paraepileptischen Pathomechanismen aufwiesen, für diese Betroffenen von sehr hoher Bedeutung, dass ihr Leiden angemessen diagnostiziert und die Therapie darauf ausgerichtet würde.

Sicher gibt es hier einen erheblichen Forschungsbedarf. Mögliche Erkenntnisse könnten weitreichende Auswirkungen auf die tägliche klinische Praxis in den neurowissenschaftlichen Fächern (Neurologie, Epileptologie, Psychiatrie und Psychotherapie) haben.

Wie sollen derweil klinisch psychiatrische Krankheitsbilder im Kontext klar auffälliger EEG-Befunde oder anderer klinischer oder organischer Untersuchungsbefunde therapiert werden, die einen epileptischen oder paraepileptischen Pathomechanismus nahelegen? Wie also sollte etwa die Therapie eines Menschen mit Depression, Borderline-Persönlichkeitsstörung oder schizophreniformem Syndrom, der gleichzeitig Spike-Wave-Komplexe, IRDAs oder IRTAs im EEG aufweist, konkret aussehen?

In den Augen der Autoren gilt es hier, wie in ▸ **Kapitel 8.10** bei den nicht-epileptischen Anfallserkrankungen beschrieben, vorzugehen.

9.1 Ermittlung und Mitteilung der Diagnose

Zunächst sollte bei Verdacht auf einen organisch epileptischen oder paraepileptischen Prozess die organische Basisdiagnostik möglichst rasch und komplett organisiert werden. Angesichts der weitreichenden Folgen sämtlicher in Frage kommender Diagnosen und der wahrscheinlich hohen medizinischen und gesellschaftlichen Folgekosten, erscheint es nicht einleuchtend, den diagnostischen Prozess hinauszuzögern oder diagnostische Maßnahmen wie die Durchführung eines MRTs, einer Liquoruntersuchung oder auch aufwendiger EEG-Untersuchungen zu unterlassen.

Der gelegentlich angeführte Einwand, dass durch die Diagnostik Kosten verursacht werden, hat zumindest bei einer relevanten klinisch-psychiatrischen Ausprägung der Symptomatik keinen Bestand. Denn die Kosten, die eine entsprechende Diagnostik verursacht, sind verschwindend gering verglichen mit denen, die in Form der verschiedenen möglichen Diagnosen ohnehin auf das medizinischen System und die Gesellschaft zukommen. Im Gegenteil: Fehldiagnosen oder verzögerte Diagnosen würden nur dazu führen, dass die Verschleppung einer angemessenen Therapie die summarisch anfallenden Kosten noch deutlich steigert. Ohnehin werden in der klinischen Praxis früher oder später die meisten diagnostischen Maßnahmen sukzessive veranlasst. Da macht es klinisch viel mehr Sinn, am Anfang dieses Prozesses nach sorgfältiger klinischer Diagnostik bei entsprechend begründeten Fragestellungen die Zusatzdiagnostik rasch und kompetent abzuschließen, damit auf dieser Grundlage eine vernünftige Therapieplanung stattfinden kann.

Wie bei den dissoziativen Anfällen spricht alles dafür, dass eine möglichst frühe und korrekte Diagnose einen drohenden Chronifizierungsprozess unterbinden kann.

Bei organischen Auffälligkeiten im diagnostischen Prozedere und fehlendem eindeutigem EEG-Korrelat sollte den Patienten die sachlich korrekte Diagnose einer nicht-epileptischen, psychischen Störung mitgeteilt und ausführlich erklärt werden.

Deutungen der klinischen Symptomatik als psychogen oder stressverursacht sollten analog nur dann vorgenommen werden, wenn diese tatsächlich überzeugend aus der Dynamik der Lebens- und Symptomgeschichte individuell abgeleitet werden können. Die Aufarbeitung der Biografie unter diesem Aspekt sollte unbedingt erfolgen. Sie setzt eine sehr intensive und zeitaufwendige Exploration voraus.

Wieder spricht wenig dagegen, bei diagnostischer Unsicherheit, diese auch völlig klar zu benennen. Auch bei klassischen psychischen Störungen gilt: Es ist besser, keine oder nur eine syndromatische als eine falsche Diagnose zu stellen.

9.2 Umgang mit antikonvulsiver Medikation

Aus einer fehlenden Zuordnung in Hinblick auf einen klassisch epileptischen Pathomechanismus folgt nicht automatisch, dass Antikonvulsiva abgesetzt oder nicht eingesetzt werden sollen. Antikonvulsiva gehören ohnehin als fünfte große Medikamentengruppe neben den Antidepressiva, den Antipsychotika, den Stimulantien und den Tranquilizern zum medikamentösen Standardrepertoire psychiatrisch-psychotherapeutischer Therapien – und dies unabhängig von EEG-Befunden. Wie immer sollte die Wirksamkeit in Hinblick auf das klar definierte Zielsymptom in einer empirischen Einzelfallprüfung für Arzt und Patient überzeugend herausgearbeitet werden.

9.3 Weitere psychotrope Medikation

Andere psychotrope Substanzen werden in der Regel abhängig von der klinischen Symptomatik zum Einsatz kommen. Dies sind bei depressiven Störungsbildern Antidepressiva, bei schizophreniformen Syndromen Antipsychotika und so weiter. Auch für diese Substanzen gilt das Gebot der empirischen Einzelfallprüfung (wie oben beschrieben).

9.4 Psychotherapeutische Interventionen

Ein »organisches Krankheitsmodell«, wie es in Form der paraepileptischen Pathomechanismen für diese Patientengruppe vorgestellt wird, hat einen geringen bis gar keinen Informationswert für eine möglicherweise indizierte Psychotherapie. Insbesondere spricht sie nicht gegen eine Psychotherapie.

Dies ist allerdings nicht im Denken aller Entscheidungsträger in unserem Gesundheitssystem verankert. So wurde z. B. der Patientin aus **Kasuistik 3** (s. S. 117) eine stationäre Psychotherapie mit dem Verweis auf die hypostasierte paraepileptische Genese der Erkrankung verweigert. Erst relevante Interventionen durch die Behandler führten letztlich dazu, dass eine entsprechende Therapie genehmigt wurde.

Dies veranschaulicht aber, dass ein dichotomes Denken in »organisch versus psychogen verursacht« und konsekutiv »medikamentös oder psychotherapeutisch zu behandeln« tief im Denken vieler Zeitgenossen verankert ist. Dass es in dieser Form nicht zutrifft, zeigt gerade die Auseinandersetzung mit den neuropsychiatrischen Erkrankungen.

Literatur

Adamaszek M, Olbrich S, Gallinat J (2011) The diagnostic value of clinical EEG in detecting abnormal synchronicity in panic disorder. J Clin EEG Neurosci 42(3): 166–74

Afshar H, Roohafza H, Mousavi G, Golchin S, Toghianifar N, Sadeghi M, Talaei M (2009) Topiramate add-on treatment in schizophrenia: a randomised, double-blind, placebo-controlled clinical trial. J Psychopharmacol: 157–162

Alexander GE, DeLong MR, Strick PL (1986) Parallel organisation of functionally segregated circuits linking basal ganglia and cortex. Annu Rev neurosci 9: 357–383

Andrulonis PA et al. (1982) Borderline personality subcategories. J Nerv Ment Dis 170: 670–674

Anonymous (1995) Practice parameters. The utility of the electroencephalogram in the evaluation of patients presenting with headache: a review of the literature. Neurology 45 (7): 1411–1413

Alper K et al. (2007) Seizure incidence in psychopharmacological clinical trials: an analysis of Food and Drug Administration (FDA) summary basis of approval reports. Biol Psychiatry 62(4): 345–54

Amann B, Born C, Crespo JM, Pomarol-Clotet E, McKenna P (2011) Lamotrigine: when and where does it act in affective disorders? A systematic review. J Psychopharmacol: 1289–1294

Amann B, Pantel J, Grunze H, Vieta E, Colom F, Gonzalez-Pinto A, Naber D, Hampel H (2009) Anticonvulsants in the treatment of aggression in the demented elderly: an update. Clin Pract Epidemiol Ment Health: 14

Amann B, Sterr A, Vieta E, Stampfer R, Walden J, Grunze H (2006) An exploratory open trial on safety and efficacy of the anticonvulsant retigabine in acute manic patients. J Clin Psychopharmacol: 534–536

American Psychiatric Association (1994) Diagnostic and Statistical Manual of Mental Disorders – DSM-IV. 4th Ed. Washington DC: American Psychiatric Association

Andrus MR, Gilbert E (2010) Treatment of civilian and combat-related posttraumatic stress disorder with topiramate. Ann Pharmacother: 1810–181

Angenendt J et al. (2012) Angststörungen. In: Berger M (Hrsg.) Psychische Erkrankungen. Klink und Therapie. Kapitel 12; 4. Aufl. München: Urban & Fischer

Antonaci F, Nappi G, Galli F, Manzoni GC, Calabresi P, Costa A (2011) Migraine and psychiatric comorbidity: a review of clinical findings. J Headache Pain 12(2): 115–125

Armour DJ et al. (1992) Vigabatrin in adults with poorly-controlled epilepsy and learning disabilities. Seizure 1:157–162

Bach-Y-Rita G et al. (1991) Episodic dyscontrol: a study of 130 violent patients. American Journal of Psychiatry 127:1473–1478

Baker GA et al. (2007) Treatments for non-epileptic attack disorder. Cochrane Database Syst Rev 24(1): CD006 370

Banerjee PN, Hauser WA (2008) Incidence and prevalence. In: Engel J, Pedley T (eds.) Epilepsy. A comprehensive textbook. 2nd Ed. Baltimore: Lippincott Williams and Wilkins, 45–56

Barnett MH et al. (2002) Further case of paroxysmal exercise-induced dystonia and some insights into pathogenesis. Mov Disord 17(6): 1386–7

Bauer J (2000) Rational diagnosis of non-epileptic seizures. In: Schmidt D, Schachter SC (Eds.) Problem solving in clinical practice. London: Martin Dunitz, 29–41

Bear DM (1979) Temporal lobe epilepsy – a syndrome of sensory limbic hyperconnection. Cortex 15: 357–384

Bear DM, Fedio P (1977) Quantitative analysis of interictal behavior in temporal lobe epilepsy. Arch Neurol 34: 454–467

Bellino S, Rinaldi C, Bozzatello P, Bogetto F (2011) Pharmacotherapy of borderline personality disorder: a systematic review for publication purpose. Curr Med Chem 18(22): 3322–3329

Belmonte MK et al. (2004) Autism and abnormal development of brain connectivity. J Neurosci 24(42): 9228–31

Benbadis SR, Hauser AW (2000) An estimate of the prevalence of psychogenic non-epileptic seizures. Seizure 9: 280–281

Benbadis SR, Lancman ME, King LM, Swanson SJ (1996) Preictal pseudosleep. A new finding in psychogenic non-epileptic seizures. Neurology 47: 63–67

Benbadis SR, Tatum WO 4th, Murtagh FR, Vale FL (2000) MRI evidence of mesial temporal lobe sclerosis in patients with psychogenic non-epileptic seizures. Neurology 55: 1061–1062

Benson DF (1991) The Geschwind syndrome. Adv Neurol 55: 411–421

Berg AT et al. (2011) Psychiatric and neurodevelopmental disorders in childhood onset Epilepsy. Epilepsy Behav 20(3): 550–555

Berlin HA (2007) Antiepileptic drugs for the treatment of post-traumatic stress disorder. Curr Psychiatry Rep: 291–300

Besser R, Greoss-Selberg G (2003) Epilepsiesyndrome – Therapiestrategien. Stuttgart: Thieme

Bhatia KP (2001) Familial (idiopathic) paroxysmal dyskinesias: an update. Semin Neurol 21: 69–74

Bialer M et al. (2010) Progress report on new antiepileptic drugs: a summary of the Tenth Eilat Conference (EILAT X). Epilepsy Res 92(2–3): 89–124

Binder RL (1987) Three case reports of behavioral disinhibition with clonazepam. General Hospital Psychiatry 9: 151–153

Bingel U (2008) Migräne und Hormone: Was ist gesichert? Schmerz 22 (Suppl. 1): 31–6

Biton V (2007) Clinical pharmacology and mechanism of action of zonisamide. Clin Neuropharmacol 30(4): 230–40

Blumer D (2008) Suicide: Incidence, psychopathology, pathogenesis and prevention. In: Engel J, Pedley TA (eds.) Epilepsy. A Comprehensive Textbook. Chapter 211. 2nd Ed. Vol. 3, 2195–2202

Blumer D (2002) The illness of Vincent van Gogh. Am J Psychiatry 159: 519–526

Blumer D (2000) Dysphoric disorders and paroxysmal affects: recognition and treatment of epilepsy-related psychiatric disorders. Harvard Review of Psychiatry 8: 8–17

Blumer D (1997) Antidepressant and double antidepressant treatment for the affective disorder of epilepsy. Journal of Clinical Psychiatry 58(1): 3–11

Blumer D et al. (1995) Psychiatric morbidity in seizure patients on a neurodiagnostic monitoring unit. J Neuropsychiat Clin Neurosci 7: 445–456

Boylan LS, Flint LA, Labovitz DL, Jackson SC, Starner K, Devinsky O (2004) Depression but not seizure frequency predicts quality of life in treatment-resistant epilepsy. Neurology 62 (2): 258–61

Browning RA (1997) Enhancement of the anticonvulsant effect of fluoxetine following blockade of 5-HT1A receptors. European Journal of Pharmacology 336: 1–6

Bruno MK et al. (2004) Clinical evaluation of idiopathic paroxysmal kinesigenic dyskinesia – New diagnostic criteria. Neurology 63: 2280–2287

Bruton CJ et al. (1994) Epilepsy, psychosis, and schizophrenia: clinical and neuropathologic correlations. Neurology 44: 34–42

Cady R et al. (2009) Evaluation of carisbamate for the treatment of migraine in a randomized, double-blind trial. Headache 49(2): 216–26

Calandre EP et al. (2010) Pregabalin in the treatment of chronic migraine: an open-label study. Clin Neuropharmacol: 35–39

Caputo F, Bernardi M (2010) Medications acting on the GABA system in the treatment of alcoholic patients. Curr Pharm: 2118–2125

Carey TS et al. (2008) Gabapentin in the treatment of mental illness: the echo chamber of the case series. J Psychiatr Pract: 15–27
Chai SC et al. (2010) Roles of the anterior cingulate cortex and medial thalamus in short-term and long-term aversive information processing. Mol Pain 6: 42
Chang YT et al. (2011) Bidirectional relation between schizophrenia and epilepsy: a population-based retrospective cohort study. Epilepsia 52(11): 2036–42
Chen WJ et al. (2011) Exome sequencing identifies truncating mutations in PRRT2 that cause paroxysmal kinesigenic dyskinesia. Nature Genetics 43(12): 1252–1255
Cipriani A et al. (2011) Comparative efficacy and acceptability of antimanic drugs in acute mania: a multiple-treatments meta-analysis. Lancet: 1306–1315
Citrome L (2009) Adding lithium or anticonvulsants to antipsychotics for the treatment of schizophrenia: useful strategy or exercise in futility? J Clin Psychiatry: 932–933
Clarke MC et al. (2012) Evidence for Shared Susceptibility to Epilepsy and Psychosis: A Population-Based Family Study. Biol Psychiatry 71(9): 836–9
Cockerell OC et al. (1994) Mortality from epilepsy: result from a population based study. Lancet 344: 918–921
Cohen RJ, Sutter C (1982) Hysterical seizures: suggestion as a provocative EEG test. Ann Neurol 11: 391–395
Commission on Classification and Terminology of the International League Against Epilepsy (1989) Proposal for revised classification of epilepsy and epilepsy syndromes. Epilespia 30: 389–399
Commission on Classification and Terminology of the International League Against Epilepsy (1981) Proposal for revised clinical and electroencephalographic classification of epileptic seizures. Epilepsia 22: 489–501
Connor KM et al. (2006) Tiagabine for posttraumatic stress disorder: effects of open-label and double-blind discontinuation treatment. Psychopharmacology (Berl): 21–25
Cowdry RW, Gardner DL (1988) Pharmacotherapy of borderline personality disorder. Alprazolam, carbamazepine, trifluoperazine, and tranylcypromine. Arch Gen Psychiatry 45: 111–119
Cowdry RW, Pickar D, Davies R (1986) Symptoms and EEG findings in the borderline syndrome. Int J Psychiatry Med 15(3): 201–11
Daderman AM et al. (1999) Flunitrazepam (Rohypnol) abuse in combination with alcohol causes premeditated, grievous violence in male juvenile offenders. Journal of the American Academy of Psychiatry & the Law 27: 83–99
Danielsson S et al. (2005) Epilepsy in young adults with autism: a prospective population-based follow-up study of 120 individuals diagnosed in childhood. Epilepsia 46: 918–923
Dauvilliers Y et al. (2007) Narcolepsy with cataplexy. Lancet 369(9560): 499–511
Dauvilliers Y et al. (2003) CSF hypocretin-1 levels in narcolepsy, Kleine Levin syndrome, other hypersomnias and neurological conditions. J Neurol Neurosurg Psychiatry 74: 1667–1673
Davies S, Heyman I, Goodman R (2003) A population survey of mental health problems in children with epilepsy. Dev Med Child Neurol 45(5): 292–5
Davis GR (1984) Cognitive-behavioral treatment of depressed affect among epileptics: preliminary findings. Journal of Clinical Psychology 40: 930–935
Davis LL et al. (2008) Divalproex in the treatment of posttraumatic stress disorder: a randomized, double-blind, placebo-controlled trial in a veteran population. J Clin Psychopharmacol: 84–88
Davis SM et al. (2010) Epilepsy in children with attention-deficit/hyperactivity disorder. Pediatr Neurol 42(5): 325–30
Daygi S et al. (1992) Frontal lobe partial seizures and psychogenic seizures: comparison of clinical and ictal characteristics. Neurology 42(7): 1274–7
De la Fuente JM et al. (1998) Electroencephalographic abnormalities in borderline personality disorder. Psychiatry Res 77(2): 131–8
Delgado-Escueta AV et al. (1981) Special report. The nature of aggression during epileptic seizures. New England Journal of Medicine 305: 711–716

Dencker D, Husum H (2010) Antimanic efficacy of retigabine in a proposed mouse model of bipolar disorder. Behav Brain Res: 78–83
Deonna T, Roulet-Perez E (2010) Early-onset acquired epileptic aphasia (Landau-Kleffner syndrome, LKS) and regressive autistic disorders with epileptic EEG abnormalities: the continuing debate. Brain Dev 32(9): 746–52
Deutsch SI et al. (2009) Temporal lobe epilepsy confused with panic disorder: implications for treatment. Clin Neuropharmacol 32(3): 160–2
Deutsche Gesellschaft für Psychiatrie, Psychotherapie und Nervenheilkunde DGPPN (Hrsg.) (2005) S3 Praxisleitlinien in Psychiatrie und Psychotherapie. Band 1 – Behandlungsleitlinie Schizophrenie. Darmstadt: Steinkopff; http://www.uni-duesseldorf.de/AWMF/ll/
Deutsches Institut für Medizinische Dokumentation und Information (2012), www.dimdi.de/static/de/index.html
Devinsky O, Bear D (1984) Varieties of aggressive behavior in temporal lobe epilepsy. American Journal of Psychiatry 141: 651–656
Diener HC (Hrsg.) (2008) Leitlinien für Diagnostik und Therapie in der Neurologie. Clusterkopfschmerz und trigeminoautonome Kopfschmerzen. Herausgegeben von der Kommission »Leitlinien« der Deutschen Gesellschaft für Neurologie. 4., überarb. Aufl. Stuttgart: Thieme, 567–572; www.dgn.org/inhalte-a-z/459-leitlinien-der-dgn-cluster-kopfschmerz-und-trigeminoautonome-kopfschmerzen.html
Dinkelacker V et al. (2003) Aggressive behavior of epilepsy patients in the course of levetiracetam add-on therapy: report of 33 mild to severe cases. Epilepsy Behav 4: 537–547
Drevets WC, Savitz J, Trimble M (2008) The subgenual anterior cingulate cortex in mood disorders. CNS Spectr 13: 663–81
Duncan JS et al. (2006) Adult epilepsy. Lancet 367(9516): 1087–1100
Ebner A (2001) Das EEG bei Epilepsien. Ther Umsch 58(11): 635–40
Edwards JG (1985) Antidepressants and seizures:Epidemiological and clinical aspects. In: Trimble MR (Ed.) The psychopharmacology of epilepsy. Chichester: Wiley & Sons, 119–1139
Edwards JG, Glen-Bott M (1984) Does viloxazine have epileptogenic properties? J Neurol Neurosurg Psychiatry 47(9): 960–4
Eisenberg E et al. (2005) Lamotrigine for neuropathic pain. Expert Rev Neurother: 729–735
Engel J, Pedley T (2008) Epilepsy. A Comprehensive Textbook. Baltimore: Lippincott Williams and Wilkins
Engel J, Pedley T (2008) What is epilepsy? In: Engel J, Pedley T (eds.) Epilepsy. A comprehensive textbook. 2nd Ed. Baltimore: Lippincott Williams and Wilkins, 1–7
Engel J (2006) LIAE Classification of epilepsy syndromes. Epilepsy Research 70S: S5–S10
Englisch S et al. (2010) Augmentation with pregabalin in schizophrenia. J Clin Psychopharmacol: 437–440
Ettinger AB, Copeland LA, Zeber JE, Van Cott AC, Pugh MJ (2010) Are psychiatric disorders independent risk factors for new-onset epilepsy in older individuals? Epilepsy Behav 17(1): 70–4
Ettinger AB, Reed M, Cramer J; Epilepsy Impact Project Group (2004) Depression and cormorbidity in community-based patients with epilepsy or asthma. Neurology 63: 1008–1014
Ettinger AB, Reed, ML, Goldberg JF, Hirschfeld R (2005) Prevalence of bipolar symptoms in epilepsy versus other chronic health disorders. Neurology 65: 535–540
Evers S, May A, Fritsche G, Kropp P, Lampl C, Limmroth V, Malzacher V, Sandor S, Straube A, Diener HC (2008) Akuttherapie und Prophylaxe der Migräne – Leitlinie der Deutschen Migräne- und Kopfschmerzgesellschaft und der Deutschen Gesellschaft für Neurologie. Nervenheilkunde. 27(10): 933–949
Fan J et al. (2011) Involvement of the anterior cingulate and frontoinsular cortices in rapid processing of salient facial emotional information. Neuroimage 54: 2539–46
Farooq MU (2008) Therapeutic role of zonisamide in neuropsychiatric disorders. Mini Rev Med Chem 8(10): 968–75

Farooq MU et al. (2009) Levetiracetam for managing neurologic and psychiatric disorders. Am J Health Syst Pharm 66(6): 541–561
Fava M (2003) Psychopharmacologic treatment of pathologic aggression. [Review] [176 refs]. Psychiatric Clinics of North America 20: 427–451
Favale E, Audenino D, Cocito L, Albano C (2003) The anticonvulsant effect of citalopram as an indirect evidence of serotonergic impairment in human epileptogenesis. Seizure 2(5): 316–8
Favale E, Rubino V, Mainardi P, Lunardi G, Albano C (1995) Anticonvulsant effect of fluoxetine in humans. Neurology 45(10): 1926–7
Feddersen B et al. (2003) Aggressive confusional state as a clinical manifestation of status epilepticus in MELAS. Neurology 61: 1149–1150
Fenwick P (1989) The nature and management of aggression in epilepsy. Journal of Neuropsychiatry and Clinical Neurosciences 1:418–425
Fertig JB et al. (2012) A Double-Blind, Placebo-Controlled Trial Assessing the Efficacy of Levetiracetam Extended-Release in Very Heavy Drinking Alcohol-Dependent Patients. Alcohol Clin Exp Res 36(8): 1421–30
File SE, Wilks LJ (1990) Changes in seizure threshold and aggression during chronic treatment with three anticonvulsants and on drug withdrawal. Psychopharmacology (Berl) 100: 237–242
Fisher RS, van Emde Boas W, Blume W, Elger C, Genton P, Lee P, Engel J Jr (2005) Epileptic seizures and epilepsy. Definitions proposed by the international league against epilepsy (ILAE) and the bureau for epilepsy (IBE). Epilepsia 46: 470–472
Fisher RS, Schachter SC (2000) The Postictal State: A Neglected Entity in the Management of Epilepsy. Epilepsy Behav 1: 52–9
Flor-Henry P (1985) Psychiatric aspects of cerebral lateralisation. Psychiatr Ann 15: 429–434
Frith U, Happé F (1994) Autism: beyond »theory of mind«. Cognition 50(1–3): 115–32
Fujiwara J et al. (2009) Segregated and integrated coding of reward and punishment in the cingulate cortex. J Neurophysiol 101: 3284–93
Fukui PT et al. (2008) Trigger factors in migraine patients. Arq Neuropsiquiatr 66(3 a): 494–9
Galderisi S, Mucci A, Volpe U, Boutros N (2009) Evidence-based medicine and electrophysiology in schizophrenia. Clin EEG Neurosci 40: 62–77
Gallmetzer P et al. (2004) Postictal paresis in focal epilepsies-incidence, duration, and causes: a video-EEG monitoring study. Neurology 62: 2160–4
García-Peñas JJ (2011) Interictal epileptiform discharges and cognitive impairment in children. Rev Neurol 1 (52; Suppl 1): S43–52
Gastaut H, Collomb H (1954) Sexual behavior in psychomotor epileptics. Ann Med Psycho (Paris) 112: 657–696
Gaul C et al. (2011) Clusterkopfschmerz Klinisches Bild und therapeutische Optionen. Dtsch Ärztebl Int 180: 543–549
Gélisse P, Genton P, Samuelian JC, Thomas P, Bureau M (2001) Psychiatric disorders in juvenile myoclonic epilepsy. Rev Neurol (Paris) 157(3): 297–302
Geppetti P et al. (2005)CGRP and migraine: neurogenic inflammation revisited. J Headache Pain 6(2): 61–70
Geschwind DH, Levitt P (2007) Autism spectrum disorders: developmental disconnection syndromes. Curr Opin Neurobiol 17(1): 103–11
Ghaemi SN et al. (2008) Is adjunctive open-label zonisamide effective for bipolar disorder? J Affect Disord: 311–314
Gibbs FA (1951) Ictal and non-ictal psychiatric disorders in temporal lobe epilepsy. J Nerv Ment Dis 113: 522–528
Gill D et al. (2011) Valproic acid and sodium valproate for neuropathic pain and fibromyalgia in adults. Cochrane Database Syst Rev: CD009 183
Gilliam FG (2005) Diagnosis and treatment of mood disorders in persons with epilepsy. Curr Opin Neurol 18(2): 129–133
Gitlin M (2006) Treatment-resistant bipolar disorder Mol Psychiatry: 227–240
Goff DC (2009) Review: lamotrigine may be an effective treatment for clozapine resistant schizophrenia Evid Based Ment Health: 111

Goldberg-Stern TE et al. (2011) The prevalence of atypical presentations and comorbidities of benign childhood epilepsy with centrotemporal spikes. Epilepsia 52(8): 1483–8
Goldstein LH et al. (2010) Cognitive-behavioral therapy for psychogenic nonepileptic seizures: a pilot RCT. Neurology 74(24): 1986–94
Gong KR et al. (2010) Enhanced excitatory and reduced inhibitory synaptic transmission contribute to persistent pain-induced neuronal hyper-responsiveness in anterior cingulate cortex. Neuroscience 171: 1314–25
Greil W et al. (1997) Lithium versus carbamazepine in the maintenance treatment of bipolar disorders – a randomised study. J Affect Disord: 151–161
Griffith JL (1985) Treatment of episodic behavioral disorders with rapidly absorbed benzodiazepines. Journal of Nervous & Mental Disease 173: 312–315
Gronseth GS, Greenberg MK (1995) The utility of the electroencephalogram in the evaluation of patients presenting with headache: a review of the literature. Neurology 45(7): 1263–7
Gruber O et al. (2010) A neural system for evaluating the behavioural relevance of salient events outside the current focus of attention. Brain Res 1351: 212–21
Grunze HC (2010) Anticonvulsants in bipolar disorder. J Ment Health: 127–141
Gu X et al. (2010) Functional dissociation of the frontoinsular and anterior cingulate cortices in empathy for pain. J Neurosci 30: 3739–44
Gunn J (1977) Criminal behaviour and mental disorder. British Journal of Psychiatry 130: 317–329
Hahn MK et al. (2010) Topiramate augmentation in clozapine-treated patients with schizophrenia: clinical and metabolic effects. J Clin Psychopharmacol: 706–710
Halikas JA et al. (1997) A randomized double-blind study of carbamazepine in the treatment of cocaine abuse. Clin Pharmacol Ther: 89–105
Handal NM et al. (1995) Panic disorder and complex partial seizures. A truly complex relationship. Psychosomatics 35: 498–502
Hara H (2007) Autism and epilepsy: A retrospective follow-up study. Brain and Development 29(8): 486–490
Harden CL et al. (2003) The diagnostic significance of video-EEG monitoring findings on pseudoseizure patients differs between nurologists and psychiatrists. Epilepsia 44: 453–456
Hardoy MC et al. (2003) Gabapentin in antipsychotic-induced tardive dyskinesia: results of 1-year follow-up. J Affect Disord: 125–130
Harris CL, Dinn WM, Marcinkiewicz JA (2002) Partial seizure-like symptoms in borderline personality disorder. Epilepsy Behav 3(5): 433–438
Hauser WA et al. (1980) Mortality in patients with epilepsy. Epilepsia 21: 399–412
Headache Classification Committee of the International Headache Society (2004) The International Classification of Headache Disorders, 2 Ed. Cephalalgia 24:1–160
Heimer L, van Hoesen GW, Trimble M, Zahm DS (2008) Anatomy of Neuropsychiatry. The New Anatomy of the Basal Forebrain and Its Implications for Neuropsychiatric Illness. London: Academic Press
Hellwig S, Mamalis P, Schulze-Bonhage A, Tebartz van Elst L (2012) Psychiatric comorbidity in patients with pharmacoresistant focal epilepsy and psychiatric outcome after epilepsy surgery. Epilepsy Behav 23(3): 272–9
Hesdorffer DC et al. (2000) Major depression is a risk factor for seizures in older adults. Ann Neurol 47(2): 246–9
Hoffmann SO (2003) Neurosenlehre, Psychotherapeutische und Psychosomatische Medizin. Stuttgart: Schattauer
Holtmann M et al. (2003) Increased frequency of rolandic spikes in ADHD children. Epilepsia 44: 1241–4
Holzapfel S (1998) Behavioral psychophysiological intervention in a mentally retarded epileptic patient with brain lesion. Applied Psychophysiology & Biofeedback 23: 189–202
Hoppe C, Elger CE (2011) Depression in epilepsy: a critical review from a clinical perspective. Nat Rev Neurol 7(8): 462–72
Hosak L, Libiger J (2002) Antiepileptic drugs in schizophrenia: a review. Eur Psychiatry: 371–378

Hrdlicka M (2008) EEG abnormalities, epilepsy and regression in autism: a review. Neuro Endocrinol Lett 29(4): 405–9

Huband N et al. (2010) Antiepileptics for aggression and associated impulsivity. Cochrane Database Syst Rev: CD003 499

Huber G, Penin H (1968) Clinical-electroencephalographic correlation studies in schizophrenics [in German]. Fortschritte Neurol Psychiat 36: 641–59

Hufschmidt A, Lücking CH (Hrsg.) (2003) Neurologie Compact – Leitlinien für Klinik und Praxis. 3. Aufl. Stuttgart: Thieme

Hughes JR (1996) A review of the usefulness of the standard EEG in psychiatry. Clin Electroencephalogr 27(1): 35–9

Huppertz HJ et al. (2008) Voxel-based 3D MRI analysis helps to detect subtle forms of subcortical band heterotopia. Epilepsia 49: 772–85

ILAE (International League Against Epilepsy): Commission on Classification and Terminology of the International League Against Epilepsy (1981) Proposal for revised clinical and electroencephalographic classification of epileptic seizures. Epilepsia 22: 489–501

Iwata Y et al. (2012) Effects of zonisamide on tardive dyskinesia: A preliminary open-label trial. J Neurol Sci 315(1–2):137–40

Janz D (1998) Die Epilepsien. Spezielle Pathologie und Therapie. 2., unveränd. Aufl. Stuttgart: Thieme, 156

Janz D (1953) Aufwachepilepsie. Als Ausdruck einer der Nacht- oder Schlaf-Epilepsien gegenüber stehenden Verlaufsform epileptischer Erkrankungen. Arch Psychiatr Nervenkr 191: 73–98

Jones JE, Hermann BP, Barry JJ, Gilliam FG, Kanner AM, Meador KJ (2003) Rates and risk factors for suicide, suicidal ideation, and suicide attempts in chronic epilepsy. Epilepsy Behav 4 (Suppl 3): S31–S38

Kahlbaum K (1863) Die Gruppierung der psychischen Krankheiten und die Einteilung der Seelenstörungen, Danzig

Kanemoto K (1999) Violence and epilepsy: a close relation between violence and postictal psychosis. Epilepsia 40: 107–109

Kanemoto K (1996) Postictal psychosis: a comparison with acute interictal and chronic psychoses. Epilepsia 37: 551–556

Kanemoto K, Tadokoro Y, Oshima T (2010) Violence and postictal psychosis: a comparison of postictal psychosis, interictal psychosis, and postictal confusion. Epilepsy Behav 19(2): 162–6

Kanner AM (2004) Recognition of the various expressions of anxiety, psychosis, and aggression in epilepsy. Epilepsia 45(Suppl 2): 22–27

Kanner AM (2003) Depression in epilepsy: prevalence, clinical semiology, pathogenic mechanisms, and treatment. Biol Psychiatry 54(3): 388–398

Kanner AM (2000) Psychosis of epilepsy. A neurologist's perspective. Epilepsy Behav 1: 279–87

Kanner AM (2000) Commentary: The treatment of seizure disorders and EEG abnormalities in children with autistic spectrum disorders: Are we getting ahead of ourselves? J Autism Dev Disorders 30: 491–495

Kanner AM, Blumer D (2008) Affective Disorders. In: J Engel Jr, T Pedley (eds.) Epilepsy. A Comprehensive Textbook. Chapter 205. Philadelphia: Lippincott Williams & Wilkins, 2123–2138

Kanner AM et al. (2008) Psychogenic nonepileptic seizures and epilepsy. In: Engel J, Pedley TA (Eds.) Epilepsy. A Comprehensive Textbook. Chapter 282. Baltimore: Lippincott Williams & Wilkins, 2795–2810

Kanner AM, Parra J, Frey M, Stebbin G, Pierre Louis SCJ, Iriate J (1999) Psychiatric and neurological predictor of psychogenic pseudoseizure outcome. Neurology 53: 933–938

Kanner AM, Soto A, Gross-Kanner H (2004) Prevalence and characteristics of postictal symptoms in partial epilepsy. Neurology 62: 708–713

Kanske P, Kotz SA (2011) Emotion triggers executive attention: Anterior cingulate cortex and amygdala responses to emotional words in a conflict task. Hum Brain Mapp 32(2): 198–208

Kaufmann R et al. (2009) Attention-deficit disorders and epilepsy in childhood: incidence, causative relations and treatment possibilities. J Child Neurol 24(6): 727–33
Kawatani M et al. (2012) Focal EEG abnormalities might reflect neuropathological characteristics of pervasive developmental disorder and attention-deficit/hyperactivity disorder. Brain Dev 34(9): 723–30
Keck PE Jr, McElroy SL (2002) Clinical pharmacodynamics and pharmacokinetics of antimanic and mood-stabilizing medications. J Clin Psychiatry: 3–11
Keck PE Jr, McElroy SL, Friedman LM (1992) Valproate and carbamazepine in the treatment of panic and posttraumatic stress disorders, withdrawal states, and behavioral dyscontrol syndromes. J Clin Psychopharmacol: 36S–41S
Kelman L (2006) The postdrome of the acute migraine attack. Cephalalgia 26(2): 214–20
Kelman L (2004) The premonitory symptoms (prodrome): a tertiary care study of 893 migraineurs. Headache 44(9): 865–72
Kessler RD, Chiu WT, Jin R, Ruscio AM, Shear K, Walters EE (2006) The epidemiology of panic attacks, panic disorder, and agoraphobia in the National Comorbidity Survey Replication. Arch Gen Psychiatry 63(4): 415–424
Kessler RC, Coccaro EF, Fava M, Jaeger S, Jin R, Walters E (2006) The prevalence and correlates of DSM-IV intermittent explosive disorder in the National Comorbidity Survey Replication. Arch Gen Psychiatry 63: 669–678
Kim HL et al. Absence of seizures despite high prevalence of epileptiform EEG abnormalities in children with autism monitored in a tertiary care center. Epilepsia 2006 47(2): 394–8
Kim YS, Leventhal BL, Koh YJ, Fombonne E, Laska E, Lim EC, Cheon KA, Kim SJ, Kim YK, Lee H, Song DH, Grinker RR (2011) Prevalence of Autism Spectrum Disorders in a Total Population Sample. Am J Psychiatry 168(9): 904–12
Kinrys G, Vasconcelos e Sa D, Nery F (2007) Adjunctive zonisamide for treatment refractory anxiety. Int J Clin Pract 61: 1050–1053
Kinrys G, Worthington JJ, Wygant L, Nery F, Reese H, Pollack MH (2007) Levetiracetam as adjunctive therapy for refractory anxiety disorders. J Clin Psychiatry: 1010–1013
Kinrys G, Wygant LE, Pardo TB, Melo M (2006) Levetiracetam for treatment-refractory posttraumatic stress disorder J Clin Psychiatry: 211–214
Kligman D, Goldberg DA (1975) Temporal lobe epilepsy and aggression. Journal of Nervous & Mental Disease 160: 324–341
Koch MW, Polman SK (2009) Oxcarbazepine versus carbamazepine monotherapy for partial onset seizures. Cochrane Database Syst Rev: CD006 453
Koch-Stoecker S (2002) Personality disorders as predictors of severe postsurgical psychiatric complications in epilepsy patients undergoing temporal lobe resections. Epilepsy Behav 3 (6): 526–531
Kössler M, Scheidt CE, Hoffmann SO (1997) Konversionsstörungen. Stuttgart: Schattauer
Kraepelin E (1913) Psychiatrie. 8. Ed. Leipzig: Johann Ambrosius Barth
Krauss G et al. (2012) Lacosamide for the treatment of epilepsy Ann Med 44(7): 674–9
Krishnamoorthy E, Trimble MR (1998) Mechanisms of forced normalization. In: Trimble MR, Schmitz B (eds.) Forced normalization and alternative psychosis of epilepsy. Petersfield: Wrightson Biomedical Publishing, 193–207
Krishnamoorthy ES, Trimble MR, Blumer D (2007) The classification of neuropsychiatric disorders in epilepsy: a proposal by the ILAE Commission on Psychobiology of Epilepsy. Epilepsy Behav 10(3): 349–53
Kruger S et al. (2008) Levetiracetam as monotherapy or add-on to valproate in the treatment of acute mania-a randomized open-label study Psychopharmacology (Berl): 297–299
LaFrance WC et al. (2009) Cognitive behavioral therapy for psychogenic nonepileptic seizures. Epilepsy Behav 14(4): 591–6
LaFrance WC et al. (2008) Psychogenic nonepileptic seizures and epilepsy. In: Engel J, Pedley TA (eds.) Epilepsy. A Comprehensive Textbook. Chapter 207. Baltimore: Lippincott Williams & Wilkins, 2155–2161
Lambert MV (1990) Depression in epilepsy: etiology, phenomenology, and treatment. Epilepsia 40(Suppl 10): S21–S47

Lampe H, Bigalke H (1990) Carbamazepine blocks NMDA-activated currents in cultured spinal cord neurons. Neuroreport 1(1):26–8

Lancman ME (1999) Psychosis and peri-ictal confusional states. Neurology 53: S33–S38

Lancman ME et al. (1993) Psychogenic seizures in adults: a longitudinal analysis. Seizure 2: 281–286

Landolt H (1963) On various correlations between the electro-encephalogram and normal and pathological psychic processes. Schweiz Med Wochenschr 93: 107–10 (Über einige Korrelationen zwischen Elektroenzephalogramm und normalen und pathologischen psychischen Vorgängen)

Landolt H (1953) Some clinical electroencephalographical correlations in epileptic psychoses (twillight states). Electroencephalograph Clin Neurophysiol 5: 121

Laporte N et al. (2002) Cognitive epilepsy: ADHD related to focal EEG discharges. Pediatr Neurol 27(4): 307–11

Lauritzen M (1994) Pathophysiology of the migraine aura. The spreading depression theory. Brain 117 (1): 199–210

Lauritzen M, Dreier JP, Fabricius M, Hartings JA, Graf R, Strong AJ (2011) J Clinical relevance of cortical spreading depression in neurological disorders: migraine, malignant stroke, subarachnoid and intracranial hemorrhage, and traumatic brain injury. Cereb Blood Flow Metab 31(1): 17–35

Leicester J (1982) Temper tantrums, epilepsy and episodic dyscontrol. British Journal of Psychiatry 141: 262–266

Leitlinien der Deutschen Gesellschaft für Neurologie (2008) 4., überarb. Aufl. Stuttgart: Thieme, 654 ff; http://www.awmf.org/uploads/tx_szleitlinien/030–083_S1_Amnesie__transiente_globale____amnestische_Episode__10–2008_10–2013.pdf

Leitlinien für Diagnostik und Therapie in der Neurologie (2008) 4., überarb. Aufl. Stuttgart: Thieme, 654 ff; http://www.awmf.org/uploads/tx_szleitlinien/030–056_S1_Narkolepsie_10–2008_10–2013.pdf

Leitlinien für Diagnostik und Therapie in der Neurologie (2008) 4., überarb. Aufl. Stuttgart: Thieme, 654 ff; http://www.awmf.org/uploads/tx_szleitlinien/030–079_S1_Status_epilepticus_im_Erwachsenenalter_10–2008_10–2013_..pdf

Lemke S, Lemke C (1993) Über die psychische Krankheit Vincent van Goghs. Nervenarzt 64 (9): 594–8

Leucht S et al. (2007) Carbamazepine for schizophrenia. Cochrane Database Syst Rev 18(3): CD001 258

Levy AB et al. (1988) EEG evidence of epileptiform paroxysms in rapid cycling bipolar patients. J Clin Psychiatry 49: 232–234

Levy SE et al. (2009) Autism. Lancet 374(9701): 1627–1638

Lewine JD et al. (1999) Magnetoencephalographic patterns of epileptiform activity in children with regressive autism spectrum disorders. Pediatrics. 104(3 Pt 1): 405–18

Li L et al. (2009) Spatio-temporal dynamics of visual selective attention identified by a common spatial pattern decomposition method. Brain Res 1282:84–94

Lieb K et al. (2010) Pharmacotherapy for borderline personality disorder: Cochrane systematic review of randomised trials. Br J Psychiatry 196(1): 4–12

Lim J, Ko YH, Joe SH, Han C, Lee MS, Yang J (2011) Zonisamide produces weight loss in psychotropic drug-treated psychiatric outpatients. Prog Neuropsychopharmacol Biol Psychiatry 35: 1918–1921

Loscher W (1999) Valproate: a reappraisal of its pharmacodynamic properties and mechanisms of action. Prog Neurobiol 58(1): 31–59

Luciano D et al. (1992) Stress as a seizure precipitant and its relationsship to ictal focus. Epilepsia 33 (Suppl3): 130

Matsuo H et al. (1999) Familial Paroxysmal Dystonic Choreoathetosis. Clinical Findings in a Large Japanese Family and Genetic Linkage to 2 q. Arch Neurol 56: 721–726

May A et al. (2005) Therapie und Prophylaxe von Cluster-Kopfschmerzen und anderen trigemino-autonomen Kopf schmerzen. Überarbeitete Empfehlungen der Deutschen Migräne- und Kopfschmerzgesellschaft. Schmerz 19: 225–241

McElroy SL, Guerdjikova AI, Martens B, Keck PE Jr, Pope HG, Hudson JI (2009) Role of antiepileptic drugs in the management of eating disorders. CNS Drugs 23(2): 139–56
Mease PJ, Dundon K, Sarzi-Puttini P (2011) Pharmacotherapy of fibromyalgia. Best Pract Res Clin Rheumatol 25(2): 285–97
Meador K et al. (2011) Cognitive effects of carisbamate in randomized, placebo-controlled, healthy-volunteer, multidose studies. Epilepsy Behav 22(2): 324–30
Meduna LJ (1937) Die Konvulsionstherapie der Schizophrenie. Halle: Carl Marhold
Mega MS, Cummmings JL (1994) Frontal-subcortical circuits and neuropsychiatric disorders. J Neuropsychiatry 6: 358–370
Mellers JD et al. (2003) A neuropsychological comparison of schizophrenia and schizophrenia-like psychosis of epilepsy. Psycholog Med 30: 225–235
Mendez MF et al. (1993) Relationship of seizure variables to personality disorders in epilepsy. J Neuropsychiatry Clin Neurosci 5(3): 283–6
Mentzos S (1992) Neurotische Konfliktverarbeitung. Einführung in die psychoanalytische Neurosenlehre unter Berücksichtigung neuerer Perspektiven. Frankfurt: Fischer
Meyer A (2004) Anfallssteigernde Wirkung von Medikamenten. Nervenheilkunde 23: 210–213
Miller JW et al. (1987) Transient global amnesia: Clinical characteristics and prognosis. Neurology 37: 733
Millichap JG, Millichap JJ, Stack CV (2011) Utility of the electroencephalogram in attention deficit hyperactivity disorder. Clin EEG Neurosci 42(3): 180–4
Minzenberg MJ, Fan J, New AS, Tang CY, Siever LJ (2008) Frontolimbic structural changes in borderline personality disorder. J Psychiatr Res 42: 727–33
Minzenberg MJ, Fan J, New AS, Tang CY, Siever LJ (2007) Fronto-limbic dysfunction in response to facial emotion in borderline personality disorder: an event-related fMRI study. Psychiatry Res 155(3): 231–43
Mitchell JM, Grossman LE, Coker AR, Messing RO (2012) The anticonvulsant levetiracetam potentiates alcohol consumption in non-treatment seeking alcohol abusers. J Clin Psychopharmacol 32(2): 269–72
Monroe RR (1975) Anticonvulsants in the treatment of aggression. J Nerv Ment Dis 160: 119–126
Monte CP et al. (2007) Sudden unexpected death in epilepsy patients: Risk factors A systematic review. Seizure 16(1): 1–7
Montgomery SA. Antidepressants and seizures: emphasis on newer agents and clinical implications. Int J Clin Pract 2005 59(12): 1435–1440
Morel BA (1860) D'une forme de delire, suite d'une surexcitation nerveuse se rattachant a une variete non encore decrite d'epilepsie: l'epilepsie larvee. Gazette Hebdomadaire de Medicine et de Chirurgie 7: 773–775, 819–821, 836–841 zitiert nach Blumer (2002) The illness of Vincent van Gogh. Am J Psychiatry 159: 519–525
Morturi S, Ivanenko A (2009) Complex Diagnostic and Treatment Issues in Psychotic Symptoms Associated with Narcolepsy. Psychiatry (Edgemont) 6(6): 38–44
Moschetta S et al. (2011) Personality traits in patients with juvenile myoclonic epilepsy. Epilepsy Behav 21: 473–477
Motomura E et al. (2002) Late-onset depression: can EEG abnormalities help in clinical subtyping? J Affect Disord 68(1): 73–9
Mount LA, Reback S (1940) Familial paroxysmal choreoathetosis: preliminary report on a hitherto undescribed clinical syndrome. Arch Neurol Psychiat 44: 841–847
Mula M, Schmitz B, Jauch R, Cavanna A, Cantello R, Monaco F, Trimble MR (2008) On the prevalence of bipolar disorder in epilepsy. Epilepsy Behav 13(4): 658–61
Mula M, Trimble MR (2003) The importance of being seizure free: topiramate and psychopathology in epilepsy. Epilepsy Behav 4: 430–434
Müller CA, Schäfer M, Banas R, Heimann HM, Volkmar K, Förg A, Heinz A, Hein J (2011) A combination of levetiracetam and tiapride for outpatient alcohol detoxification: a case series. J Addict Med: 5(2): 153–156

Münchau A, Valente EM, Shahidi GA, Eunson LH, Hanna MG, Quinn NP, Schapira AH, Wood NW, Bhatia KP (2000) A new family with paroxysmal exercise induced dystonia and migraine: a clinical and genetic study. J. Neurol. Neurosurg Psychiatr 68: 609–14

Münchau A, Langosch JM, Gerschlager W, Rothwell JC, Orth M, Trimble MR (2005) Mirtazapine increases cortical excitability in healthy controls and epilepsy patients with major depression. J Neurol Neurosurg Psychiatry 76(4): 527–533

Muralidharan A, Bhagwagar Z (2006) Potential of levetiracetam in mood disorders: a preliminary review. CNS Drugs 20(12): 969–979

Murata M (2010) Zonisamide: a new drug for Parkinson's disease. Drugs Today (Barc) 46(4): 251–8

Nass R, Devinsky O (1999) Autistic regression with rolandic spikes. Neuropsychiatry, Neuropsychology and Behav Neurology 12: 193–197

Nass R, Gross A, Devinsky O (1998) Autism and autistic epileptiform regression with occipital spikes. Dev Med Child Neurology 40: 453–458

Nass R, Gross A, Wisoff J, Devinsky O (1999) Outcome of multiple subpial transections for autistic epileptiform regression. Pediatr Neurol 21(1): 464–70

Nežádal T et al. (2011) Psychogenic non-epileptic seizures: our video-EEG experience. Neurol Res 33(7): 694–700

Nickel C, Lahmann C, Tritt K, Muehlbacher M, Kaplan P, Kettler C, Krawczyk J, Loew TH, Rother WK, Nickel MK (2005) Topiramate in treatment of depressive and anger symptoms in female depressive patients: a randomized, double-blind, placebo-controlled study. J Affect Disord 87(2–3): 243–252

Niedtfeld I et al. (2010) Affect regulation and pain in borderline personality disorder: a possible link to the understanding of self-injury. Biol Psychiatry 68: 383–91

Nielsen H, Kristensen O (1981) Personality correlates of sphenoidal EEG foci in temporal lobe epilepsy. Acta neurol Scan 64: 289–300

Noachtar S, Remi J (2012) Klassifikation epileptischer Amfälle und Syndrome. Nervenarzt 83: 156–161

Obermann M, Katsarava Z (2008) Epidemiology of unilateral headaches. Expert Rev Neurother 8(9): 1313–20

Oslejskova H et al. (2008) Complicated relationship between autism with regression an depilepsy. Neuroendocrinology Letters 29: 558–570

Oulis P, Florakis AA, Tzanoulinos G, Papadimitriou GN (2009) Adjunctive pregabalin to quetiapine in acute mania. Clin Neuropharmacol 32(3): 174

Oulis P, Konstantakopoulos G (2010) Pregabalin in the treatment of alcohol and benzodiazepines dependence. CNS Neurosci Ther 16(1):45–50

Pae CU, Marks DM, Han C, Masand PS, Patkar AA (2009) Pregabalin augmentation of antidepressants in patients with accident-related posttraumatic stress disorder: an open label pilot study. Int Clin Psychopharmacol 24(1): 29–33

Paparrigopoulos T et al. (2010) An open pilot study of tiagabine in alcohol dependence: tolerability and clinical effects. J Psychopharmacol: 1375–1380

Paradiso S et al. (2001) Impact of depressed mood on neuropsychological status in temporal lobe epilepsy. J Neurol Neurosurg Psychiat 70: 180–185

Parisi P et al. (2010) Attention deficit hyperactivity disorder in children with epilepsy. Brain 32 (1): 10–6

Pasini A (1996) The anticonvulsant action of fluoxetine in substantia nigra is dependent upon endogenous serotonin. Brain Research 724: 84–88

Peguero E et al. (1995) Self-injury and incontinence in psychogenic seizures. Epilepsia 36(6): 586–91

Perugi G et al. (2010) Adjunctive valproate in panic disorder patients with comorbid bipolar disorder or otherwise resistant to standard antidepressants: a 3-year »open« follow-up study. Eur Arch Psychiatry Clin Neurosci: 553–560

Petros Mamalis (2008) Zur Prävalenz psychopathologischer Auffälligkeiten bei Patienten mit pharmakorefraktären fokalen Epilepsien und zum psychiatrischen Outcome nach epilepsiechirurgischen Interventionen. Dissertation. Universität Freiburg

Pizzolato R, Villani V, Prosperini L, Ciuffoli A, Sette G (2011) Efficacy and tolerability of pregabalin as preventive treatment for migraine: a 3-month follow-up study. J Headache Pain 12(5): 521–525

Pollack MH, Tiller J, Xie F, Trivedi MH (2008) Tiagabine in adult patients with generalized anxiety disorder: results from 3 randomized, double-blind, placebo-controlled, parallel-group studies. J Clin Psychopharmacol: 308–316

Porooshani H et al. (2004) Speed of progression of migrainous visual aura measured by sequential field assessment. Neuro-Ophthalmology 28(2), 101–105

Posner MI, Rothbart MK (2009) Toward a physical basis of attention and self regulation. Phys Life Rev 6: 103–20

Premkumar TS, Pick J (2006) Lamotrigine for schizophrenia. Cochrane Database Syst Rev: CD005 962

Quinette P et al. (2006) What does transient global amnesia really mean? Review of the literature and thorough study of 142 cases. Brain 129: 1640–1658

Ramasubbu R (2003) Lamotrigine treatment for post-stroke pathological laughing and crying. Clin Neuropharmacol 26(5): 233–235

Rapin I (1995) Autistic regression and desintegrative disorder: How important is the role of epilepsy? Seminars in Pediatric Neurology 24: 278–285

Rapport MD (1983) Carbamazepine and behavior therapy for aggressive behavior. Treatment of a mentally retarded, postencephalitic adolescent with seizure disorder. Behavior Modification 7: 255–265

Resnick T et al. (2011) Rufinamide from clinical trials to clinical practice in the United States and Europe. Epileptic Disord 13 Suppl 1: S27–43

Reuber M, Elger CE (2003) Psychogenic non-epileptic seizures: review and update. Epilepsy Behav 4(3): 205–216

Reuber M, Pukrop R, Bauer J, Derfuss R, Elger CE (2004) Multidimensional assessment of personality in patients with psychogenic non-epileptic seizures. J Neurol Neurosurg Psychiatry 75(5): 743–8

Reuber M, Pukrop R, Bauer J, Helmstaedter C, Tessendorf N, Elger CE (2003) Outcome in psychogenic nonepileptic seizures: 1 to 10-year follow-up in 164 patients. Ann Neurol 53 (3): 305–11

Reuber M, Qurishi A, Bauer J, Helmstaedter C, Fernandez G, Widman G, Elger CE (2003) Are there physical risk factors for psychogenic non-epileptic seizures in patients with epilepsy? Seizure 12(8): 561–7

Ricca V, Castellini G, Lo Sauro C, Rotella CM, Faravelli C (2009) Zonisamide Combined with Cognitive Behavioral Therapy in Binge Eating Disorder: A One-year Follow-up Study. Psychiatry (Edgmont) 6(11): 23–28

Riemann D (1992) Die Parasomnien. In: M. Berger (Hrsg.) Handbuch des normalen und gestörten Schlafs. Berlin: Springer

Rogers MA et al. (2004) Executive and prefrontal dysfunction in unipolar depression: a review of neuropsychological and imaging evidence. Neurosci Res 50: 1–11

Rotter JB (1966) Generalized expectancies of internal versus external control of reinforcements. Psychological Monographs 80(609)

Rothrock JF (2008) »Outside-in« vs »inside-out«: revisiting migraine's vascular hypothesis. Headache 48(9): 1409–10

Roy-Byrne PP et al. (2006) Panic disorder. The Lancet 368(9540): 1023–1032

Rubio G et al. (2010) Zonisamide versus diazepam in the treatment of alcohol withdrawal syndrome. Pharmacopsychiatry 43: 257–262

Rüsch N, Boeker M, Büchert M, Glauche V, Bohrmann C, Ebert D, Lieb K, Hennig J, Tebartz Van Elst L (2010) Neurochemical alterations in women with borderline personality disorder and comorbid attention-deficit hyperactivity disorder. World J Biol Psychiatry 11 (2): 372–81

Rüsch N, Bracht T, Kreher BW, Schnell S, Glauche V, Il'yasov KA, Ebert D, Lieb K, Hennig J, Saur D, Tebartz van Elst L (2010) Reduced interhemispheric structural connectivity between anterior cingulate cortices in borderline personality disorder. Psychiatry Res 181 (2): 151–4

Rüsch N, Luders E, Lieb K, Zahn R, Ebert D, Thompson PM, Toga AW, Tebartz van Elst L (2007) Corpus callosum abnormalities in women with borderline personality disorder and comorbid attention-deficit hyperactivity disorder. J Psychiatry Neurosci 32(6): 417–22
Russell MB (2004) Epidemiology and genetics of cluster headache. Lancet Neurol 3(5): 279–83
Sander K, Sander D (2005) New insights into transient global amnesia: recent imaging and clinical findings. Lancet Neurology 4: 437–444
Saricicek A et al. (2011) Levetiracetam in the management of bipolar depression: a randomized, double-blind, placebo-controlled trial. J Clin Psychiatry: 744–750
Savitz JB, Drevets WC (2009) Imaging phenotypes of major depressive disorder: genetic correlates. Neuroscience 164: 300–30
Schlemper M (1993) Kritische Untersuchung zur Diagnosestellung und Sicherung von Konversionsstörungen. Medizinische Dissertation Freiburg
Schmidtke K et al. (1999) Transiente globale Amnesie Klinik und Pathophysiologie. Deutsches Ärzteblatt 96: 2602–2606
Schmitz EB, Robertson MM, Trimble MR (1999) Depression and schizophrenia in epilepsy: social and biological risk factors. Epilepsy Res 35(1): 59–68
Schmitz B, Wolf P (1991) Psychosis in epilepsy. In: Devinsky O, Theodore WH (eds.) Epilepsy and behavior. New York: Wiley-Liss, 97–128
Schmitz B, Trimble MR (2005) Psychiatrische Epileptologie. Stuttgart: Thieme
Schulze-Bonhage A, Tebartz van Elst L (2010) Postictal psychosis: evidence for extrafocal functional precursors. Epilepsy & Behavior 18(3): 308–12
Shelley BP, Trimble MR, Boutros NN (2008) Electroencephalographic cerebral dysrhythmic abnormalities in the trinity of nonepileptic general population, neuropsychiatric, and neurobehavioral disorders. J Neuropsychiatry Clin Neurosci 20(1): 7–22
Sheth RD (1994) Aggression in children treated with clobazam for epilepsy. Clinical Neuropharmacology 17: 332–337
Shih JJ et al. Directed aggressive behavior in frontal lobe epilepsy: a video-EEG and ictal spect case study. Neurology 2009 24 73:1804
Shinn AK, Greenfield SF (2010) Topiramate in the treatment of substance-related disorders: a critical review of the literature. J Clin Psychiatry: 634–648
Shorvon S (1994) The status epilepticus. Camebridge: Cambridge University Press
Showraki M (2007) Pregabalin in the treatment of depression. J Psychopharmacol: 883–884
Shyti R et al. Migraine genes and the relation to gender. Headache. 2011 Jun;51(6): 880–90
Sigurdadottir KR, Olafsson E. Incidence of psychogenic seizures in adults: a population based study in Iceland. Epilepsia 1998 39:749–752
Silberstein, S. D. Divalproex sodium in headache: literature review and clinical guidelines Headache 1996:547–555
Silva RR et al. (1996) Carbamazepine use in children and adolescents with features of attention-deficit hyperactivity disorder: a meta-analysis. J Am Acad Child Adolesc Psychiatry 35(3): 352–358
Sjaastad O, Bakketeig LS (2003) Cluster headache prevalence. Vaga study of headache epidemiology. Cephalalgia 23(7): 528–533
Slater E, Beard AW (1963) The schizophrenia like psychosis of epilepsy. Br J Psychiatry 109: 95–150
Smith LA et al. (2010)Valproate for the treatment of acute bipolar depression: systematic review and meta-analysis. J Affect Disord: 1–9
Sotty F et al. (2009) Antipsychotic-like effect of retigabine [N-(2-Amino-4-(fluorobenzylamino)-phenyl)carbamic acid ester], a KCNQ potassium channel opener, via modulation of mesolimbic dopaminergic neurotransmission. J Pharmacol Exp Ther 328(3): 951–962
Spacey S, Adams P (2005) Familial Paroxysmal Nonkinesigenic Dyskinesia. www.ncbi.nlm.nih.gov/books/NBK1221/
Spence SJ, Schneider MT (2009) The role of epilepsy and epileptiform EEGs in autism spectrum disorders. Pediatr Res 65(6): 599–606
Sperling MR (2001) Sudden Unexplained Death in Epilepsy. Epilepsy Curr 1(1): 21–23.

Spiegelhalder K et al. (2009) Cerebral correlates of heart rate variations during a spontaneous panic attack in the fMRI scanner. Neurocase 15: 527–34

Stanford MS, Anderson NE, Lake SL, Baldridge RM (2009) Pharmacologic treatment of impulsive aggression with antiepileptic drugs. Curr Treat Options Neurol 11(5): 383–390

Stanford MS, Helfritz LE, Conklin SM, Villemarette-Pittman NR, Greve KW, Adams D, Houston RJ (2005) A comparison of anticonvulsants in the treatment of impulsive aggression. Exp Clin Psychopharmacol 13(1): 72–77

Stefanatos G (2011) Changing perspectives on Landau-Kleffner syndrome. Clin Neuropsychol 25(6): 963–88

Stein MB, Ravindran LN, Simon NM, Liebowitz MR, Khan A, Brawman-Mintzer O, Lydiard RB, Pollack MH (2010) Levetiracetam in generalized social anxiety disorder: a double-blind, randomized controlled trial. J Clin Psychiatry 71(5):627–631

Stephen L, Brodie M (2011) Pharmacotherapy of epilepsy: newly approved and developmental agents. CNS Drugs 25(2): 89–107

Sternbach H (1991) The serotonin syndrome. Am J Psychiatry 148(6): 705–713

Stevens JR (1999) Epilepsy, schizophrenia, and the extended amygdala. Ann N Y Acad Sci 877: 548–61

Stevens JR (1995) Clozapine: the Yin and Yang of seizures and psychosis. Biol Psychiatry 37: 425–6

Stevens JR (1988) Epilepsy, psychosis and schizophrenia. Schizophr Res 1:79–89

Strik WK (1997) Die Persönlichkeit Vincent van Goghs vor seiner psychischen Erkrankung. Schweizer Archiv für Neurologie und Psychiatrie 148: 239–246

Stuppaeck CH, Pycha R, Miller C, Whitworth AB, Oberbauer H, Fleischhacker WW (1992) Carbamazepine versus oxazepam in the treatment of alcohol withdrawal: a double-blind study. Alcohol Alcohol 27(2): 153–158

Sumer MM et al. (2007) Frontal lobe epilepsy presented as ictal aggression. Neurol Sci 28: 48–51

Suzuki T, Uchida H, Takeuchi H, Nakajima S, Nomura K, Tanabe A, Yagi G, Watanabe K, Kashima H. (2009) Augmentation of atypical antipsychotics with valproic acid. An open-label study for most difficult patients with schizophrenia. Hum Psychopharmacol 24(8): 628–638

Swann AC, Bowden CL, Morris D, Calabrese JR, Petty F, Small J, Dilsaver SC, Davis JM (1997) Depression during mania. Treatment response to lithium or divalproex. Arch Gen Psychiatry 54(1): 37–42

Tariot PN, Loy R, Ryan JM, Porsteinsson A, Ismail S (2002) Mood stabilizers in Alzheimer's disease: symptomatic and neuroprotective rationales. Adv Drug Deliv Rev 54(2): 1567–1577

Taylor DC, Lochery M (1887) Temporal lobe epilepsy: orign, and significance of simple and complex auras. JNNP 50: 673–681

Tebartz van Elst L (Hrsg.) (2013) Das Asperger Syndrom im Erwachsenenalter und andere hochfunktionale Autismus-Spektrum-Störungen. Berlin: Medizinisch-wissenschaftliche Verlagsgesellschaft

Tebartz van Elst L (2011) Intermittent Explosive Disorder und andere aggressive Verhaltenspathologien; Wenn Aggression außer Kontrolle gerät. Info Neurologie & Psychiatrie 13: 28–37

Tebartz van Elst L (2007) Psychische Störungen bei Epilepsie. Info Neurologie & Psychiatrie 9 (3): 42–49

Tebartz van Elst L (2007) Alles so schön bunt hier. DIE ZEIT 34

Tebartz van Elst L (2002) Aggression and epilepsy. In: Trimble M, Schmitz B (eds.) The Neuropsychiatry of Epilepsy. Camebridge: Camebridge University Press, 81–106

Tebartz Van Elst L, Baeumer D, Lemieux L, Woermann FG, Koepp M, Krishnamoorthy S, Thompson PJ, Ebert D, Trimble MR (2002) Amygdala pathology in psychosis of epilepsy: A magnetic resonance imaging study in patients with temporal lobe epilepsy. Brain 125:140–149

Tebartz van Elst L, Baker G, Kerr M (2009) The psychosocial impact of epilepsy in older people. Epilepsy Behav 15 (Suppl 1): S17–19

Tebartz van Elst L, Ebert D, Hesslinger B (2007) Amygdala volume status might reflect dominant mode of emotional information processing. Arch Gen Psychiatry 2007 64 (2):251–2

Tebartz van Elst L, Groffmann M, Ebert D, Schulze-Bonhage A (2009) Amygdala volume loss in patients with dysphoric disorder of epilepsy. Epilepsy & Behav 16(1):105–112

Tebartz van Elst L, Hesslinger B, Thiel T, Geiger E, Haegele K, Lemieux L, Lieb K, Bohus M, Hennig J, Ebert D (2003) Frontolimbic brain abnormalities in patients with borderline personality disorder: a volumetric magnetic resonance imaging study. Biological Psychiatry 54(2): 163–71

Tebartz van Elst L, Krishnamoorthy ES, Schulze-Bonhage A, Altenmüller DM, Richter H, Ebert D, Feige B (2011) Local area network inhibition: A model of a potentially important paraepileptic pathomechanism in neuropsychiatric disorders. Epilepsy & Behavior 22: 231–239

Tebartz van Elst L. Lemieux L, Thompson PJ, Trimble MR (2000) Affective aggression in patients with temporal lobe epilepsy: a quantitative MRI study of the amygdala. Brain 123:234–243

Tebartz van Elst L, Ludaescher P, Thiel T, Büchert M, Hesslinger B, Bohus M, Rüsch N, Hennig J, Ebert D, Lieb K (2007) Disturbed energy metabolism is associated with amygdala volume loss n patients with Borderline Personality disorder. Evidence from a combined morphometric and spectroscopic MRI study. Neurosciene Letters 24(417): 36–41

Tebartz van Elst L, Schulze-Bonhage A, Altenmüller D, Ebert D (2011) Generalised spike-and-slow-wave complexes without seizures in schizophrenia. Br J Psychiatry 199(3): 253–4

Tebartz van Elst L, Trimble M (2008) Disorders of Impulse Control. In: Engel J, Pedley TA (eds.) Epilepsy. A Comprehensive Textbook. Chapter 2012. 2nd Ed. Vol. 3, 2203–2207

Tebartz van Elst L, Trimble MR (2004) Depression but not seizure frequency predicts quality of life in treatment-resistant epilepsy. Neurology 63(5): 942–943

Tebartz van Elst L, Trimble MR, Ebert D (2001) Dual brain pathology in patients with affective aggression (letter). Archives of General Psychiatry 58:1187–1188

Tebartz van Elst L, Woermann FG, Lemieux L, Trimble MR (1999) Amygdala Enlargement in Patients with Temporal Lobe Epilepsy and Dysthymia – A Quantitative MRI Study. Biological Psychiatry 46:1614–1623

Tellenbach H (1965) Epilepsie als Anfallsleiden und als Psychose. Der Nervenarzt 36(5): 190–202

Tellez-Zenteno JF, Patten SB, Jetté N, Williams J, Wiebe S (2007) Psychiatric comorbidity in epilepsy: a population-based analysis. Epilepsia 48(12): 2336–44

Tomasi D et al. (2009) Dopamine transporters in striatum correlate with deactivation in the default mode network during visuospatial attention. PLoS One 4: e6102

Tondo L, Hennen J, Baldessarini RJ (2003) Rapid-cycling bipolar disorder: effects of long-term treatments. Acta Psychiatr Scand 108(1): 4–14

Treiman DM (1991) Psychobiology of ictal aggression. Adv Neurol 55: 341–56

Trimble MR (2010) Biological Psychiatry. 3. Ed. Wiley-Blackwell, 147ff

Trimble MR (1991) The psychoses of epilepsy. New York: Raven Press

Trimble M, Freeman A (2006) An investigation of religiosity and the Gastaut Geschwind syndrome in patients with temporal lobe epiepsy. Epilepsy and Behavior 9: 407–414

Trimble MR, Hensiek A (2002) On the use of psychotropic drugs in patients with seizure disorders. In: Trimble MR, Schmitz B (eds.) The neuropsychiatry of epilepsy. Camebridge: Camebridge University Press, 299–312

Trimble MR, Schmitz B (2008) Forced Normalization and Alternative Psychoses of Epilepsy. Peterfield: Wrightson Biomedical Publishing

Trimble MR, Schmitz B (2008) Schizophrenia and other psychoses. In: Engel JR J, TA Pedley (eds.) Epilepsy. A Comprehensive Textbook. 2nd Ed. Vol. 3. Baltimore: Lippincott Williams und Wilkins, 2113–21

Trimble MR, Schmitz B (2005) Psychiatrische Epileptologie. Stuttgart: Thieme

Trimble MR, Schmitz B (1998) Forced normalization and alternative psychosis of epilepsy. Petersfield: Wrightson Biomedical Publishing

Tuchman R, Rapin I (2002) Epilepsy in autism. The Lancet Neurology 1: 352–358
Tucker GJ, D'Etre T, Harrow M, Galser GH (1965) Behavior and symptoms of psychiatric patients and the electroencephalogram. Arch Gen Psychiatry 12: 278–86
Tüscher O, Tebartz van Elst L (2010) Management and health implications of epilepsy in older women. Maturitas 66:242–5
Unterberger I, Trinka E (2008) Diagnosis and Treatment of Paroxysmal Dyskinesias Revisited: Paroxysmal Exercise-induced (Exertion-induced) Dyskinesia. Zitiert nach: http://www.medscape.com/viewarticle/581 684_5
Varghese BS, Rajeev A, Norrish M, Khusaiby SB (2010) Topiramate for anger control: A systematic review. Indian J Pharmacol 42(3):135–141
Vasudev, A. et al. Oxcarbazepine for acute affective episodes in bipolar disorder Cochrane Database Syst Rev 2011:CD004 857
Verrotti A, Scaparrotta A, Agostinelli S, Di Pillo S, Chiarelli F, Grosso S (2011) Topiramate-induced weight loss: a review. Epilepsy Res 95(3): 189–199
Vigo DV, Baldessarini RJ (2009) Anticonvulsants in the treatment of major depressive disorder: an overview. Harv Rev Psychiatry: 231–241
Vikelis M, Rapoport A (2010) Role of antiepileptic drugs as preventive agents for migraine. CNS Drugs 24(1): 21–33
Wada Y (1995) Prolonged but not acute fluoxetine administration produces its inhibitory effect on hippocampal seizures in rats. Psychopharmacology 118: 305–309
Walczak TS, Jayakar P (2010) Interictal electroencephalography. In: Engel J Jr, Pedley T. (eds.) Epilepsy. A Comprehensive Textbook. 2nd Ed. Vol. 1. Philadelphia; Lippincott Williams and Wilkins, 809–24
Walczak TS, Jayakar P, Mizrahi EM (2008) Interictal encephalography. In: Engel J Jr, Pedley T. (eds.) Epilepsy. A Comprehensive Textbook. Chapter 73. 2nd Ed. Vol. 1. Philadelphia; Lippincott Williams and Wilkins, 809–823
Waxmann SG Geschwind N (1975) The interictal behavior syndrome in temporal lobe epilepsy. Arch Gen Psychiat 32: 1580–1586
Werhahn KJ (2010) Weakness and focal sensory deficits in the postictal state. Epilepsy Behav 19: 138–9
Whittle S et al. (2009) Anterior cingulate volume in adolescents with first-presentation borderline personality disorder. Psychiatry Res 172: 155–60
Wiech K et al. (2009) The influence of negative emotions on pain: behavioral effects and neural mechanisms. Neuroimage 47: 987–94
Wiegartz P et al. (1999) Co-morbid psychiatric disorders in chronic epilepsy: recognition and etiology of depression. Neurology 53 (Suppl2): 3–8
Woermann FG, Tebartz van Elst L et al. (2000) Reduction of frontal neocortical grey matter associated with affective aggression in patients with temporal lobe epilepsy – an objective voxel-by-voxel analysis of automatically segmented MRI. J Neurol Neurosurg Psychiatry 68: 162–169
Wolf P (2010) Manic episodes in epilepsy. In: H Akimoto, H Katsmatsuri, M Seino, AA Ward (Eds.) Advances in Epileptology: XIIIth Epilepsy International Symposium. New York, Raven Press, 237–240; zitiert nach: Trimble MR (2010) Biological Psychiatry. 3. Ed. Wiley Blackwell
Wolf P (1985) Biological antagonism and epileptic psychosis. British Journal of Psychiatry 146: 272–6
Wolf P (1976) Psychosen bei Epilepsie. Ihre Bedingungen und Wechselbeziehungen zu Anfällen. Habilitationsschrift. Freie Universität Berlin
Wotton CJ, Goldacre MJ (2012) Coexistence of schizophrenia and epilepsy: Record-linkage studies. Epilepsia 53(4): 71–4
Würfel J et al. (2004) Religiosity is associated with hippocampal but not amygdala volumes in patients with refractory epilepsy. J Neurol Neurosurg Psychiatry 75: 640–642
Yeh MS, Mari JJ, Costa MC, Andreoli SB, Bressan RA, Mello MF (2011) A double-blind randomized controlled trial to study the efficacy of topiramate in a civilian sample of PTSD. CNS Neurosci Ther 17(5): 305–310

Yildiz A, Vieta E, Leucht S, Baldessarini RJ (2011) Efficacy of antimanic treatments: meta-analysis of randomized, controlled trials. Neuropsychopharmacology 36(2): 375–389

Yoshino A et al. (2010) Sadness enhances the experience of pain via neural activation in the anterior cingulate cortex and amygdala: an fMRI study. Neuroimage 50: 1194–201

Young AH et al. (2006) Tiagabine in the treatment of acute affective episodes in bipolar disorder: efficacy and acceptability. Cochrane Database Syst Rev: CD004 694

Yudofsky SC (1990) Pharmacologic management of aggression in the elderly. [Review] [44 refs]. Journal of Clinical Psychiatry 51(Suppl): 22–28

Zappella M (2010) Autistic regression with and without EEG abnormalities followed by favourable outcome. Brain Dev 32: 739–45

Zesiewicz TA, Elble RJ, Louis ED, Gronseth GS, Ondo WG, Dewey RB Jr, Okun MS, Sullivan KL, Weiner WJ (2011) Evidence-based guideline update: treatment of essential tremor: report of the Quality Standards subcommittee of the American Academy of Neurology. Neurology 77(19): 1752–1755

Zullino DF, Khazaal Y, Hättenschwiler J, Borgeat F, Besson J (2004) Anticonvulsant drugs in the treatment of substance withdrawal. Drugs Today (Barc) 40(7): 603–619

Zwanzger P, Eser D, Nothdurfter C, Baghai TC, Möller HJ, Padberg F, Rupprecht R (2009) Effects of the GABA-reuptake inhibitor tiagabine on panic and anxiety in patients with panic disorder. Pharmacopsychiatry 42(6): 266–269

Stichwortverzeichnis